W9-CON-950

EL GRAN LIBRO DE LA
Homeopatía

EL GRAN LIBRO DE LA
Homeopatía

Klaus Wachter M.D.
Claudia Sarkady
Laszlo Sarkady

Traducción
Denise Mühlen

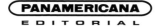

PANAMERICANA
EDITORIAL

Wachter, Klaus, 1934-
    El gran libro de la homeopatía /Klaus Wachter, Claudia
Sarcady, Laszlo Sarkady ; traductor Denise Mühlen. -- Bogotá :
Panamericana Editorial, 2013.
    324 p. : il. ; 22 cm.
    Incluye índice.
    ISBN 978-958-30-4058-0
    1. Medicina natural 2. Homeopatía 3. Botánica médica
4. Plantas medicinales I. Sarcady, Claudia II. Sarkady, Laszlo
III. Mühlen, Denise, tr. IV. Tít.
615.532 cd 21 ed.
A1360850

    CEP-Banco de la República-Biblioteca Luis Ángel Arango

NOTA: Nunca se debe tratar por su cuenta una enfermedad grave o crónica, consulte siempre a su médico o a su homeópata.

Primera edición en Panamericana Editorial Ltda.,
marzo de 2013
© 2011 Compact Verlag GmbH München
© 2013 Panamericana Editorial Ltda.
por la versión en español
Título original: *Das Grosse Buch der Homöopathie*
Calle 12 No. 34-30
Tel.: (57 1) 3649000, Fax: (57 1) 2373805
www.panamericanaeditorial.com
Bogotá D.C., Colombia

Editor
Panamericana Editorial Ltda.
Traducción del alemán
Denise Mühlen
Edición
Luisa Noguera Arrieta
Diagramación
La Piragua Editores

ISBN 978-958-30-4058-0

Impreso por Panamericana Formas e Impresos S.A.
Calle 65 No. 95-28
Tel.: (57 1) 4302110 – 4300355, Fax: (57 1) 2763008
Bogotá D.C., Colombia
Quien solo actúa como impresor
Impreso en Colombia – *Printed in Colombia*

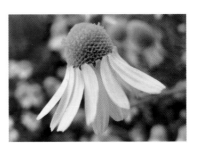

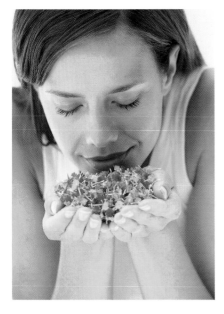

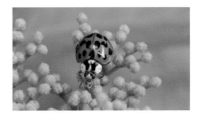

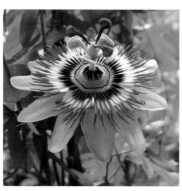

Introducción

El ser humano está expuesto a grandes cargas físicas y emocionales, agitación, ansiedad y estrés. La homeopatía desempeña un papel cada vez más importante ya que puede restaurar a nivel global el equilibrio de un organismo enfermo. *El gran libro de la homeopatía* es una completa guía de apoyo homeopático a la medicina alopática. Los principales males que puedan aquejar a una persona se encuentran en los capítulos "Enfermedades leves" y "Enfermedades graves y crónicas". A través de este compendio se facilita llegar a un autodiagnóstico pues presenta una descripción detallada de los síntomas, y una división por capítulos de las partes del cuerpo y los problemas emocionales. En el capítulo "Aplicación individual para jóvenes y adultos mayores", se describen las enfermedades típicas, para estas poblaciones, en un marco de ciertas situaciones y dentro de determinados grupos (p. e. niños y mujeres embarazadas).

¿Su hijo siente un dolor de cabeza palpitante? Consulte en los capítulos sobre las enfermedades leves y fuertes bajo el título "Cabeza" y el capítulo sobre las enfermedades de los niños. Después busque los síntomas que se presentan en pacientes jóvenes. Esto lo llevará a la selección del remedio homeopático correcto. La recuperación será rápida y natural.

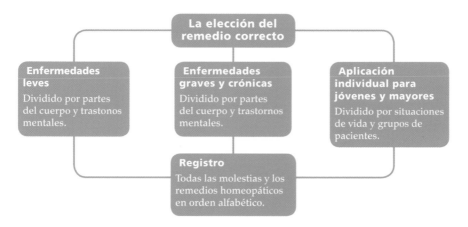

9

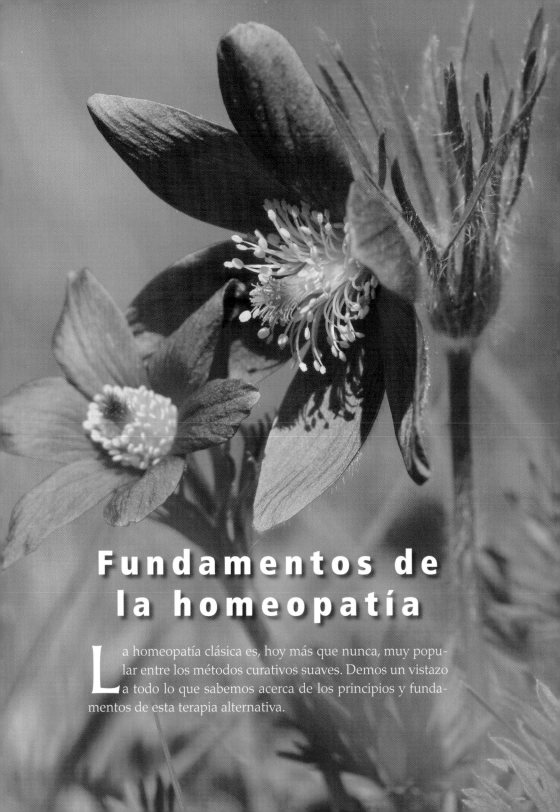

Fundamentos de la homeopatía

La homeopatía clásica es, hoy más que nunca, muy popular entre los métodos curativos suaves. Demos un vistazo a todo lo que sabemos acerca de los principios y fundamentos de esta terapia alternativa.

Historia de una curación

La medicina homeopática tiene más de 200 años y, sin embargo, hoy es más popular que nunca. El respetado científico y médico Christian Friedrich Samuel Hahnemann (1755-1843) hizo del principio homeopático un sistema médico reconocido.

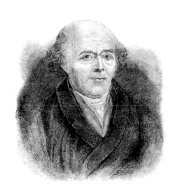

Valiente ensayo

Después de doce años de práctica privada en su propio consultorio, el Dr. Hahnemann dudó de los antiguos métodos de tratamiento, que consistían principalmente en el uso de sangrado y las sanguijuelas, e incluso los consideró dañinos. Se encontró con un tratado detallado sobre el efecto curador de la corteza de quina para la malaria y como no dio crédito a la hipótesis del autor, decidió, aunque no sufría de malaria, ingerir corteza de quina con el fin de examinar el efec-

to. De repente Hahnemann desarrolló síntomas –estando sano– similares a los de los enfermos de malaria. Estos desaparecieron cuando dejó de ingerir la corteza de quina. El resultado fue claro: un medio que causa síntomas de la enfermedad en una persona sana, cura estos síntomas en un enfermo. Basándose en ello, Hahnemann formuló la ley básica de la homeopatía, "semejante debe ser curado por semejante".

Ciencia antigua

Los enfoques orientados hacia la homeopatía se pueden rastrear a lo largo de gran parte de la historia. Ya el médico griego Hipócrates (460 -377 a. C.) hablaba en sus escritos acerca de este tema. En la Edad Media, 2000 años más tarde, se encuentra al médico y filósofo Paracelso (1493 a 1541 d. C.) quien expresa pensamientos acerca del principio homeopático.

El padre de la homeopatía quería desarrollar un sistema que permitiera descubrir las propiedades exactas de las sustancias –ya se tratara de la planta medicinal, como de tóxicos de origen animal o mineral. De esta manera se debía especificar con antelación, qué remedio sería útil para qué enfermedades. Así creó un gran compendio de síntomas que pueden ser curados con la ayuda de diversos medicamentos homeopáticos.

Las potencias

Sin embargo, después de la ingestión de un medicamento, los síntomas empeoraron. Para evitar este deterioro, Hahnemann comenzó a reducir cada vez más las dosis y finalmente a diluirlas de forma gradual.

También descubrió que cuando se agitaba enérgicamente el remedio, en cada proceso de dilución, se producía una mejora, por lo general, sin ningún tipo de molestias. Hahnemann llamó a este proceso "potenciación"; los remedios producidos de esta manera se llaman hasta la actualidad "potencias". Cuanto más alto se potencia un remedio, mejor funciona. La ventaja de este método es que son excluidos los efectos secundarios y que sustancias que antes no eran aptas, tales como veneno de serpientes y el arsénico, pierden sus efectos tóxicos pero no su poder curativo. Además, las sustancias, como guijarros o plomo, que en su forma original no tienen ningún efecto, desarrollan en forma de potencia un poder curativo.

Modo de acción

El mecanismo de acción de los poderes curativos está relacionado con la energía que es liberada por el procedimiento de sacudido.

Fuerzas de autocuración

Según Hahnemann las funciones normales del cuerpo dependen de la fuerza de vida, del deseo de curación y del equilibrio de las funciones corporales. Los síntomas de enfermedades son imputables a una perturbación de la fuerza vital. Las potencias homeopáticas actúan sobre la vitalidad del hombre ya que los mecanismos de autocuración del organismo se despiertan y son canalizados hacia la dirección correcta. La homeopatía hace que el cuerpo se mantenga sano mediante el control de las defensas del organismo.

13

Principios de la homeopatía

Ley de la similitud

"Semejante debe ser curado por semejante", este es el principio básico de Hahnemann. Es el punto de partida de la homeopatía, a través del cual Hahnemann planteó todas las enseñanzas. Este principio de similitud (regla del símil; raíz latina símil = parecido) dice que una sustancia que causa ciertos síntomas en un ser humano, cura los síntomas de enfermedades similares. Es decir, que para curar a un enfermo hay que encontrar el remedio que provoca molestias similares en él. Esto se debería hacer tras comparar la totalidad de los signos y síntomas de la enfermedad con las imágenes de diversos medicamentos (ver página 17). A mayor similitud se determina entonces el medicamento.

Ejemplo: La cebolla (Allium cepa), que en personas sanas irrita los ojos, provocando lagrimeo y causando estornudos, se utiliza de acuerdo con el principio de similitud como un remedio para el resfriado, puesto que en un resfriado aparecen los mismos síntomas.

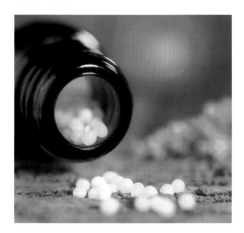

Raíz de la palabra

La palabra "homeopatía" deriva del griego, donde *homeos* significa similar y *pathos* sufrimiento.

14

Pruebas de medicamentos

Un remedio homeopático tiene la capacidad de causar trastornos del humor en el cuerpo humano –a modo de enfermedad artificial. Para determinar el efecto de un medicamento en una persona sana, se realizan pruebas. Estas representan la base de la enseñanza sobre la medicina homeopática. En ellas se registran y evalúan todos los síntomas aparecidos a nivel físico, emocional y espiritual durante la vida.

Además de los síntomas se anotan también las características de la constitución de la persona, como la apariencia exterior, el cabello y color de los ojos, como también sus rasgos característicos.

Significado de la constitución

El concepto de constitución desempeña un papel importante en el enfoque homeopático. Este se refiere a la totalidad de las propiedades y características de un individuo, incluyendo por lo tanto, la condición espiritual y

Materia médica

Los resultados de las pruebas de medicamentos se representan en la materia médica (descripción de la acción de una sustancia en sujetos sanos). Esto se refiere a un compendio, donde se encuentra información sobre 2.000 remedios homeopáticos diferentes, que deben ser ordenados según regiones del cuerpo con los síntomas principales.

mental de una persona, su forma de reaccionar a las influencias externas, así como sus capacidades y su adaptabilidad. La constitución es en parte innata, y en parte se desarrolla aún más en el transcurso de la vida. Varias personas que se encuentran bajo cierta constitución (imagen) tienden a las enfermedades correspondientes, las llamadas enfermedades constitucionales. En la homeopatía hay muchos tipos de constitución, que resultan de una imagen de medicamento específica. El tipo de constitución es solo una herramienta en la selección de

Homeópata

Determinar con exactitud su tipo de constitución es muy difícil para alguien común. Para ello consulte un homeópata.

15

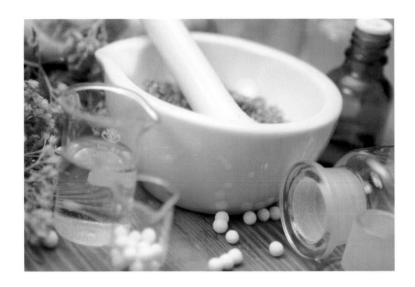

medicamentos. En primer lugar el homeópata busca –de acuerdo con la ley de similitud– el remedio que produce efectos similares a los síntomas.

El tipo (la constitución) solo da información como: "esta persona puede necesitar Calcarea carbonica o similares según su constitución".

Tendencias de la homeopatía

Homeopatía clásica

Una persona sana es capaz de superar muchas influencias nocivas del exterior (por ejemplo, infecciones, lesiones), por lo general, sin necesitar ayuda externa. El objetivo del tratamiento es, por lo tanto, generar reacciones saludables con los remedios homeopáticos adecuados en cuanto a sintomatologías similares. Esto permitirá que el cuerpo supere la causa de la enfermedad y no los síntomas. En la homeopatía clásica se trabaja siempre con los medios sencillos y no con los medios complejos (ver página 18.) No solo se considera la enfermedad orgánica, sino que están incluidos todos los síntomas físicos y psicológicos.

El truco es, filtrar de todos los síntomas los que llaman la atención, por ser inusuales y característicos, y se selecciona una única sustancia como remedio (por lo general en una potencia media o alta). El medicamento seleccionado así contiene la totalidad de los síntomas de la enfermedad existente y logra un efecto óptimo. Por ejemplo hay aproximadamente 250 remedios homeopáticos para el estreñimiento. Si no se facilita más información, es prácticamente imposible encontrar el remedio adecuado. Si el estreñimiento solo aparece después del enfado o cuando se tienen problemas, se destacan entonces por esta declaración precisa, solo una lista breve de remedios homeopáticos. Esto demuestra que no solo el síntoma de la enfermedad sino también todas las circunstancias del caso, son de gran importancia.

Procedimiento

Un homeópata clásico trabaja exclusivamente con las reglas de Hahnemann y sus desarrollos.

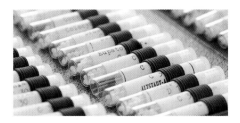

Homeopatía clínica

En la homeopatía clínica se utilizan remedios en bajas potencias (D1-D12), de bajo poder. Los medicamentos se utilizan según un diagnostico clínico y se basan en la similitud entre los síntomas que producen los remedios y los síntomas del enfermo. Las dosis se prescriben más de una vez al día, y de varios remedios al tiempo. Ya que la selección de los medicamentos se determina a partir del diagnóstico clínico, falta la veracidad de una percepción holística del paciente. En lugar de estudiar a toda la persona, solo se consideran los síntomas locales. Los resultados de curación con homeopatía clínica siguen siendo, más bien, superficiales.

Homeopatía compleja

El tratamiento homeopático complejo comienza con un diagnóstico de la enfermedad. Sobre la base de la similitud de la enfermedad local con los síntomas que produce el remedio, se determina cuál es el siguiente procedimiento. Todos, o al menos los remedios más eficaces que influyen sobre una molestia específica, se compilan en un complejo de medicamentos. Los remedios combinados son casi siempre potencias D. Si, por ejemplo, se realiza un diagnóstico clínico de una enfermedad del corazón, el homeópata compila un "remedio homeopático para el corazón" que contiene: Estrofantina, Strophanthus Ranunculus bulbosus, Spigelia anthelmia y Kalmia. El tratamiento homeopático complejo, dependiendo del medicamento seleccionado, no funciona tan profundamente con una sola toma, solo actúa sobre los síntomas. Los remedios deben ser administrados durante un largo tiempo para alcanzar el éxito.

Los métodos alternativos de curación

A menudo, todas las terapias alternativas se agrupan. Aún así, la homeopatía se diferencia de otras prácticas tales como los remedios florales de Bach, la acupuntura y la medicina antroposófica.

18

El papel del terapeuta homeópata es encontrar el remedio individual. Él asume todos los cambios patológicos del bienestar de su paciente y determina el medicamento. Además de las molestias a nivel físico y psicológico y los factores que causan la enfermedad, se incluyen también sus gustos y hábitos, es decir su personalidad completa en el tratamiento.

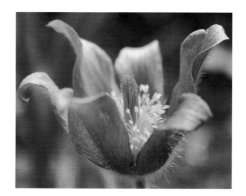

Tratamiento con el homeópata

Anamnesis

Para hacer justicia a la singularidad de cada paciente, una anamnesis diferencial es la base ideal para prescribir el medicamento. Esta primera investigación de la historia de la enfermedad dura alrededor de una a dos horas. Lo decisivo para la elección del remedio no es tanto un síntoma de enfermedad aislado sino el paciente en su totalidad y las circunstancias especiales que resultan de la enfermedad. Aquí se comparan la imagen farmacológica, el tipo de personalidad del paciente y la enfermedad actual. Basándose en estos hallazgos, el homeópata prescribe una fórmula que es en su estructura más similar al paciente.

Libre y espontáneamente

Con la anamnesis (rememoración) es importante que el paciente describa libre y espontáneamente sus molestias principales y las posibles causas de la enfermedad. Se deben reflejar solo sus sentimientos personales y no la opinión de los médicos o terapeutas.

19

La base de una prescripción homeopática

- Considerar todos los síntomas del cuerpo, la mente y el estado anímico.
- Comparar y ponderar todos los síntomas.
- Evaluar si la prescripción se inscribe en el contexto de un tratamiento crónico.
- Evaluar la capacidad de reacción del paciente.

Control posterior

Si el paciente toma el remedio y los factores causantes de enfermedades son eliminados, debería hacerse un control posterior después de cuatro a seis semanas. El homeópata evalúa si las medidas adoptadas fueron suficientes, qué efecto tuvo el remedio, si el remedio tenía el espesor correcto, si un remedio de seguimiento es necesario, y si el seguimiento es la forma de determinarlo. El curso posterior del tratamiento es muy individual. Los intervalos entre los controles posteriores serán paulatinamente mayores. La mayoría de las controles solo tienen lugar una vez al mes. Sin embargo, las enfermedades agudas, pueden hacer necesarias consultas más frecuentes o, por factores graves, requerir que se le recete un nuevo medicamento al paciente. En estos casos, es necesaria una relación muy estrecha entre médico y paciente.

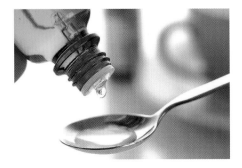

La autosanación

Una de las ventajas de la homeopatía es la activación de los poderes de autosanación del paciente. Esto reduce el riesgo de un nuevo estallido de la enfermedad.

Autotratamiento homeopático

Hay ciertas reglas para que la toma de los remedios homeopáticos logre pleno efecto:

• **Preparaciones de gotas:** Se colocan directamente en la lengua o se diluyen en agua con una cucharita (que no sea de metal). A los niños, debido al contenido de alcohol, se deben administrar siempre gotas diluidas.

• **Preparaciones de pastillas:** Se mastican en la boca. A los niños pequeños, las pastillas deben administrarse trituradas y disueltas en un poco de agua. Administre la solución (las pastillas diluidas) con una cuchara.

• **Preparados de glóbulos:** Se colocan directamente sobre o debajo de la lengua y se dejan el tiempo necesario para que se derritan poco a poco.

• **Polvo (trituraciones):** Se colocan en la lengua o disueltos en un poco de agua. Estos medicamentos se administran con la punta del cuchillo. De ser indicado, las trituraciones pueden ser tomadas por la nariz.

Ingestión de múltiples medicamentos

Cuando se tienen que tomar múltiples remedios debido a una gripa repentina y se sufre acidez crónica, las siguientes variantes son posibles: para los síntomas agudos se administran los diversos remedios de manera regular, por ejemplo cada 30 minutos, para el dolor crónico y un malestar diario moderado, se intercalan los dos medicamentos; por ejemplo, el remedio A el lunes, el remedio B el martes, remedio A el miércoles, etc.

Frecuencia de toma

Debe tenerse en cuenta, al tomar un remedio homeopático, que todo el mundo reacciona de manera diferente. La ingestión se repite cuando el efecto de la primera se reduce o si los síntomas reaparecen. En el caso de enfermedades agudas puede ser necesario, por ejemplo, una ingestión cada 15 minutos. En general, los

La cantidad de agua

La cantidad de agua que se utilice para diluir las gotas no tiene importancia sobre el efecto.

La reacción inicial

Después del inicio de cada tratamiento homeopático puede ocurrir una reacción inicial, consistente en un incremento temporal de los trastornos existentes. En los trastornos agudos de la salud la reacción inicial no es significativa. Consulte siempre con un médico al presentarse un deterioro de la condición.

bien reacciones de interferencia. Básicamente, algún tiempo de tratamiento posterior es necesario, aun cuando no se detecten síntomas, si las causas no han sido eliminadas por completo. Además, aplican las siguientes reglas:

- Los remedios homeopáticos se toman tan a menudo como sea necesario y tan infrecuentes como sea posible.
- Cuanto más grave y seria sea la enfermedad, más a menudo debe tomarse el remedio.
- Si los síntomas mejoran de manera significativa, debe suspenderse el remedio.
- En el caso de que los síntomas se agraven, debe dejar de tomarse el remedio hasta que la reacción haya desaparecido.

síntomas desaparecen rápidamente cuando se eligió bien el remedio; rara vez esto resulta en una reincidencia. El tratamiento en ausencia de síntomas, se termina el mismo día. Para los problemas crónicos, una ingesta de un mes de duración puede ser necesaria. El tratamiento, por lo general, dura el tiempo necesario para que no existan más síntomas notables o visibles o

La lengua limpia

Enjuague bien su boca antes de tomar el remedio homeopático.

Dosis

Potencias bajas (hasta D/C12)

Las potencias bajas se utilizan principalmente en la enfermedad aguda. Se administran de cinco a diez gotas cada hora, o de cinco a diez glóbulos o una pastilla. Los comprimidos se toman como máximo doce veces al día y con una notable mejoría, solo tres veces al día. En las enfermedades crónicas se toman de una a tres veces al día hasta cinco a diez glóbulos o una pastilla.

Potencias altas (de D/C30)

Las potencias altas se utilizan, por lo general, para las enfermedades crónicas y deben dejarse en las manos de un terapeuta.

La ingesta de cinco a diez gotas, cinco a diez glóbulos o una pastilla, solo se debe repetir con intervalos largos, después de semanas o incluso meses.

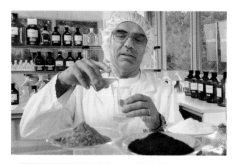

La alteración del efecto

Algunas sustancias pueden afectar la reacción de los remedios homeopáticos. Entre estas se incluye el café, que contrarresta su efecto y el té negro que puede retrasar la curación aunque solo en menor medida. Evite también la nicotina, las esencias aromáticas como el alcanfor, el aceite de menta, el mentol y el eucalipto, la infusión de menta y los dulces o chicles, que contienen mentol o té de menta.

Dosis para niños

Los niños reciben una fracción de estas dosis para adultos: los bebés en el primer año, recibirán un tercio, los niños menores hasta los seis años de edad, aproximadamente la mitad, los niños entre seis y doce años, alrededor de dos tercios.

Potencias D-C

Potencias D se diluyen 1:10, potencias C 1:100.

Límites del autotratamiento

Es un error fatal creer que los remedios homeopáticos no pueden ocasionar algún daño, aunque estos medicamentos se puedan comprar sin una receta médica. El remedio homeopático incorrecto puede, incluso si se toma en dosis bajas por un largo tiempo, causar daños. Prescribir fármacos indebidamente, sobre todo para los llamados medicamentos complejos puede hacer que los síntomas se enmascaren, por lo que la cura se haría casi imposible. Debido a la falta de conocimientos médicos, existe el riesgo de que los pacientes, en el caso de autotratamientos, omitan algunos síntomas o generalicen e interpreten incorrectamente enfermedades graves. Discuta antes con un médico un posible autotratamiento, esto puede facilitar que se diagnostique correctamente la enfermedad.

Definición: Gabe

Si se habla de Gabe se refiere a cinco grageas.

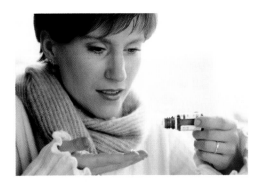

Las enfermedades crónicas

Nunca se debe tratar por su cuenta una enfermedad grave o crónica, consulte siempre a su médico o a su homeópata. A menudo, su seguro de salud asume los costos. ¡Pregunte!

24

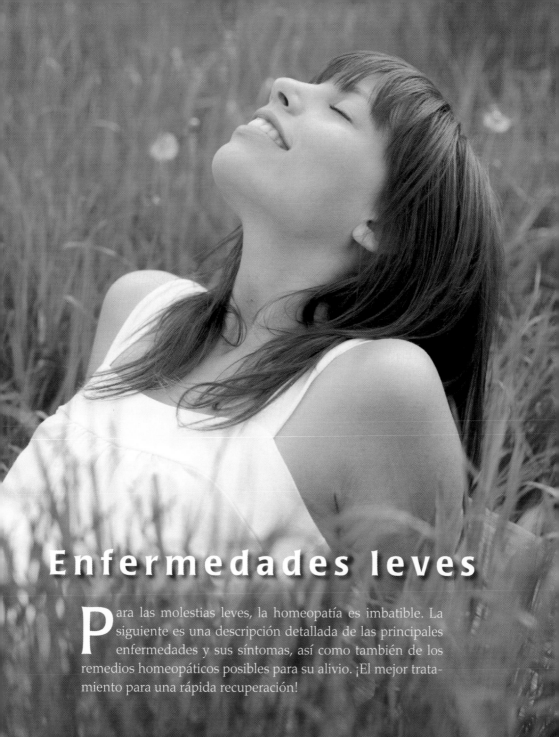

Enfermedades leves

Para las molestias leves, la homeopatía es imbatible. La siguiente es una descripción detallada de las principales enfermedades y sus síntomas, así como también de los remedios homeopáticos posibles para su alivio. ¡El mejor tratamiento para una rápida recuperación!

Cabeza

Migraña

La migraña no es lo mismo que un dolor de cabeza. Se debe hacer una distinción entre el dolor de cabeza primario y el secundario. Los dolores de cabeza secundarios son dolores sintomáticos, es decir, que se basan en una enfermedad diferente. El dolor es un síntoma que no representa a la enfermedad. Estos deben ser tratados en relación con el tratamiento de la enfermedad subyacente.

En los dolores de cabeza primarios no se encuentran trastornos orgánicos, que sean la causa del dolor. Entonces el dolor no es un signo de otra enfermedad psíquica u orgánica, sino que es la enfermedad como tal. A estas enfermedades pertenecen, por ejemplo, la cefalea en racimo, la migraña y las cefaleas por tensión, que representan un 92% de todos los dolores de cabeza. Como **causas desencadenantes** de un dolor de cabeza se incluyen cambios en el ciclo sueño-vigilia, omi-

sión o demora de las comidas, estrés físico y psicológico, tal como el estrés en la escuela o por relaciones familiares problemáticas, los déficits de rendimiento, la ansiedad o la excitación, también el ruido, el deslumbramiento, los olores, el frío, el cambio de clima, **ausencia de ejercicio físico**, falta de aire fresco; así como también las fluctuaciones en el nivel de azúcar en la sangre (hipoglicemia), o las alergias. Los resultados del estudio también sugieren que ciertos alimentos (por ejemplo, leche, huevos, frutas cítricas) pueden causar un ataque de migraña, pero esto ocurre raramente.

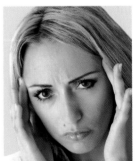

Tipos de dolor de cabeza

La Sociedad Internacional de Cefalea distingue entre más de 170 tipos diferentes de dolores de cabeza.

Los síntomas

La migraña es una enfermedad que aparece como un dolor de cabeza pulsátil o punzante.

La intensidad, duración y frecuencia del dolor varían considerablemente. El dolor de cabeza se localiza por lo general de forma unilateral, a menudo el sitio cambia durante un ataque de migraña. Aún así hay otros criterios importantes para la diferenciación de la migraña respecto a los dolores de

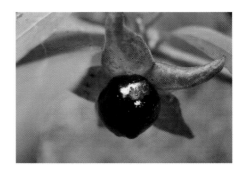

cabeza "normales". Esta distinción es importante para evaluar si se trata de migraña o si los dolores de cabeza son

Reglas para la prevención de la migraña

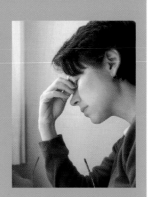

- Si usted conoce el desencadenante de su migraña, ¡debe evitarlo!
- Acostúmbrese a un ritmo sueño-vigilia regular y manténgalo incluso los fines de semana.
- Coma bien y siempre a la misma hora.
- Mantenga una rutina regular en cuanto sea posible.
- Haga deporte de resistencia. Esto lo ayuda a relajarse y evitar los ataques.
- Aprenda a decir no a cosas que no pueda llevar a cabo a tiempo.
- Fíjese descansos regulares.
- Mantenga un diario del dolor de cabeza. En este puede evidenciar, cuándo aparece, con qué frecuencia y qué tan fuerte es el dolor.
- No se sobrecargue ni se esfuerce en exceso.

La enfermedad primaria

La migraña es un dolor de cabeza primario, el dolor es la enfermedad real.

signo de otras enfermedades. Estas características adicionales son:

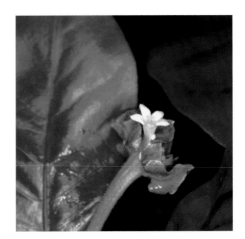

- Aparición de síntomas asociados como náuseas, arcadas, vómito, sensibilidad a la luz y al ruido.
- Déficit neurológico, como pérdida de la percepción.
- Dolor muy intenso.

La frecuencia de los ataques varía de persona a persona de manera muy diferente. Los ataques de migraña pueden reaparecer periódicamente, por intervalos cortos o todos los días, pero pueden también ausentarse durante meses o incluso años. Otras personas sufren por décadas de ataques que se repiten con regularidad, como en el caso de algunas mujeres durante el período menstrual.

Origen de la palabra

En la literatura se encuentran dos explicaciones para el término "migraña". Se le atribuye a la palabra griega *hemikrania* lo que se podría traducir literalmente como "cráneo dividido a la mitad". Esto es un indicio de la aparición de dolor de cabeza unilateral, los más frecuentes. La segunda explicación proviene de la palabra latina *migrare* (del latín = caminar, vagar), también es un indicio de una característica típica de la migraña, "la movilización" o bien difusión tanto del dolor como del aura del dolor.

Hormonas

La migraña está relacionada con los procesos hormonales, por eso es mucho más frecuente en las mujeres que en los hombres.

Los ataques de migraña pueden ser divididos en su proceso en cuatro fases, aunque no ocurran de igual manera en cada ataque; puede haber períodos en que están también ausentes. Los ataques sucesivos están separados por intervalos sin dolor, el tiempo libre de ataques. Durante este período el paciente está libre de dolor. **Fase previa:** Uno a dos días u horas antes del ataque de migraña aparecen precursores reconocibles o signos de

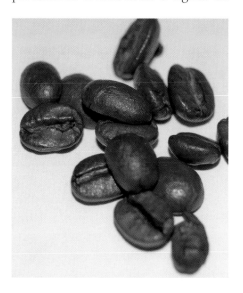

advertencia que lo anuncian. Estos síntomas de indicio pueden ser muy diferentes: cansancio, irritación, depresión, hiperactividad, disminución de energía, dificultad para concentrarse, bostezos frecuentes, deseo de comer algo dulce, tensión en el cuello, dolor de cabeza leve y náuseas. También pueden anunciar el ataque el frío intenso o la sudoración.

Aura: Los ataques de migraña con aura, antes conocida como "migraña clásica", representan aproximadamente el 35 % de los ataques y a veces pueden tener un curso difícil. Antes de la aparición del verdadero dolor de cabeza, en ocasiones, aparecen trastornos del sistema nervioso central y déficit neurológico, fallas de **percepción sensorial** tales como trastornos visuales, emocionales y de lenguaje, conocidos como aura que evolucionan en un período entre cinco y veinte minutos. Estos fenómenos ocurren antes del dolor de cabeza, como en un amanecer (de ahí el nombre) y avanzan lentamente.

Diosa

"Aura" se deriva de Aurora, la diosa romana del amanecer y significa "brillo, carisma".

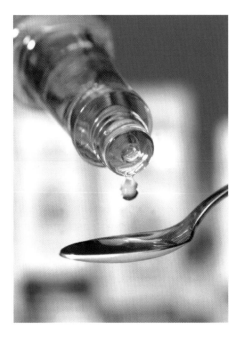

mayoría de los casos la fase de dolor termina en veinticuatro horas.

El dolor de cabeza suele ser unilateral. El centro de las molestias está situado en la sien o en la frente; el dolor se irradia a partir de ahí propagándose durante el ataque, o incluso migrando. Su intensidad y su carácter pueden cambiar: al principio y al final de un ataque tiende a ser sordo u opresivo, en el curso posterior es palpitante, agudo, golpeado u ondulado y es más intenso que un dolor de cabeza normal. Las migrañas varían según la actividad física o el ejercicio. Este es un diferenciador importante de diagnóstico para distinguirlas de los dolores de cabeza "normales".

Fase de dolor de cabeza: Cuando el aura se ha calmado, generalmente comienza de inmediato el dolor de cabeza, acompañado por otros efectos secundarios como náusea, vómito, sensibilidad a la luz y al ruido. Un ataque de migraña puede durar entre cuatro y setenta y dos horas. En la

Fase de recuperación: Tras la desaparición de la fase de cefalea, empieza la fase de la involución y la recuperación. La fase de involución se caracteriza por pérdida del apetito, fatiga severa, cansancio, necesidad de tranquilidad como también trastornos de concentración. También hay un au-

Causa desencadenante

Los alimentos. Además, en casos raros, algunos alimentos pueden desencadenar un ataque de migraña, como la leche, los huevos, el chocolate y la harina.

Comparación de las formas de migraña con los de síntomas de la migraña leve

- Dolor de cabeza unilateral alrededor de los ojos o en el área temporal.
- Dolor de carácter pulsátil o punzante.
- Síntomas asociados: náuseas y vómitos, estreñimiento o diarrea, necesidad de orinar, presión arterial baja, tez pálida, manos y pies fríos, necesidad de descanso, sensibilidad a la luz y al sonido, sensibilidad de olfato

Los síntomas de la migraña con aura

- Síntomas de aura: cinco a máximo 60 minutos.
- Duración del dolor de cabeza: cuatro a 72 horas.
- El dolor es a menudo solo en un lado de la cabeza.
- Carácter del dolor: vibrante, palpitante.
- Intensidad del dolor: regular/fuerte a grave.
- Dolor de cabeza agravado por la actividad física o esfuerzo.
- Los síntomas asociados: náuseas y vómito, sensibilidad a la luz y al ruido.

mento de la sensibilidad al dolor. Esta fase puede durar hasta dos días después del ataque real. En la mayoría de los casos, la necesidad de sueño de los pacientes después de un ataque es muy alta.

Los remedios homeopáticos

Belladona D30 o Coffea D3 (durante el ataque), Arsenicum D12-30 (para el dolor intenso, dolores tipo ardor con inquietud, ansiedad), Nux vomica D12-30 (para las náuseas y el vómito), ipecacuana D4 (para las náuseas), Calcarea carbonica D30 (para la migraña con sensación de frío helado en la cabeza), sanguinaria D12 (para ataques en el lado derecho), sepia D30 y pulsatilla D4-6 (para la migraña menstrual), Gelsemium (para la visión doble, depresión y temblores), Natrum muriaticum D12-30 (para el dolor de cabeza tipo martilleo y la sensibilidad a la luz).

Tratamiento

El ataque de migraña no se puede parar con remedios homeopáticos pero se puede facilitar o acortar el curso.

Cefaleas por tensión

Las cefaleas por tensión son las más comunes. Alrededor del 78 % de la población adolece por lo menos temporalmente de este tipo de dolor de cabeza. Las mujeres se ven más afectadas que los hombres. Además sufren de esto, un número creciente de niños en edad escolar entre ocho y dieciséis años.

No es claro cómo ocurre un dolor de cabeza por tensión. Como causa, se habla de la predisposición familiar, la tensión muscular, una alteración en el procesamiento del dolor en el sistema nervioso central, los factores de estrés psicológico y los cambios en los neurotransmisores del cerebro.

Los síntomas

Los síntomas típicos son dolores con presión y tirones en ambos lados de la cabeza, de forma leve. Se siente más en la frente o en el cuello. El dolor es comparable a la migraña no pulsátil y aumenta con la actividad física. Ver otros síntomas asociados con la migraña en

Relax

Para los dolores de cabeza de todo tipo ayuda la relajación. Por ejemplo, aprender yoga, entrenamiento autógeno o la relajación muscular progresiva. Muchas asociaciones deportivas e instituciones populares ofrecen estos cursos.

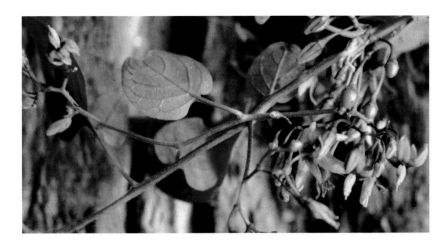

la página 26 y ss. Puede ocurrir pérdida del apetito así como también una sensibilidad ligera al ruido y a la luz. El dolor puede durar una media hora pero también toda una semana. Las actividades normales diarias o el trabajo pueden continuar. Dependiendo de la frecuencia se diferencia una forma episódica de una crónica.

Los remedios homeopáticos

Ignatia D6 (para el dolor comparable a cuando una banda es atada alrededor de la cabeza), Cimex lecturlarius D6 y Nux vomica (después de abuso de alcohol, exceso de nicotina, comida nutrida), Ammonium bromatum (para dolor sobre el ojo derecho), Silicea D6 (para el dolor crónico), Helonias dioica (dolor pulsátil), dulcamara D6 (después de un resfriado con dolor picazón y lagrimeo asociado con la tensión).

Dolor de cabeza *cluster*

Cluster es una palabra que deriva del inglés y significa "grupo". Esta forma

Posibles causas
- Historia familiar.
- Aumento de sensibilidad al dolor.
- Estrés.
- Ansiedad.
- Depresión.
- Tensión muscular.
- La disfunción del aparato digestivo.
- Mal uso de analgésicos.
- El alcohol, la nicotina.

de dolor de cabeza debe su nombre al hecho de que los ataques típicos ocurren con más frecuencia en determinados momentos, es decir, en semanas o meses, siendo especialmente frecuentes en primavera u otoño. El tiempo intermedio está por completo libre de los síntomas. Las causas precisas del dolor de cabeza *cluster* son desconocidas. Al mismo tiempo sucede una disfunción en el hipotálamo, donde se producen ritmos biológicos. Además, se discute el grado de incidencia de sustancias va-

Nicotina

Si usted sufre con frecuencia de dolores de cabeza no debería fumar. La nicotina puede causar o aumentar los síntomas.

33

sodilatadoras como el alcohol, como una de las causas desencadenantes. Otras causas pueden ser la nicotina, medicamentos cardíacos vasodilatadores, la histamina, la sensibilidad a la luz brillante y una permanencia en altitudes muy elevadas.

Los síntomas

Los dolores de cabeza se irradian siempre desde un lado –en el área de la órbita o en el temporal. Los dolores son muy fuertes. La frecuencia de los ataques varía entre dos y cinco ataques al día. La duración de los mismos es entre treinta minutos y tres horas. A menudo los ataques aparecen siempre a la misma hora del día o de la noche, a menudo en la madrugada.

Los síntomas asociados son enrojecimiento unilateral de los ojos, ojos llorosos, congestión nasal y sudoración profusa de la parte afectada de la cara. Los pacientes se sienten muy inquietos durante el ataque; dan vueltas, presionan la mano contra la región de los ojos y en casos extre-

mos, golpean su cabeza contra la pared. Estos síntomas son exactamente contrarios a los ataques de migraña, donde las víctimas tienen necesidad de descanso.

Los remedios homeopáticos

Bryonia D6 (cuando el dolor de cabeza se siente como taladro), Petroleum (para un dolor sordo), Ferrum muriaticum (dolor en el lado derecho de la cabeza), cimicifuga D6 (un dolor in-

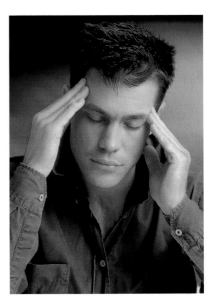

Dolores severos

Para el dolor de cabeza intenso o prolongado usted debería consultar a un médico, debido a que puede ser síntoma de una enfermedad grave.

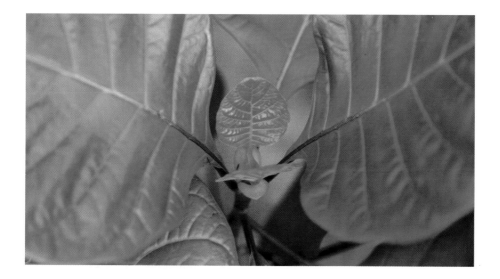

tenso que se irradia hasta en el interior de los ojos), China (dolor con un ritmo cambiante).

Dolores de cabeza por esfuerzo

Este tipo de dolor de cabeza es causado por cualquier forma de ejercicio físico. Los síntomas aparecen ya sea después del esfuerzo corto y pesado, por ejemplo al levantar y transportar cargas pesadas o incluso después de un largo período, por ejemplo después de una carrera de resistencia.

Los síntomas
Los dolores de cabeza son bilaterales, de carácter pulsátil y duran entre unos minutos y cuarenta y ocho horas. Estos se acentúan con el calor y con habitar en altitudes muy elevadas.

Los remedios homeopáticos
Sanguinaria D6 (para dolor pulsátil acentuado por el movimiento), Lachesis (dolor en el lado izquierdo de la cabeza), Acidum aceticum (en caso de que la causa sea nerviosismo), cactus (dolor pulsátil, como si un peso estu-

Elección de los remedios

Observe cuidadosamente sus síntomas para determinar el remedio correcto.

35

viese presionando la cabeza), Natrum carbonicum (dolor por exposición muy prolongada al sol), Nux vomica (dolor en la frente y las sienes, dolor de cabeza acompañado de falta de concentración).

Ojos

Conjuntivitis

Una conjuntivitis puede ser una enfermedad independiente o aparecer como un fenómeno acompañante de otra enfermedad, como los resfriados o infecciones (sarampión). Las causas pueden variar: bacterias, virus, los estímulos físicos como polvo, humo, deslumbramiento y el viento; los estímulos químicos pueden ser causados

Formas de conjuntivitis

Entre los tipos de conjuntivitis se distinguen la enfermedad contagiosa o infecciosa y la no infecciosa.

La conjuntivitis infecciosa
Diversos virus pueden ser desencadenantes de una infección ocular (infección viral). Estos incluyen el virus del herpes, influenza, adenoasociados y el zóster. Las infecciones bacterianas son causadas por estreptococos y estafilococos. La transmisión de la conjuntivitis infecciosa se puede hacer ya sea por contacto directo o por contacto indirecto con los ojos y con las manos contaminadas.

La conjuntivitis no infecciosa
Es la inflamación alérgica de los ojos, causada por el polen de flores, el polvo doméstico y los cosméticos. A menudo, este tipo de inflamación aparece en asociación con la alergia al polen o la fiebre del heno. La contaminación por cuerpos extraños, polvo o productos químicos, luz ultravioleta fuerte o soldadura ("flash") también puede conducir a la inflamación de las conjuntivas.

Las lentes de contacto

Cualquier persona que usa lentes de contacto debe retirarlas antes de usar gotas para los ojos.

36

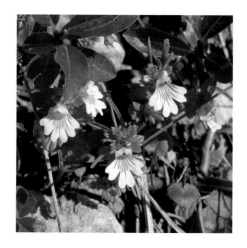

hinchazón de los párpados y la acumulación de secreciones mucosas o purulentas en el ojo. Se presenta picazón o sensación de ardor y dolores de cabeza en algunas ocasiones, especialmente con una infección en la cual hay secreción mucosopurulenta o verdosa, que hace que se peguen las pestañas. Además existe una fuerte sensibilidad a la luz y se siente una sensación de escozor o de la presencia de un cuerpo extraño en el ojo ("arena en los ojos").

por productos de limpieza, los aerosoles, el humo del tabaco o el agua con mucho cloro, objetos extraños o una reacción alérgica al polen o a los ácaros del polvo. Durante el parto, las bacterias pueden contagiar de las secreciones vaginales maternas la conjuntiva del recién nacido y causar inflamación. En bebés la conjuntivitis también puede ser el resultado de un conducto nasolagrimal bloqueado.

Los síntomas

La conjuntivitis aguda se reconoce por el enrojecimiento de la conjuntiva, la

Los remedios homeopáticos

Euphrasia D4 (gotas para los ojos) y los glóbulos de Euphrasia D1-4 (con lágrimas y secreción nasal leve), Spigelia anthelmia (para la conjuntivitis con fotofobia), Aconitum D4 y belladona D4 (en el estado agudo, con los resfriados o infecciones como causa) Apis mellifica D3-6 (con hinchazón, asimetría fuerte y sensibilidad a la luz), Rhus toxicodendron 4D (para hinchazón, secreciones purulentas), Mercurius sublimatus D6 y pulsatilla D4 (para la forma crónica), Arsenicum D6 (si hay ardor), belladona D6 (para

Las compresas

Las compresas húmedas y tibias son un alivio para los ojos, especialmente si están pegados.

inflamación e irritación, fotofobia, lagrimeo con excesiva luz del sol como causa), Argentum nitricum D3 (para inflamación en los ojos de los recién nacidos).

Orzuelo y grano de granizo

Un orzuelo es una inflamación aguda purulenta de las **glándulas sebáceas** o **glándulas sudoríparas** en el párpado. La infección es causada por bacterias, generalmente estafilococos y es contagiosa. Puede estar involucrado en las glándulas de los párpados internos (orzuelo interno) o las glándulas en el borde del párpado (orzuelo externo). Por lo general un orzuelo es inofensivo pero doloroso. Es recurrente en la enfermedad de las conjuntivas.

Los síntomas

Desarrollo de un orzuelo externo: primero se presenta una hinchazón dolorosa, de color rojo, y localizada en el borde del párpado con un posterior endurecimiento. A veces, se le suma

Manos fuera

Presionar demasiado un orzuelo puede causar complicaciones, tales como la queilitis purulenta.

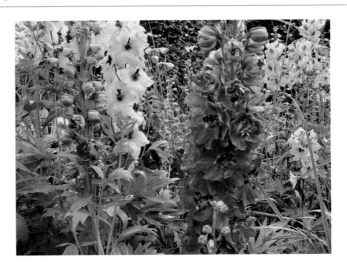

a esta molestia la fotofobia y la sensación de un cuerpo extraño. Después de dos o tres días aparece una pústula amarillenta que se rompe más tarde, por lo general, por sí misma. El dolor, la hinchazón y el enrojecimiento disminuirán con la desinflamación. El orzuelo se cura por completo.

El orzuelo interno se desarrolla por la acumulación de pus en el interior del parpado, en forma de nódulo duro, blanquecino (granizo, chalazión) que causa una sensación de cuerpo extraño en los ojos. La curación puede durar meses y posiblemente se tenga que hacer una pequeña incisión. Es peligroso cuando la infección se extiende a la órbita, el globo ocular y a la glándula lagrimal.

Los remedios homeopáticos

Staphisagria D6, Graphites D6 (para inflamación supurativa recurrente), la Hepar sulfuris D6 (en la fase aguda), Sulphur D12 (en granizo, recrudecimiento).

Fatiga visual

Quien trabaja en una pantalla de computador durante horas, debe leer concentrado mucho tiempo o conduce un coche, conoce el problema: Los ojos están fatigados y cansados por la noche. Debido a que rara vez parpadea, la superficie ocular no se humedece lo suficiente –el ojo empieza a arder o a doler. Esta exposición frecuente y de larga duración es dañina y su agudeza visual puede disminuir.

Los síntomas

Los ojos están cansados, enrojecidos, secos y arden. Los movimientos oculares son dolorosos. Además, hay dificultad para cambiar de la visión cercana a la lejana. Pueden ocurrir infecciones oculares como la conjuntivitis o la inflamación de la córnea.

Los remedios homeopáticos

Cedrón D6 (si hay dolor punzante), crocus (para ardor en los ojos después de leer), Rhus toxicodendron (para

Ejercicios para los ojos

También debe hacer ejercicio con sus ojos en el trabajo, como fijar la mirada en un objeto distante.

secreciones purulentas), Natrum muriaticum D6 (para presión sobre los ojos, sensibilidad a la luz), Euphrasia D6 (para irritación de los ojos), Ruta graveolens (ruda) D6 (para visión borrosa).

Ojos secos

Al contrario de los ojos sanos la superficie del ojo de los ojos secos (síndrome seco) no está suficientemente humedecida. Normalmente la córnea y la conjuntiva están constantemente cubiertas por una película de lágrimas. Esta **humidificación** suficiente y **homogénea** es importante para una apertura y cierre sin dificultad de los párpados. Si no se producen suficientes lágrimas, se desarrollan manchas secas en la córnea. El resultado es la irritación de la conjuntiva y una sensación de resequedad. Se trata de una enfermedad crónica que requiere tratamiento continuo. A menudo, los ojos secos aparecen entre los cuarenta y los cincuenta años. Cada vez más, las mujeres están afectadas, sobre todo durante la menopausia ya

que por el cambio hormonal puede cambiar la calidad de la película lagrimal. Otras causas conocidas son: el trabajo en la pantalla, las habitaciones secas, la contaminación ambiental (humo de los coches, los productos químicos, humo de tabaco), diversas enfermedades, el uso regular de ciertos medicamentos, las fragancias en los cosméticos, lentes de contacto.

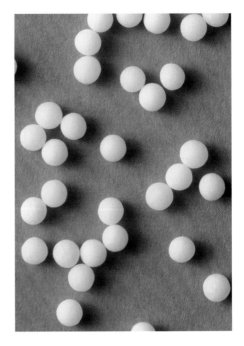

Pausa en el trabajo

Si sufre resequedad en los ojos y pasa muchas horas al frente de una pantalla, haga pausas frecuentes.

40

No más ojos cansados

Siguiendo algunos consejos con poco esfuerzo se puede prevenir la resequedad en los ojos y el cansancio.
- Tome descansos frecuentes, especialmente si está trabajando en la pantalla.
- Parpadee a menudo deliberadamente. Evite corrientes de aire.
- Coloque humidificador en la habitación.
- Ventile varias veces al día.
- Evite habitaciones con calefacción o llenas de humo o aire acondicionado.
- Absténgase de fumar.
- Beba abundante agua (de dos a tres litros al día). Es adecuado ingerir líquidos: jugos de frutas y té de frutas o hierbas sin azúcar.

Los síntomas

Los ojos pican y arden de forma desagradable. Debido a la resequedad se siente una rasquiña, un desbalance o una sensación de tener arena entre los párpados. A menudo, los ojos se enrojecen más y también se tornan muy sensibles a la luz.

Los remedios homeopáticos

Alúmina D12, Natrum muriaticum D12.

Trastornos nerviosos del ojo

Los problemas nerviosos en los ojos están en la zona fronteriza entre la medicina ocular y la neurología. Una constitución interna muy nerviosa y tensa se puede hacer exteriormente perceptible, por ejemplo, por los movimientos oculares rápidos o por contracción incontrolada del borde del párpado. Si disminuye la tensión, por lo general se reducen las molestias. A menudo aparecen temblores en los ojos (nistagmos), que pueden ser congénitos o adquiridos. Esto se refiere a movimientos rítmicos y espasmódicos de los globos oculares.

Los síntomas

La capacidad de fijar los ojos en un objeto se ha perdido. Se han desarro-

Fatiga

El ojo humano sano puede producir trastornos nerviosos como la aparición de fatiga.

41

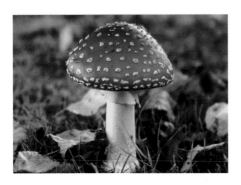

llado movimientos involuntarios y espasmódicos en los ojos, que pueden ser de forma horizontal o vertical. Los ojos son sensibles a la luz, duelen y arden. En ocasiones las náuseas, el vómito o el dolor de cabeza acompañan este malestar.

Los remedios homeopáticos

Menyanthes (tréboles amargos), Agaricus D12 (falso hongo, para la agitación nerviosa del ojo), Nux vomica (para el aumento de la irritación).

Dolor de ojos

Hay muchas causas para el dolor en o alrededor del ojo; incluyen, por ejemplo, una infección o inflamación del ojo, alergias (a los cosméticos), presencia de un cuerpo extraño, lo que ha hecho daño a la córnea, gafas incorrectas o lentes de contacto, así como una contusión. El dolor en los ojos también puede ocurrir por una inflamación de los senos frontales y paranasales, neuralgia facial (dolor en el área de distribución de un nervio), migraña, gripa, inflamación del nervio óptico, la enfermedad del iris, un ataque agudo de glaucoma (aumento agudo de la presión intraocular) y esclerosis múltiple. Además, los ojos llorosos a causa del viento, el polvo o el esfuerzo excesivo, así como también la **ametropía** pueden conducir al dolor. Otras causas posibles incluyen la influencia del clima, la variabilidad de la temperatura o un secador de pelo. El dolor en los ojos se produce también después de una **electroftalmia** (quemadura de la córnea por el sol): esta es causada por la inadecuada protección para los ojos en la nieve (ceguera de la nieve) o después de usar soldadura sin protección (el fuego de soldadura). En cualquier caso, usted debe determinar la causa por medio de una visita al oftalmólogo.

Dolor en los ojos

El dolor en los ojos no es una enfermedad sino un síntoma.

Los síntomas

A menudo ocurren simultáneamente el dolor en los ojos y el dolor de cabeza, así como en casos raros ocurren trastornos visuales. Otros efectos adversos pueden ser ojos enrojecidos, picazón, sensación de cuerpo extraño, ojos llorosos, náusea, mareo, sensibilidad a la presión o dolor en la mandíbula.

Los remedios homeopáticos

Cidrón D6 y Colocynthis D12 (para dolor alrededor de los ojos y en la cara), Spigelia anthelmia D12 (para dolor fuerte y punzante en el ojo izquierdo).

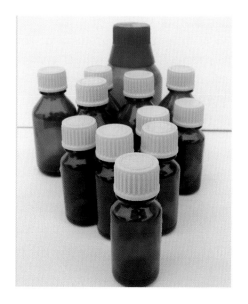

La inflamación de los bordes de los párpados

Una inflamación de los párpados (blefaritis), puede ser causada por bacterias, rara vez por virus u hongos. Los gérmenes pueden alcanzar el párpado directamente desde el exterior o a través del conducto lagrimal. La inflamación también puede ser causada por irritación mecánica desde el exterior por efecto del polvo, humo, líquidos, radiación directa o insectos que entran en el ojo. También puede causar una inflamación de los párpados un aumento de la secreción de las glándulas sebáceas. La forma simple de la inflamación causada por una bacteria es conocida como blefaritis, la que está relacionada como no patógena se llama blefaritis escamosa.

La prevención

Si usted es propenso a infecciones en sus ojos, debe evitar el contacto con personas enfermas.

Los síntomas

En la inflamación bacteriana de los párpados, estos se hinchan, enrojecen, duelen y también pueden pasar de una hinchazón leve a moderada o severa. Inicialmente hay una picazón que tienta a los afectados a frotarse el ojo, lo que agrava la inflamación y puede incluso conducir a la pérdida de pestañas. La blefaritis escamosa también se presenta con engrosamiento

y enrojecimiento de los párpados que están cubiertos de escamas. El aumento de la secreción es una señal de la reacción natural del cuerpo y está asociada a la aparición de una capa de caspa en los parpados. Estos se adhieren, dificultando una apertura del ojo. De nuevo, esto puede conducir a una caída de las pestañas.

Los remedios homeopáticos

Apis mellifica D6, Hepar sulfuris D6 (en la blefaritis simple), Sulfuris D6, Arsenicum D6 (para la blefaritis escamosa).

Inflamación del conducto lagrimal

Si el ojo llora constantemente es tal vez el conducto lagrimal, por lo general, el que está inflamado u obstruido. El líquido lagrimal, que se distribuye con el párpado sobre la córnea, protege al ojo de la sequedad, así como de gérmenes patógenos, y sirve para expulsar cuerpos extraños. Las lágrimas se forman en la glándula lagrimal sobre el ojo, se almacenan en dos

Prevenir las inflamaciones

La mejor protección contra una inflamación de los párpados es evitar los estímulos externos porque estos son los factores causantes de la infección. Para las personas alérgicas, esto es especialmente cierto respecto al polen, polvo, etc.

Las personas sanas deben alejarse de las enfermas. La inflamación causada por los gérmenes, sin embargo, no siempre se puede evitar. Importante: Todas las enfermedades de los ojos deben ser tratadas por un oftalmólogo.

Esto le ayudará:

En caso de una inflamación limpie los párpados diariamente con un paño suave y húmedo para quitar las costras. El médico prescribe normalmente un antibiótico eficaz en caso de una blefaritis bacteriana.

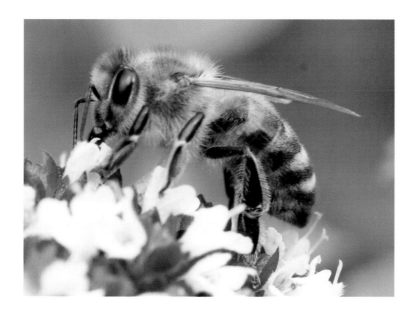

pequeños orificios puntiformes en el párpado superior e inferior y se descargan a través de los conductos lagrimales hacia la nariz.

Las mujeres son más propensas a sufrir de esta molestia que los hombres –en parte porque sus conductos lagrimales son más estrechos, en parte porque los depósitos de pigmentos de maquillaje (rímel, sombra de ojos, delineador) pueden bloquear el conducto lagrimal. Quienes tienen los ojos llorosos con frecuencia, deberían consultar a un médico. Este determinará si la causa es una inflamación que se pueda tratar antes de que se convierta en crónica.

Los síntomas

Los síntomas de la inflamación del ducto lagrimal son: ojos llorosos, piquiña y dolor al tacto.

El oftalmólogo

Si hay sospecha de infección en el conducto lagrimal, consulte necesariamente al oftalmólogo.

Se dilatan los conductos lagrimales

Si al estar congestionado el ducto lagrimal no se deja limpiar, el oftalmólogo puede recomendar una operación. Bajo anestesia local se expanden los ductos lagrimales utilizando un catéter con globo muy fino. Para evitar que se cierren de nuevo, a veces se utiliza una férula para un soporte adicional que se dejan allí durante algún tiempo.

Los remedios homeopáticos

Euphrasia D4, Kalium iodatum D6 (para la sensación de ardor), pulsatilla D6 (cuando se inflaman los ojos, se ponen llorosos y **pruriginosos**).

Ver manchas negras o nubes

Ver "mosquitos voladores" sucede comúnmente y es por lo general inocuo. Se refiere a las pequeñas manchas negras, hilos, pelusas, estrías/rayas, mosquitos, manchas o las nubes que flotan en el ojo y se mueven. De repente aparecen al leer o mirar un fondo brillante. "Estos defectos" que ocurren con la edad son las consecuencias del aumento de la opacidad del **humor vítreo**. Incluso en la juventud el humor vítreo comienza a retroceder gradualmente, pero esta regresión se da de forma diferente en cada individuo.

Quienes tienen vista corta probablemente perciben antes estas figuras negras en el campo visual, que quienes sufren de presbicia.

Los síntomas

"Los mosquitos voladores" no tienen ningún efecto en la agudeza visual, solo son molestos. Deles poca atención, después de un tiempo no los notará. Poco a poco estos síntomas tienden a ser más borrosos y por lo tanto más débiles porque los enturbiamientos del cuerpo vítreo se alejan poco a poco de la retina.

Campo visual oscuro

Si se oscurece parte del campo visual usted debe consultar a un médico.

Indispensable la consulta médica

Si "los mosquitos voladores" se tornan densos de repente y aumentan, usted debe consultar a un oftalmólogo de inmediato o asistir a una clínica oftalmológica. Si esto sucede dese prisa, porque es un

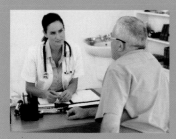

síntoma potencial de un desprendimiento de retina. Otra señal de alerta peligrosa es la aparición de destellos de luz. También se aconseja consultar inmediatamente a un medico si aparecen otros síntomas llamativos como lluvia de láminas de óxido (hemorragia microscópica) o vapor de agua sangre.

Los remedios homeopáticos

Crocus D6, Petroleum D6, Phosphorus D12, Ruta graveolens D6.

Párpados caídos

La enfermedad de los párpados caídos ("párpados colgantes") es médicamente llamada ptosis. Las causas de esta deformidad de los párpados pueden ser congénitas, el resultado de un resfriado, una infección o un ictus; la formación de cicatrices después de una lesión, daño en los nervios, parálisis o daño de los músculos.

La mayoría de los casos se presentan en la edad adulta por una atonía en el tejido del párpado. Se distingue por la caída del párpado.

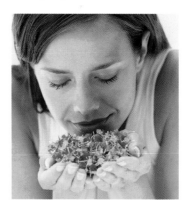

La terapia con láser

Con una visita oportuna al médico, un desprendimiento de retina se puede tratar con láser de manera fácil y rápida.

47

Los síntomas

Las personas afectadas tienen una expresión "cansada". En este caso, el párpado superior cuelga lo que afecta en casos extremos la visión al frente pero también la visión lateral (en el último caso, estacionar el coche en reversa es casi imposible).

Cuando el párpado al interior ha cedido, roza el ojo con las pestañas y el borde del párpado y esto puede causar inflamaciones de la conjuntiva y la córnea. Si el parpado está plegado hacia afuera se pueden formar inflamaciones en los ojos debido a la falta de drenaje de las lágrimas.

¿Cuándo es necesaria la cirugía?

Las molestias y daños en el ojo causadas por una deformidad de párpado pueden aliviarse a través de cremas y pomadas; una solución permanente sin embargo, generalmente solo es posible por medio de la cirugía. Este procedimiento no afecta la visión. Es una cirugía cosmética.

Los remedios homeopáticos

Causticum D6, Gelsemium sempervirens D6.

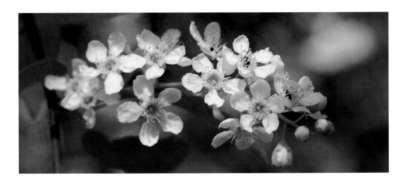

La visión hacia el frente

En el peor de los casos, la vista hacia el frente se obstruye por los párpados que cuelgan.

Oídos

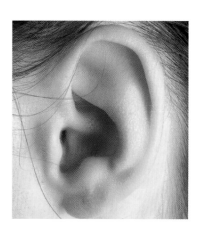

Inflamación del oído externo

La inflamación del oído externo aparece con frecuencia con el baño o la natación si el agua permanece en el

Estructura anatómica del oído

Anatómicamente el oído se divide en tres partes: el oído externo (inflamación - otitis externa) que consta del pabellón de la oreja y el conducto auditivo hasta el tímpano; el oído medio (inflamación - otitis media) que consta del tímpano con la caja del tímpano y los huesecillos; y el oído interno (inflamación - otitis interna) a este pertenecen el órgano del equilibrio y el órgano auditivo.

oído por un tiempo y el cloro seca la piel. Si el canal auditivo se expone mucho tiempo a la humedad, tal como en el buceo, las capas de la piel que tapizan el canal auditivo se inflaman y evitan el drenaje del agua, causando así una infección. El agua con cloro causa estas molestias que pueden dañar las células en el canal auditivo.

Otro desencadenante puede ser la producción excesiva de cera. Debido a que en un tercio externo del ducto auditivo hay vellos que sirven para

Mecanismos de protección

En realidad, el agua que se filtra por el canal auditivo (al ducharse o lavarse el cabello) se sale automáticamente por los movimientos de la cabeza. La humedad residual se evapora debido a que el conducto auditivo está a 37 °C, igual temperatura que el cuerpo.

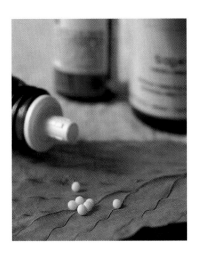

estos deberían eliminar el exceso. Sin embargo si la cantidad es tan grande, que se forma un tapón que conduce al cierre del canal auditivo, se tiene que limpiar el oído.

Los síntomas

Los principales síntomas son escozor y dolores punzantes que suelen empeorar por la presión en el pabellón de la oreja o al tirar del lóbulo de la misma. También es típica una sensación de presión en el oído y una potencia auditiva relativamente escasa. Los niños enfermos del oído, también

limpiar y proteger el canal auditivo, si hay glándulas que producen cera,

---

Qué se puede hacer para prevenirla

- Retirar el agua que entró a sus oídos después de nadar o bucear, saltando con la cabeza inclinada en ángulo. También puede absorber la humedad restante con un pañuelo de papel.
- No intente retirar el cerumen con un bastoncillo de algodón. El riesgo de lesiones es demasiado alto y también puede empujar la cera más profundo dentro de la oreja.
- Los que suelen tener infecciones del oído deben utilizar durante el baño o buceo tapones adecuados para los oídos.
- Si usted ya tiene los síntomas, entonces debe evitar el contacto con agua.

Vacaciones de playa

Si usted está planeando unas vacaciones de playa, siempre debe llevar remedios homeopáticos en su kit de primeros auxilios, que ayuden con la inflamación del oído externo, como la Chamomilla o la dulcamara.

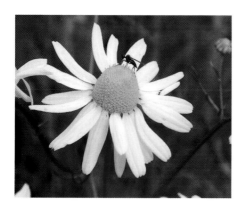

Eccema del conducto auditivo

Una infección del conducto auditivo puede ser causada por bacterias u hongos pero en muchos casos también es una reacción a una alergia por contacto. Otros factores que favorecen un eccema en el conducto auditivo son la humedad en el oído (como sucede en climas húmedos y cálidos después de nadar) o si incluso trató de limpiar el oído, o rascarse por piquiña.

pueden presentar vómito y fiebre. Si el tímpano ha estado bajo la presión de pus, esto conduce al drenaje del oído. Incluso puede haber hemorragia; la herida del tímpano tiende a recuperarse por sí misma en un período de dos semanas. Además puede salir una secreción maloliente de la oreja.

Los síntomas

Los principales síntomas son picazón y dolores en el conducto auditivo y que el mismo esté seco y escamoso. La piel del oído externo es rugosa. A veces también se presentan secreciones acuosas o purulentas; es posible una sordera temporal.

Los remedios homeopáticos

Chamomilla D12 (para dolores desgarrantes), dulcamara D6 (cuando ocurre con cada resfriado), Antimonium crudum D12 (para picazón en el canal auditivo), Ferrum phosphoricum D12 (para la fiebre y el dolor), Petroleum D4 (cuando se activa por el frío).

Los remedios homeopáticos

Antimonium crudum D12 (para piquiña en el canal auditivo), Ferrum phosphoricum D12 (si hay fiebre y dolor), Petroleum D4 (con frío), Sulphur D12 (para el tratamiento de la piel).

El eccema

El término eccema se refiere a una inflamación no contagiosa.

Dolor de oído

El oído es un órgano muy sensible y los dolores de oído son comunes. Por desgracia las inflamaciones internas y alrededor de la oreja pueden ser muy dolorosas. Dependiendo de la causa aparecen los siguientes síntomas asociados: pérdida de la audición, dolor a la presión, mareos y pitos.

Las causas

Existen diferentes causas. El dolor de oído puede ser causado por enfermedades del oído; cuando en los niños es común la otitis media, en los adultos las causas desencadenantes más comunes son las infecciones del oído. También pueden aparecer acompañadas de otras enfermedades como la inflamación del área de la boca y de la faringe, enfermedades de los dientes o mala articulación de la mandíbula y la glándula parótida (como las paperas); el dolor también puede surgir cuando el canal auditivo está bloqueado, por ejemplo, por un tapón de cera

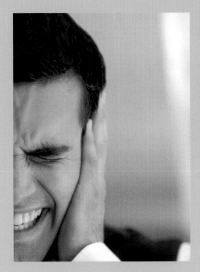

(cerumen) o un cuerpo extraño en el oído (común en los niños). Debido a que un diagnóstico correcto es fundamental para el éxito del tratamiento, en caso de dolor de oído usted debe consultar a un médico. Si se deja sin tratamiento, ciertas circunstancias inofensivas pueden conducir a un daño permanente.

Gotas para los oídos

En la inflamación del conducto auditivo con frecuencia se prescriben gotas

Cuerpo extraño

¡Nunca trate de sacar un cuerpo extraño del oído! Consulte a un otorrinolaringólogo.

para que actúen como antiinflamatorio y descongestionante. Estos remedios no se podrían aplicar si hay heridas del tímpano.

Almacenamiento

Los frascos de gotas para los oídos abiertos, no deben almacenarse en el refrigerador; siempre deben estar a temperatura ambiente antes de aplicarse. El líquido frío en el oído es muy desagradable y puede causar dolor.

Aplicación

Para la aplicación acuéstese de lado. A continuación, coloque la dosis recomendada en el oído y permanezca acostado durante unos diez a quince minutos más. Cuando usted se siente de nuevo, puede utilizar una gasa o algodón en bola para evitar la salida de las gotas. Por ninguna circunstancia debe cerrar completamente el orificio del conducto auditivo externo ya que incrementa la humedad acumulada y la proliferación de bacterias u hongos.

Los remedios homeopáticos

Además de las gotas para el oído convencionales, también son muy útiles los remedios homeopáticos para aliviar el dolor y los procesos inflamatorios. Las preparaciones están disponibles en tabletas o gotas. Para los síntomas agudos dependiendo del producto, este se puede tomar hasta doce veces al día. Se recomienda la ingesta con intervalos de 30 minutos. Para el alivio de las molestias que tienden a volverse crónicas solo se administran los remedios tres veces al día como máximo. Preste atención a las instrucciones de dosificación de cada producto.

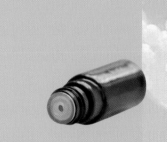

Desencadenante

Para los dolores de oído existen diferentes factores desencadenantes, como las lesiones e inflamaciones.

53

Otitis media

En una otitis media la mucosa de uno o ambos lados del oído medio está inflamada. Esta enfermedad ocurre con mayor frecuencia en la infancia. A menudo se desarrolla como una infección ascendente después de un resfriado. Los gérmenes patógenos, virus o bacterias recorren una corta distancia. Pasan a través de la trompa de Eustaquio que conecta el oído con la garganta, en el oído medio. Este paso es todavía más corto y estrecho en los bebés y se inflama con facilidad, haciendo que se acumule

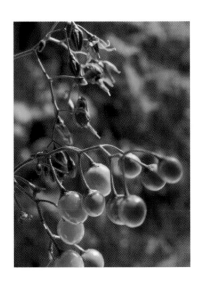

una secreción acuosa y pus. La otitis media aguda es una de las enfermedades más comunes de los bebés y niños pequeños. En la edad escolar aparece con menos frecuencia.

La limpieza del oído

Nunca se deben usar bastoncillos de algodón para la higiene del oído. Por lo general el oído se limpia a sí mismo, la cera del oído (cerumen) sirve como protección natural del canal auditivo y si hay un bloqueo que cause problemas de audición, esta solo debe ser retirada por un profesional.

Los síntomas

La otitis media por lo general comienza de repente. Aparece con dolores punzantes del oído, con fiebre alta (39 a 40 °C) que suele ir acompañada de escalofríos. Los bebés se sienten inquietos, mueven la cabeza de un lado a otro, no toman líquidos y pueden

Niños

Si los niños se quejan de dolor de oído con frecuencia, pueden estar sufriendo de una otitis media.

sufrir diarrea. Los niños mayores se tocan la oreja que les duele, tienen una sensación de ahogo y escuchan peor que de costumbre. El estado general es malo, en los pacientes jóvenes hay pérdida del apetito. El dolor de oído también se reconoce porque la persona responde con sensibilidad al presionar el cartílago delantero de la oreja. Dado que la secreción, a diferencia de la nariz, no puede salir, se acumula detrás del tímpano ejerciendo una presión dolorosa.

La otitis media purulenta puede conducir a una erupción espontánea de pus y el pus acumulado en la cavidad timpánica rompe a menudo la membrana del tímpano. Desde el oído gotea una secreción purulenta acompañada de sangre. Después de eso el dolor suele terminar de repente ya que se libera la presión en el oído medio. Un agujero en el tímpano por lo general se cura bien. Si el dolor persiste, el otro oído puede verse afectado.

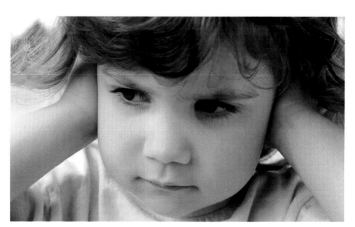

Así se previene

Si la conexión entre el oído medio y la garganta (trompa de Eustaquio) está cerrada, no es posible igualar la presión en el oído medio y esto conduce a una inflamación. Este es el caso cuando hay que superar las grandes diferencias de presión (como en aviones o buceando). Por lo tanto preste atención a igualar la presión en el oído medio. Esto mejora con los procesos de aspiración o absorción y bostezando.

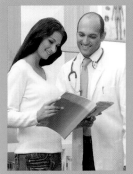

En estos casos es necesaria una cirugía

En primer lugar se intenta tratar la acumulación de líquido detrás del tímpano por medio de la desinflamación (gotas para la nariz, spray nasal). La trompa de Eustaquio se libera y el líquido de la mucosa del oído medio puede ser absorbido. Una irradiación adicional con luz roja y también inhalaciones de Chamomilla alivian el malestar.

Si el dolor es muy fuerte se pueden administrar medicamentos analgésicos, antipiréticos y antiinflamatorios. Si aparecen infecciones del oído más frecuentes o el líquido no desaparece, es necesario practicar una cirugía. Si se ha llegado a una infección generalmente se administra un antibiótico.

Los remedios homeopáticos

Aconitum (en la primera etapa cuando hay fiebre alta y dolor), la belladona (fiebre), dulcamara y Rhus toxicodendron (cuando la causa es por líquido), pulsatilla (con lagrimeo, dolores punzantes), Chamomilla (cuando es por un resfriado común, dolor severo, para los niños), Ferrum phosphoricum (fase aguda), Hepar sulfuris (supuración pesada), Capricum (con mastoiditis incipiente), Calcarea phosphorica, carbonica y iodatum (inflamación crónica), Silicea (para sanar).

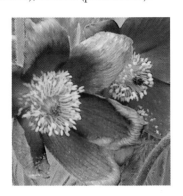

Complicaciones

Un caso de emergencia se da cuando la otitis media purulenta lleva a complicaciones graves como la meningitis.

Derrame del oído

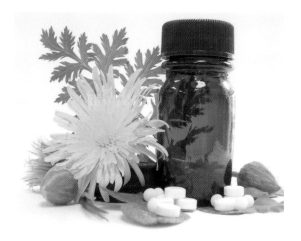

Si la ventilación del oído medio está obstruida puede aparecer agua en el oído. Esto se refiere a la acumulación de líquido como consecuencia de diversas enfermedades tales como resfriado e infecciones del oído medio. En este caso, el líquido se acumula en forma viscosa, moco o pus (inflamación del oído medio) detrás del tímpano. Hay diferencia en el agua del oído de niños y adultos. Hasta el 90% de todos los niños tienen un derrame temporal de agua en el oído. La causa radica en una subfunción de la trompa de Eustaquio hasta la edad de siete años, por una insuficiente ventilación del oído –en especial si su orificio está situado en la nasofaringe, que en la primera infancia se da a menudo por una hipertrofia de la adenoides (vegetaciones). Por lo general, el agua en el oído desaparece por completo en unos días o semanas, pero si permanece por más de tres meses, se habla de un derrame del oído medio crónico. Los adultos son afectados por esto con menor frecuencia, a menudo como resultado de una fuerte inflamación de los senos frontales y una obstrucción de la respiración nasal. Sin embargo, los tumores también pueden conducir a derrames del oído de larga duración.

Los síntomas

Por causa de la acumulación de líquido hay una pérdida temporal de la audición, junto con una sensación de

La pérdida de la audición

Un derrame del oído medio que esté lleno de secreción puede resultar en una pérdida de la audición.

57

presión y dolor punzante. El tímpano se ve de color rojo y está inflamado.

Los remedios homeopáticos
Apis mellifica (con un fuerte dolor punzante), Barium iodatum (con amígdalas faríngeas inflamadas), Kalium chloratum (con deficiencia audi-

tiva, crujido en el oído, infecciones de oído frecuentes).

Inflamación del oído interno

La inflamación del oído interno (otitis interna) suele presentarse como una complicación de otras enfermedades

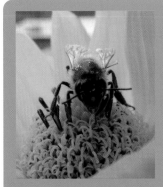

Esto funciona

Por desgracia, no se puede lograr mucho con medicamentos cuando uno tiene un derrame del oído medio. Sin embargo comúnmente se prescriben medicamentos expectorantes, que deben hacer más "líquido" el derrame del oído medio, sin embargo, se ha demostrado que este causa más bien el efecto contrario, ya que conduce a una mayor producción de moco en las vías respiratorias superiores. Los lavados de nariz con agua salada son muy útiles sin embargo a los niños no les gustan mucho. Los adultos deberían dar una oportunidad a la homeopatía, en forma de remedios complejos, que consisten en una combinación de diferentes sustancias.

El tratamiento de elección en niños, por desgracia, como consecuencia del tiempo de espera o, si corresponde a una indicación (por duración, frecuencia de derrame, molestias), es el procedimiento quirúrgico. Este consiste en la extirpación de las amígdalas, si estos son los factores desencadenantes, o una pequeña incisión en el tímpano (paracentesis), para que el líquido pueda ser extraído.

El desarrollo del lenguaje

Si el oído permanece afectado por un largo período de tiempo puede resultar en un retraso del desarrollo del lenguaje.

(por ejemplo, una infección del oído medio).

Los síntomas
Característico en la inflamación del oído interno es el dolor de oído, mala audición, náuseas, problemas de equilibrio y mareo.

Los remedios homeopáticos
Apis mellifica D6 y Chamomilla (con un fuerte dolor punzante), Aconitum D6 (en la primera etapa con fiebre alta y dolor), belladona D6 (con estado febril), Baryta carbonica (con alta intensidad de audición, chasquido del oído).

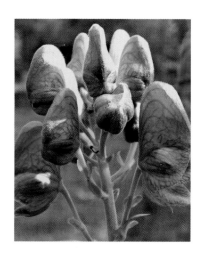

Discapacidad auditiva y sordera

Una disminución o pérdida de audición caracterizada por la alteración de la conducción del sonido o de la percepción del mismo puede tener diferentes causas. Estas deficiencias auditivas pueden ser congénitas o causadas por obstrucciones en el canal auditivo y el oído medio, tales como cera en el oído y presencia de un cuerpo extraño, las lesiones del tímpano, la otitis media, un derrame en el oído medio, una fractura craneana, una deficiencia en el oído medio o tumores. Además, un daño en el nervio estatoacústico puede resultar, en una situación de emergencia, en una disminución de la capacidad de audición.

Los síntomas
Los síntomas son entumecimiento del oído y baja audición.

Visitar al médico

Importante: Una inflamación del oído interno requiere tratamiento médico inmediato.

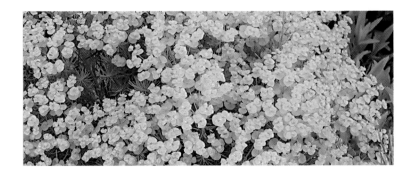

Los remedios homeopáticos
Euphorbium D6, Ferrum phosphoricum D6, Kalium chloratum D6, Causticum D6, Phosphorus D6.

Nariz y senos paranasales

Resfriado simple

La enfermedad aguda más común es una inflamación de la mucosa nasal llamada rinitis, conocida coloquialmente como "resfriado". En principio se hace la diferencia entre un resfriado, provocado por un virus y uno en forma de alergia. En la mayoría de los casos el resfriado es el primer síntoma de una gripa incipiente. En otoño e invierno las mucosas nasales son particularmente sensibles y los virus se contraen con facilidad. Estos se contagian mediante "la infección por gota" –al toser, estornudar, hablar y besar– como también por el contacto

---

Té

Para los resfriados se aconseja beber tanto como sea posible. Los tés de Chamomilla, flor de saúco, menta y también salvia y mora son los ideales

---

directo, por lo general a través de las manos.

El virus se transmite a través de las vías respiratorias superiores (nariz y garganta) hacia todo el cuerpo y causa una inflamación en las membranas mucosas. En general, un resfriado es inofensivo y desaparece después de tres a cinco días. Si dura más, el paciente debe ir al médico. Un resfriado también puede ser el precursor de una enfermedad grave por ejemplo, del oído medio, los pulmones o sinusitis y siempre debe ser tratado.

Una visita al médico es también esencial si hay fiebre alta, dolor de oído y una sensación de presión en la frente y el contorno de los ojos además de los síntomas típicos.

Los síntomas

Las señales conocidas son malestar general, escalofríos, fatiga, tos, dolor de garganta, los ojos hinchados, dolor de cabeza y dolores en el cuerpo. La mucosa nasal y la garganta están calientes, rojas e inflamadas y con secreción en aumento. La respiración nasal

¡Actívese!

Fortalezca su sistema inmunológico, por ejemplo, con un consumo abundante de vitaminas y mucho ejercicio al aire libre.

Si tiene un resfriado debe beber suficiente líquido.

Ponga atención al aire húmedo en la habitación (coloque un humidificador o toallas mojadas sobre la calefacción, ventile con frecuencia).

Si tiene la nariz muy congestionada la inhalación de vapor es útil. La inflamación en la mucosa nasal disminuye y se reactiva la secreción de moco. También ayuda, por ejemplo, la adición de algunas gotas del aceite del árbol de té y de Chamomilla en el agua caliente.

Limpie su nariz de forma adecuada. Lo mejor es sonarse de un solo lado: mantenga tapada una fosa nasal y sople con fuerza por la otra. Esto evita que el contenido de la nariz haga presión arriba en los senos y que estos se inflamen.

Inmunidad

Las defensas formadas durante la enfermedad dejan por unos meses una inmunidad contra esa cepa del virus que causa el resfriado común.

está obstruida. La secreción nasal es acuosa, clara y más tarde se puede dar con moco purulento, amarillo o verde. A veces además de lo común, el resfriado puede conducir a una infección bacteriana. A través de una muestra nasal el médico comprueba si además de los virus hay bacterias implicadas, estas pueden causar infecciones secundarias localizadas. Las posibles complicaciones son la otitis media, la inflamación de los senos nasales, sinusitis, bronquitis o neumonía.

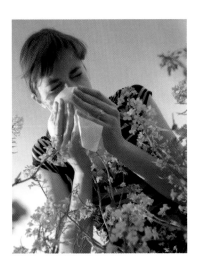

Los remedios homeopáticos

Allium cepa D12 (para el goteo de nariz), Arsenicum album D12 (para secreciones acuosas en la nariz), Camphora (estornudos y escalofríos), Euphrasia D4 (molestias oculares superficiales, ardor y fotofobia), Euphorbium D6 (fuertes estornudos y drenaje de líquido), Nux vomica D6 (nariz congestionada y seca por la noche) Mercurius D6 (secreciones espesas y mucosas inflamadas), Kalium bichromicum D4 (secreciones duras y fibrosas); y además: el tratamiento con estropajo operculata/ Luffa operculata D12 (esponja de aire/esponja vegetal) en forma de gotas o aerosoles nasales (Luffa-spray nasal).

Rinitis alérgica

La rinitis alérgica, comúnmente conocida como "fiebre del heno o alergia al polen", se describe como una enfermedad del sistema inmunológico. La alergia al polen representa un 60 % de todas las alergias y alcanza su cumbre de enfermedad aproximadamente a los quince años. Teniendo

Grupo de riesgo

Los niños tienen resfriados con mayor frecuencia que los adultos porque su sistema inmunológico aún es débil.

en cuenta el hecho de que hoy en día una de cada tres personas sufre una vez en la vida de una alergia (por lo general en la infancia), es evidente la proporción que la rinitis alérgica representa en la población. Para millones de personas la enfermedad se iniciará de nuevo con las plantas de floración temprana. Se estima que en la actualidad unos veinte millones de personas son alérgicas a ciertos pólenes, y la cifra aumenta cada año. La floración temprana (entre febrero y mayo -hemisferio norte) empieza con la estación de primavera: las flores son las de los árboles de aliso, olmo, sauce, álamo, avellano, abedul. Algunos árboles incluso comienzan a florecer en enero. Entre mayo y junio y para mediados de agosto y mediados de septiembre florecen los pastos y los cereales. A principios del otoño hay también ciertas hierbas. La mayoría de las personas son alérgicas al polen de gramíneas y árboles. A veces vale la pena averiguar qué grupo de plantas son aquellas a las que us-

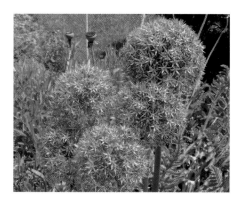

ted es alérgico para actuar en consecuencia.

Los siguientes alérgenos pueden ser una causa de la rinitis alérgica:

- *Estacional:* Pólenes de árbol, gramíneas, cereales o granos, hierbas.
- *Durante todo el año:* Los alérgenos de polvo de casa, la harina, los ácaros de almacenamiento, esporas de moho, las mascotas.
- *Factores de la alimentación*: Huevo, leche, nueces, apio, frutas de pepita y frutas de hueso.
- *Otras:* El látex, tipos de harina, tipos de madera, etc.

Marcha alérgica

Las alergias, como la fiebre del heno o la alergia al polen deben ser tratadas pronto, debido a que acarrean consecuencias graves: La llamada "marcha alérgica" en las vías respiratorias superiores a inferiores puede causar asma alérgica.

Los síntomas

Los afectados sufren de fuerte piquiña en la nariz, el paladar, a veces en los canales auditivos y tienen fuertes y frecuentes estornudos, además del resfriado goteado, congestión nasal y dificultades para respirar (los síntomas del asma). Además, pueden lastimarse la nariz al sonarse. La conjuntiva del ojo comienza a picar y arder y se produce el flujo abundante de lágrimas.

Los remedios homeopáticos

Allium cepa D12, Arundo D6 (para la piquiña y hormigueo en la nariz), Euphrasia D4 (para molestias en los ojos, secreción nasal acuosa), Sabadilla D6 (estornudos grandes, nariz seca), Arsenicum D6, Naphtalinum D6, Iodum D4-6 (estado asmático), Galphimia D4-6 (con piquiña, estornudos pesados, nariz tapada), Luffa operculata D12 (con secreción nasal). Las compresas frías con gotas de Euphrasia sirven para uso externo (diez gotas en un vaso de agua hervida); usar paños de algodón limpios humedecidos con ella y poner unos cinco a diez minutos sobre los ojos.

¿Qué sucede con una alergia al polen?

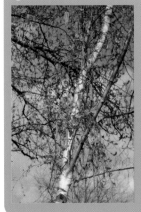

El sistema inmunológico normalmente tiene la tarea de rechazar y destruir sustancias nocivas y gérmenes patógenos. Ante la constante entrada de sustancias extrañas y dañinas al cuerpo, ya sea en la superficie de la piel o al interior del cuerpo, hay una reacción inflamatoria local a causa de las células inmunes activadas. Su objetivo es matar al organismo invasor, solo de esta manera, el hombre permanece saludable y sobrevive. Se habla de alergia al polen o fiebre del heno cuando la reacción defensiva se realiza contra sustancias que por lo general no tienen un potencial causante de enfermedad, como el polen, los pastos, pelos de animales, los ácaros del polvo y otras sustancias del medio ambiente presentes en el aire.

¿Qué ayuda?

El método fácil: ¡evitar el polen!

Simplemente con eso se reducen las molestias irritantes. En muchos casos esto no es suficiente y es necesario el uso de medicamentos. Otras medidas de comportamiento son:

- Lavar el cabello antes de acostarse.
- No dejar en el dormitorio la ropa que ha sido usada durante el día.
- Mantener las ventanas cerradas durante el día.
- Ventilar durante la noche.
- Limpiar con un trapo de polvo húmedo.
- Colocar una rejilla de protección de polen.
- No secar la ropa al aire libre.
- Evitar el esfuerzo físico al aire libre.
- Planear sus vacaciones en el mar o en las montañas.
- Limpiarse la cara con agua fría con frecuencia.
- Poner un paño húmedo sobre los ojos cuando le piquen.
- Use un spray nasal con solución salina.

Polen

Durante y después de la lluvia vuela menos polen.

Pulmones y bronquios

Resfriado / infección de gripa

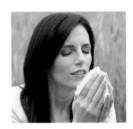

La enfermedad más común es el resfriado. Cada persona puede sufrirlo un sinnúmero de veces. Los resfriados tienen "temporadas" durante todo el año, no solo en el otoño y el invierno. Un clima frío o "malo" puede favorecer su desarrollo. A menudo este conduce a epidemias reales. Los niños se enferman con más frecuencia que los adultos. Los gérmenes **patógenos** se adquieren con facilidad, cuando se permanece durante largos períodos al aire libre, cuando se han mojado los pies o se está **expuesto** a corrientes de aire durante la sudoración. Todo esto debilita el sistema inmunológico y el organismo es más susceptible a la infección. Los resfriados son causados en un 90 % por diversos virus (rinovirus, virus adeno, etc.). El contagio se da por la infección de gotas, cuando el virus de una persona enferma se esparce por medio del estornudo o al hablar, y los gérmenes giran en el aire y son absorbidos por las personas sanas a través de las vías respiratorias. En primer lugar, **la mucosa nasal** y la **faringe** se ven afectados, se inflaman y producen más moco. En los niños, una infección de gripa puede ser la etapa preliminar de una enfermedad infantil como el sarampión, la tos ferina, las paperas o la escarlatina.

Los resfriados, la gripa y otros

Si se habla de un "resfriado", se piensa a menudo en dolores de garganta y tos. Sin embargo, se trata de los síntomas de una infección, no de las consecuencias de un resfriado. El término "gripa" para una infección del tracto respiratorio superior también es incorrecto, porque estas infecciones inofensivas no tienen nada que ver con la verdadera gripa (influenza).

Mejórese pronto

Contra la causa de la enfermedad, el virus, no hay medicamentos; pero se pueden aliviar los síntomas con algunas medidas comunes y hacer el curso de la enfermedad más soportable.

Se aconseja una alimentación equilibrada y rica en vitaminas. También es importante tomar muchos líquidos especialmente en caso de fiebres o cuando las vías respiratorias estén congestionadas; un adulto debe beber tres litros al día. También son adecuados los llamados "tés de gripa" hechos con flor de saúco y tilo. De esta manera se equilibra la pérdida de líquidos por el sudor y se licúa el moco. Con temperaturas elevadas o fiebre repose en cama en una habitación que no esté demasiado caliente ni demasiado fría. Manténgase caliente, pero no sude (excepto por transpiración al tomar un baño caliente y tomar té).

Asegúrese también de que haya suficiente humedad en la habitación.

Los baños de vapor e inhalaciones (por ejemplo de Chamomilla), humedecen las vías respiratorias y tienen efectos antiinflamatorios. Evite cualquier esfuerzo físico durante un resfriado hasta que esté en forma otra vez. El descanso y el sueño suficientes son muy importantes para una rápida recuperación de la gripa.

Contra los síntomas del resfriado se utilizan a menudo los típicos remedios homeopáticos.

Importante: No usar pomadas o bálsamos con aceites esenciales (como mentol o eucalipto) para frotar, ya que estos actúan como expectorantes, pero reducen la eficacia de los remedios homeopáticos. Una visita al médico es necesaria si:

- Los síntomas después de unos días no mejoran.
- Hay fiebre muy alta, dolor de oído o dolor de garganta severo, que aparecen como señal de una verdadera gripa o amigdalitis.
- Los enfermos son mujeres embarazadas, bebés, niños pequeños, pacientes débiles, o adultos mayores.

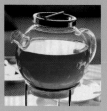

El jugo de saúco

Si usted nota los primeros signos de una infección gripal beba jugo de saúco.

Los síntomas

Los síntomas más comunes son malestar general, escalofríos, fatiga, secreción nasal, tos, dolor de garganta, ojos hinchados, a menudo dolor de cabeza y dolores en el cuerpo. **Las fosas nasales y la faringe** están calientes, rojas e hinchadas y hay aumento de secreción. La respiración nasal está obstruida. La secreción nasal es acuosa, clara y más tarde con moco purulento. Un resfriado se supera después de siete a diez días. Los mecanismos de defensa creados durante la enfermedad dejan por unos meses una inmunidad contra esa cepa del virus que causa el resfriado común. Durante la infección de la gripa, los síntomas desaparecen por sí mismos después de unos días de descanso. Nota: No existe una vacuna contra los resfriados comunes.

Los remedios homeopáticos

Aconitum D6 (escalofríos en la fase aguda), Allium cepa D12 (los resfriados), belladona D6 (aumento rápido de la temperatura), Kalium bichromicum D6, Ferrum phosphoricum D4 (con fiebre), Gelsemium D3-6 (una fiebre moderada, dolor muscular y en los nervios), Mercurius solubilis D6 (cuando se ven afectadas las vías respiratorias), Sambucus (saúco) D6 (con resfriado, sudor), dulcamara D6 (con resfriado, tos).

Tos

La tos es molesta, desagradable y roba el sueño. En este caso la molestia no es una enfermedad sino un síntoma. **En la mayoría de los casos** se ha pescado un resfriado y la tos es el resultado. Pero también hay muchas otras razones por las cuales se tose. La tos es un reflejo de protección automática del cuerpo, que se lleva a cabo en

Aire fresco

Un paseo al aire libre es muy bueno cuando tiene usted un resfriado.

las vías respiratorias para expulsar los cuerpos extraños. Esto puede ser por restos de comida, partículas de polvo, moco, pero también por gérmenes patógenos. En el caso de un resfriado se tose, porque el moco viscoso se pega a los cilios finos en las vías respiratorias que son los que normalmente transportan la secreción. Ahora la tos debe realizar esta tarea. Sin embargo, los estímulos químicos, tales como el humo del cigarrillo o los gases pueden causar tos.

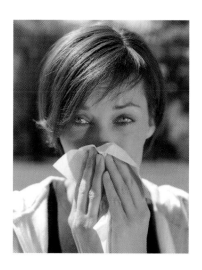

Los síntomas

Si se tiene fiebre y resfriado se trata de una gripa –una de las causas más comunes de la tos. Si esta dura más de tres semanas, se habla de tos crónica. Sin embargo las alergias, el asma, las enfermedades cardiovasculares, la insuficiencia cardíaca, el cáncer y las enfermedades del pulmón, bronquitis crónica, sinusitis, irritación del tracto gastrointestinal y el tabaquismo, se asocian también a la tos. Una tos que dure más de tres semanas, requiere ser investigada por el médico. Además de la duración, el tipo de tos es otra

característica distintiva. En el caso de tos seca (tos **improductiva**) que aparece sobre todo al comienzo de un resfriado, no hay moco en las vías respiratorias o es tan duro que no se puede expectorar en contraste con la tos que produce el moco (tos productiva), donde se expectora la secreción, que dependiendo de la causa de la tos es diferente en color y consistencia. La tos puede ocurrir en ataques, como al estar bajo estrés, por cambios de posición, ingesta de alimentos, o con más frecuencia aparece en determinados momentos del día, como la

Suprimir la tos

Una tos puede ser difícil de suprimir y es lo que no se debe hacer.

mañana o la noche. Los sonidos de la tos pueden ser como ladridos, roncos o también jadeantes.

Los remedios homeopáticos

Argentum D6 (tos profunda), Aesculus D6 (cosquilleo en la garganta y esputo), belladona (tos perruna), Rumex D6 (la tos con resfriado), Aconitum (fiebre), Nux vomica (tos alta y tos áspera, posiblemente con arcadas), Sticta (tos angustiosa), pulsatilla (tos con moco espeso), Arnica (tos con dolor en el pecho), dulcamara (tos con catarro), Ferrum metallicum (tos con dificultad para respirar).

Ayuda de la naturaleza

Los remedios herbarios que están a disposición son tés de hierbas, gotas y pastillas para la tos, jarabes, linimentos con aceites esenciales de eucalipto que contienen mentol o alcanfor (no apto para bebés y niños pequeños) y sustancias que alivian la irritación como musgo de Islandia o melcocha.

Para los niños pequeños se ofrece como alternativa la miel de hinojo. Una mezcla probada de té podría consistir, por ejemplo de tusilago, anís y melcocha. Esto puede ir acompañado de flor de tomillo o de tilo. La malva en combinación con el llantén también actúa contra la tos. Para el dolor de garganta ayuda hacer gárgaras con té de salvia. Un remedio casero tradicional para los resfriados es el baño de vapor con Chamomilla. Con la inhalación de vapores, se licúan las secreciones.

Importante para la tos

Lo que se olvida con frecuencia, es beber mucho líquido. La ingesta de líquidos debe ser entre dos y medio litros a tres por día. Son adecuadas las infusiones de hierbas, sopas, así como también jugos de vegetales frescos.

Boca y dientes

Periodontitis

Aproximadamente el 90 % de la población mundial sufre de enfermedades de las encías. Entre estas la más suave ya que no afecta los ligamentos que sujetan los dientes y es curable es la gingivitis, causada por la **placa bacteriana**. La periodontitis por el contrario es la principal causa de pérdida de dientes en adultos. El desencadenante de la enfermedad son los gérmenes más contagiosos. También la mala higiene bucal favorece el deterioro de la dentadura. Incluso las enfermedades raras o sistémicas como la diabetes mellitus, la anemia, los defectos de inmunidad, las alergias, la infección por VIH o la osteoporosis, pueden afectar el inicio y el agravamiento de una periodontitis.

Otros factores de riesgo son: la edad avanzada, el tabaquismo y el consumo de alcohol, medicamentos, estrés, mala alimentación (por ejemplo, la deficiencia de vitamina C), el género y la etnia.

Los síntomas

Los síntomas típicos son con frecuencia sangrado de encías, dolor, mal sabor en la boca y mal aliento. Además pueden aparecer placa dental y sarro masivo. Si los dientes duelen al masticar y son muy sensibles, es signo de periodontitis avanzada.

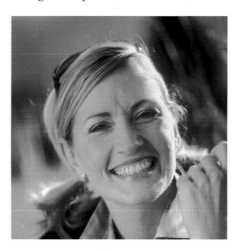

Cuestión de sexo

Los hombres son particularmente más propensos a la periodontitis.

71

¡La detección temprana es importante!

Las inspecciones anuales por parte del odontólogo son importantes porque el tratamiento temprano en una etapa inicial, puede prevenir el avance de la periodontitis, es decir, una propagación a otros dientes y la aparición de una bolsa gingival profunda.

Los siguientes comportamientos preventivos son de gran ayuda:

- La buena higiene oral reduce la placa bacteriana.
- Limpie sus dientes con hilo dental o un cepillo pequeño.
- Fumar promueve la aparición de la enfermedad periodontal.
- Fíjese en una alimentación rica en vitaminas.
- Consulte un odontólogo a la primera señal de enfermedad de las encías y por lo menos una vez al año para un examen de rutina.

Los remedios homeopáticos

Arnica D6 (sangrado de las encías), Mercurius solubilis D12 (encías inflamadas, esponjosas), Phosphorus D12 (sangrado de las encías), Silicea D12 (infecciones frecuentes).

Caries

La caries es una de las enfermedades dentales más comunes. Incluso los dientes de leche puede verse afectados; durante la vida, esta enfermedad aparece en casi todas las personas. La caries no duele al principio; es dolorosa cuando la enfermedad ha progresa-

do. Si se deja sin tratamiento, conduce a la pérdida de los dientes. La caries produce la eliminación de los minerales del esmalte dental, a causa de las bacterias de la placa. El resultado es

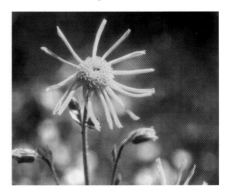

Control

Para unos dientes sanos la visita de rutina anual al dentista es muy importante además de un cuidado adecuado.

un agujero en el diente. La caries puede surgir alrededor de los bordes de las encías (la caries secundaria).

Los síntomas

Los síntomas de la caries son la pigmentación de color marrón oscuro a negro en los dientes; la decoloración de los dientes causada por el té, el tabaco u otros alimentos, el olor desagradable en la boca y un dolor severo al contacto con el frío, el calor y al comer algo dulce.

Los remedios homeopáticos

Kreosotum D6 (dolor debido a la caries dental), Staphisagria D6 (en dientes negros y quebradizos).

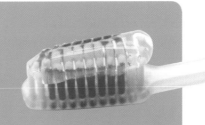

Prevenir caries con éxito

- Limpie sus dientes con regularidad, preferiblemente después de cada comida.
- Use enjuagues bucales especiales para matar las bacterias.
- Elimine la placa con regularidad con la ayuda del dentista.
- No dé a los niños pequeños el biberón a la hora de dormir.
- El consumo adecuado de flúor reduce el riesgo de caries ya que se incorpora al diente y lo hace más resistente. 0,06 miligramos de fluoruro son óptimos por kilogramo de peso corporal.
- El flúor está presente en la sal de cocina fluorada, el pescado de mar, productos integrales, agua mineral o pasta de dientes fluorada. También hay tabletas de fluoruro y enjuagues con contenido de fluoruro. Para los niños los dentistas recomiendan el sellado de los dientes de leche con barnices de flúor.

Dentista

Importante: Por supuesto, todos los remedios dentales homeopáticos se consideran como remedio adicional; es necesario un tratamiento con el dentista.

73

Gingivitis

Una gingivitis aguda es causada, por lo general, por bacterias presentes en la placa dental. Si no se hace nada al respecto, se extiende y se vuelve crónica. Bien tratada se cura por completo en poco tiempo. La gingivitis es el primer paso hacia la **periodontitis** en la que se ve afectado el hueso de la mandíbula, y lleva a la pérdida de los dientes en la edad adulta. Otras causas son los trastornos hormonales (como durante el embarazo, por la píldora, en la menstruación), las lesiones por el cepillo de dientes, el palillo de dientes o alimentos duros. Ade-

Qué se puede hacer para prevenir

¡Una buena higiene bucal! Cepille sus dientes por lo menos dos veces al día (¡pero no demasiado duro!), Limpie los espacios con hilo dental y con regularidad realice una limpieza profesional con el dentista. En principio este elimina la placa, incluso bajo de las encías, donde no se puede llegar con un cepillo de dientes. Este proceso elimina las bacterias que causan la inflamación.

más, los fumadores tienen un mayor riesgo de sufrir de gingivitis debido a que tienen menos saliva para la **auto**limpieza.

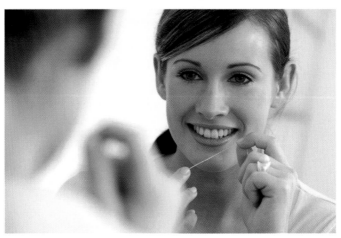

Cepillo de dientes

Si usted sufre con frecuencia de enfermedades de las encías, debe examinar su cepillo de dientes. Si es demasiado duro, esto podría ser la causa de los síntomas.

Los síntomas

Las encías inflamadas son de color rojo oscuro y se diferencian de las encías sanas. Son sensibles al tacto y sangran con facilidad (incluso cuando se cepilla los dientes). A veces pueden aparecer dolores desgarrantes en el diente afectado. En las infecciones avanzadas puede presentarse fiebre leve, inflamación de los ganglios linfáticos o mal aliento.

Los remedios homeopáticos

Arnica montana D6 y Phosphorus D6 (sangrado de las encías), Mercurius solubilis D6 (con las encías **inflamadas** o esponjosas), Silicea D6 (infecciones frecuentes).

Aftas

Las aftas (griego = esponja) se producen cuando hay daño en la mucosa oral, y es muy doloroso para la persona afectada. Esta molestia surge de repente, sobre todo en el interior de

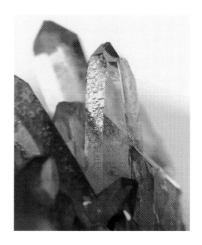

las mejillas, pero también puede afectar la lengua, el paladar o las encías. En la mayoría de los casos las aftas desaparecen por sí mismas después de siete a catorce días; a menudo no es necesario un tratamiento. Sin embargo, los síntomas aparecen en muchos casos una y otra vez, por lo que se puede hablar de una formación de aftas crónica.

Las causas se desconocen. Sin embargo parece que ciertos factores como el estrés, la depresión, la falta de sue-

¿Qué es la placa?

La placa se compone por proteínas de la saliva, productos del metabolismo, restos de comida y bacterias. Se acomoda en los dientes y forma un caldo de cultivo para el crecimiento de bacterias. Si no se elimina esta capa, con el tiempo se convierte en placa blanda, sarro duro y en última instancia, en caries dental.

ño, el exceso de trabajo, las enfermedades, un sistema inmunológico debilitado (por ejemplo después de una gripa), las hospitalizaciones y los hongos, pueden promover la formación de aftas. Además, el estrés mecánico (como correctores dentales, dientes torcidos, con esquinas agudas) puede causar desde aftas hasta pequeñas lesiones en la mucosa oral. Estas llagas son particularmente vulnerables. En la mayoría de los casos, las aftas pueden ser observadas de manera esporádica. Sin embargo, si se forman en gran número en toda la boca, no se trata de una afta típica, sino de una mucositis. Esta enfermedad, causada por el virus del herpes y que se asocia a menudo con fiebre alta, se produce, en muchas personas, menos de una vez.

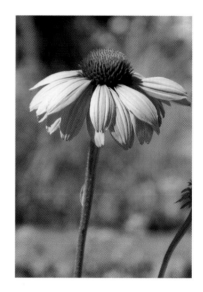

Los síntomas

Las aftas tienen un aspecto típico: manchas o ampollas pequeñas, del tamaño de lentejas (generalmente de uno a cinco milímetros) blancas y amarillentas rodeadas de un areola enrojecida. La mayoría están acompañadas de un fuerte dolor. Además, las aftas pueden escocer. Con frecuencia dificultan el proceso de masticación y tragar, y en parte el hablar.

Los remedios homeopáticos

Nitricum acidum D6, Kalium chloratum D6, bórax D6, Psorinum D6. Además se puede tocar la zona afectada con tintura de Echinacea o propóleos (sustancia de hoja caduca de las yemas de los árboles que coleccionan las abejas para consolidar sus colmenas). Gárgaras de antiinflama-

Daños

Las aftas son pequeños daños en la superficie de la mucosa oral, de color blanco.

torios como malvavisco, salvia, menta y mirra actúan como solución.

Rechinar de dientes

Algunas personas rechinan los dientes (bruxismo) durante la noche, sin darse cuenta. El estrés es el causante en la mayoría de los casos, pero también los dientes desalineados pueden producir este efecto.

Este constante roce daña los dientes haciéndolos más propensos a la caries y sensibles a los cambios de temperatura. Además, debido al desgaste, se modifica de la mordida afectando los músculos de la masticación y las articulaciones de la mandíbula. En casos extremos, algunos dientes pueden romperse bajo una gran presión.

Los síntomas

Son características las marcas de abrasión en los dientes, la tensión en el cuello, los hombros y los músculos de la mandíbula y posiblemente rupturas de los bordes dentales. También

es posible que se presente dolor de cabeza.

Los remedios homeopáticos

Cina D6, Cuprum metallicum D12, Magnesia phosphorica D6, Zincum metallicum D12.

Con seguridad esto ayuda

Las medidas recomendadas son principalmente para combatir el estrés, como por ejemplo, aprender técnicas de relajación (entrenamiento autógeno o yoga) para equilibrar el cuerpo y la mente. De lo contrario una férula que mantenga los dientes separados por la noche puede ayudar.

La inflamación de la faringe

La faringitis puede ser causada por un virus o por bacterias; se puede dar a cualquier edad. Se transmite a través de saliva, en el caso de una infección por contacto y aparece sola

La férula

A las personas que siempre rechinan los dientes, el dentista prescribe una férula, lo que lleva a la relajación de la articulación.

o en combinación con un resfriado o gripa (faringitis aguda). A menudo se ve afectada la parte posterior de la entrada de la garganta y las amígdalas, que pueden inflamarse bastante. Además de la aparición repentina de la faringitis aguda, existen enfermedades crónicas, que se extienden por un período más largo y son causadas por la irritación constante de la garganta. Las causas son, por lo general, el humo del cigarrillo pero también el polvo, los gases irritantes, sustancias químicas o el alcohol.

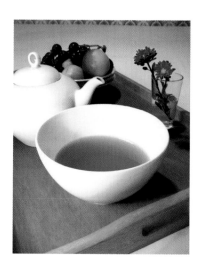

Los síntomas

Los síntomas principales son ronquera, dolor de garganta, ardor y sequedad en la garganta o la sensación de tener un nudo en ella. También pueden aparecer escalofríos o fiebre. Una infección bacteriana conduce a síntomas más graves. El paciente se siente muy enfermo, la fiebre aparece en pocas horas y es alta, el dolor de garganta se puede irradiar al oído

y generar dificultad para tragar. Las mucosas se tornan oscuras –color rojo vivo– e hinchadas, puede presentarse con dolores de cabeza. Los ganglios linfáticos del cuello y debajo de la mandíbula están más extendidos y son palpables. La faringe, las amígdalas y la úvula están rojas e inflamadas. La mucosa puede estar cubierta con capas blancas-amarillas (pus). En este caso suele ser necesario tomar un antibiótico.

Esto ayuda

La faringitis se puede tratar con compresas calientes en el cuello, inhalaciones y bebidas calientes. También los enjuagues bucales o gárgaras con agua salada o te de salvia o el malvavisco ayudan.

Qué más se puede hacer

- Evite las habitaciones llenas de humo o calor.
- Provea cada habitación de suficiente humedad.
- Beba mucho líquido pero evite los zumos de fruta, debido a que el ácido irrita más las mucosa de la faringe.
- ¡Coma alimentos blandos y pastosos para que sean más fáciles de tragar!

Los remedios homeopáticos

El Nitricum acidum D6 (si la infección está presente en las membranas mucosas), Baptisia D6 (con infecciones severas y fiebre), Cantharis D6 (con fuerte dolor de garganta).

Amigdalitis

Cuando las amigdalas se inflaman, aparece la amigdalitis aguda, producida por virus o bacterias (estreptococos, estafilococos o neumococos). Una forma especial de dolor de garganta por estreptococos es la escarlatina.

Las amígdalas son parte del sistema inmunológico y tienen una función importante: limpian las impurezas que causan enfermedades y estimulan las defensas propias del cuerpo. Se inflaman –como los ganglios linfáticos– cuando este mecanismo de defensa es alterado. El contagio ocurre por las gotas de saliva que la gente infectada exhala (infección de la gotita). En mayor proporción los niños en edad de jardín infantil y en la escuela primaria, se ven afectados; los adultos rara vez se enferman de las amígdalas. Una amigdalitis se vuelve crónica por una inflamación constante de las mismas.

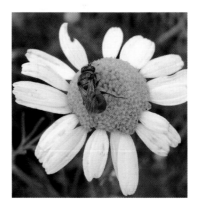

Antibióticos

Con la amigdalitis el solo remedio homeopático lamentablemente no es de ayuda. En la mayoría de los casos se deben tomar antibióticos en forma de tableta.

Los síntomas

Los síntomas típicos son: dolor de garganta, que aparece de repente (se irradia a la oreja), dificultad para tragar y tos seca, a menudo acompañada por una irritación de la garganta y aliento desagradable. La garganta está enrojecida, las amígdalas inflamadas y cubiertas con pequeñas mancha de pus de color blanco amarillento; los ganglios linfáticos están aumentados y hay un incremento en la salivación. Otros síntomas son dolor de cabeza y posiblemente vómito. El paciente se siente muy enfermo, tiene fiebre alta

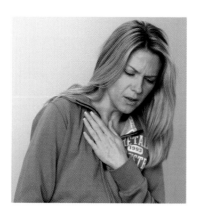

y falta de apetito. Cuando un virus ataca la mucosa, esta se torna bastante vidriosa y de color rojo brillante, la fiebre es moderada, la garganta pica levemente, los ganglios linfáticos están un poco inflamados y el estado de salud, en general, está afectado. Los niños pequeños no tienen apetito o se niegan a comer, los bebés no beben como normalmente lo hacen. También puede ser síntoma de otras enfermedades graves.

Por otro lado, la amigdalitis puede causar complicaciones graves como fiebre reumática, inflamación de los pulmones, endocardio o riñón, aunque estas son relativamente poco frecuentes con el uso de antibióticos.

Con la amigdalitis crónica casi no se asocian problemas; es posible que aparezcan leves dificultades para tragar, dolor de garganta y mal aliento o una inflamación de los ganglios linfáticos.

La superficie de las amígdalas se ve con un cicatrizado irregular y al presionar sale pus.

Los remedios caseros

Un remedio casero para una amigdalitis, son las gárgaras con Chamomilla o té de salvia.

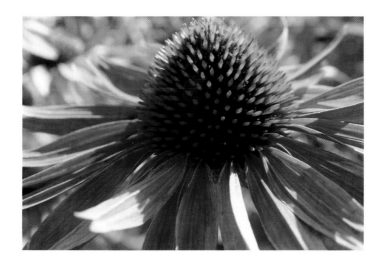

Los remedios homeopáticos

Aconitum D6 (para boca seca y fiebre), Apis mellifica D6 (úvula inflamada), belladona D12 (fiebre alta y la garganta muy enrojecida), Hepar sulfuris D12 (con dolor de garganta ardor y una película espesa en la garganta), Lachesis D6 (dificultad para tragar), Mercurius cyanatus D6 (inflamación purulenta severa), Mercurius solubilis D6 (en caso de dolor de garganta), Calcarea carbonica D6, Phytolacca D6, Lycopodium D6 (con angina crónica), gárgaras con tintura de Echinacea (de diez a doce gotas en un vaso de agua).

Operación

Puesto que las amígdalas desempeñan en el sistema inmunológico de un niño menor de seis un papel importante, no deben ser extirpadas sin razón de peso, para mantener su función el mayor tiempo posible.

La extirpación quirúrgica es recomendada si se presentan más de cuatro infecciones bacterianas al año, una amigdalitis crónica y si el agrandamiento de las amígdalas interfiere con la respiración (ronquidos) o para tragar.

Peligros de las amalgamas

Los empastes de amalgama están compuestos por diferentes metales (plata, estaño, zinc, cobre), el contenido de mercurio es de un 50 %. El mercurio es tóxico y se acumula sobre todo en el tejido nervioso y glandular. A través del desgaste diario de los dientes durante la masticación, este se disuelve y las dosis más pequeñas entran al sistema sanguíneo y se sedimentan en las células de varios órganos. Es un proceso que aumenta a lo largo de muchos años y, finalmente conduce a las molestias características. Si hay un trastorno por mercurio se puede comprobar con electro acupuntura según Voll (EAV) y el test de la kinesiología aplicada / Applied Kinesiology (AK).

Posibles secuelas

Si hay metales en la región de los dientes (por ejemplo, oro, titanio, la amalgama), se debe realizar la electrólisis (migración de los electrones de metal innoble a metal noble). Las diferen-

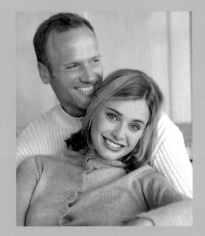

cias electrónicas convertidas en un potencial de tensión pueden conducir a un cambio en el nivel de ácido en el medio oral (pH) y un cambio de la flora bacteriana oral y la fauna en todo el tracto gastrointestinal.

Esta puede ser la causa de muchas enfermedades tales como alergias, eccemas, infecciones por hongos, fiebre del heno, reumatismo, trastornos del sistema inmunológico con repetidas infecciones y diversos problemas digestivos. Para evitar posibles enfermedades se sugiere una unificación de los empastes bucales de metal que

Expulsión

Pregunte a su dentista si usted necesita una expulsión de amalgama.

se encuentran en la boca. Si hay una contaminación de metales pesados por amalgama estos deben ser eliminados.

Expulsión de amalgama

Paralelamente a la restauración del diente se debe expulsar la amalgama de las células del cuerpo. Este proceso es una terapia de desintoxicación especial, a través de la cual se eliminan los iones de mercurio de los tejidos del cuerpo que luego se unirán a las proteínas. La eliminación de la amalgama es sencilla. Los diferentes métodos son: terapia de quelatos, terapia ortomolecular (infusiones de enzimas, minerales y vitaminas), terapia de biorresonancia, terapia autóloga de la sangre y los remedios homeopáticos probados individualmente. Este último método debe ser adaptado a cada paciente.

Las medidas complementarias son: beber líquidos abundantemente durante al día (dos a tres litros), preferiblemente agua pura de manantial, la fitoterapia (ingestión de plantas medicinales) que favorece la función de los riñones, el hígado, el colon y el sistema linfático y la administración de diferentes productos de algas.

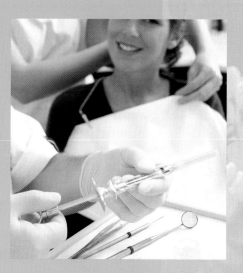

Procedimiento

Los remedios homeopáticos que se utilizan para una expulsión de amalgama dependen del paciente. Mejor consulte a su homeópata y discuta con él el procedimiento.

Estómago e intestino

Anorexia

Para un buen estado general de salud, una buena alimentación es la mejor indicación. La anorexia puede ser resultado de diversas enfermedades o la falta de apetito; es un síntoma inespecífico y tiene varias causas que pueden ser de naturaleza física o psicológica (ver cuadro de información). Es perfectamente normal si, a veces o por un corto período, no se siente hambre. A veces, la comida no nos gusta, se tiene un estómago delicado o una gripa. Pero si la pérdida de apetito es prolongada y si la molestia se convierte en crónica, esto puede ser un signo de enfermedad y debe ser investigado por su médico.

Los síntomas

El nivel de complejidad de la inapetencia puede ser desde una molestia simple a comer a una total negación ante cualquier ingesta de alimentos, como es el caso de la anorexia (anorexia nerviosa). Los ancianos suelen perder el placer de comer y beber. Si hay graves trastornos de la alimentación como la adicción a comer, la bulimia, es porque la relación entre el hambre y comer está perturbada.

Los remedios homeopáticos

China D6 y Thalattin D6 (después de una enfermedad aguda), Ignatia D6 (para causas psicológicas), Graphites D6, Sulphur D6, Phosphorus D6.

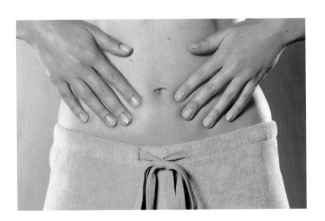

Causas

- El estrés laboral.
- Problemas familiares o sociales
- Depresiones
- Enfermedades agudas (por ejemplo, gripa, trastornos neurológicos tales como demencia, cáncer)
- Enfermedades gastrointestinales (por ejemplo, infecciones, intoxicaciones alimentarias, indigestión, gastritis, úlceras, etc.)
- La quimioterapia o la radioterapia.
- Ingestión de ciertos medicamentos (como, el cardiotónico).
- Ingestión de supresor del apetito.
- El abuso de alcohol o drogas.

El tratamiento depende de la causa subyacente. Si la pérdida de apetito es causada por ejemplo por una infección del estómago primero debe curarse esta. Establezca una dieta de alimentación (no demasiado fuerte ni demasiado rica), también se deben evitar el alcohol y el tabaco. Después de eso es importante normalizar su dieta y hábitos alimentarios. Esto incluye que se tome el tiempo para comer y cocinar algo delicioso que le guste.

Distensión abdominal, sensación de llenura

Especialmente durante los días festivos como en Navidad o Semana Santa, se come generalmente demasiado y con mucho contenido grasoso. A menudo esto puede conducir a síntomas tales como flatulencia o llenura.

Estos síntomas son molestos y a veces dolorosos, pero se puede hacer algo al respecto. La causa suele ser una alteración del flujo biliar.

Los ácidos biliares que son secretados por el hígado son importantes porque cortan la grasa del quimo en pequeñas gotas que pueden ser fá-

¿Inofensivos?

Si la flatulencia o distención abdominal ocurre sin otros síntomas suele ser inofensiva y desaparece por su propia cuenta. Esta puede ser provocada por una mala alimentación o comidas apresuradas.

cilmente absorbidas por el cuerpo. Si falta el ácido biliar, la grasa sigue sin ser digerida en el duodeno, así se habla del "estreñimiento" o "bloqueo" de su estómago.

Los síntomas

Un vientre hinchado suele ir acompañado de otros síntomas: una sensación de llenura, eructos frecuentes, náuseas e incluso vómitos.

Los remedios homeopáticos

Belladona D12 (dolor abdominal tipo cólico), Carbo vegetabilis D6 (aumento de las molestias por la leche o alimentos ricos en grasas), Lycopodium D12 (distensión abdominal fuerte), Nux vomica D6.

Náuseas y los vómitos

Las náuseas (malestar) es un trastorno del **estado de ánimo** que a menudo ocurre antes del vomito. El llamado centro del vómito en el cerebro, que se activa por estímulos del estómago, es responsable de si se vacía o no.

Otros estímulos que activan el centro del vómito son una irritación del órgano del equilibrio en el oído interno y la irritación del estómago por las hormonas (náuseas en el embarazo) o por trastornos metabólicos. Además las náuseas pueden ser cau-

La cúrcuma contra la flatulencia

Contra la flatulencia ayuda la Curcuma longa (cúrcuma), una planta de la India que estimula la producción de ácido biliar y permite un mejor vaciado de la vesícula biliar, aliviando molestias como llenura o malestar. Además la cúrcuma regula los lípidos de la sangre.

La cúrcuma es bien tolerada y, teóricamente, se puede utilizar por tiempo indefinido; pero es aconsejable también evitar los alimentos grasos y tomar varias comidas pequeñas al día.

Ejercicio

Un pequeño paseo a menudo funciona de maravilla. Porque cualquier tipo de ejercicio ayuda a un correcto funcionamiento del intestino.

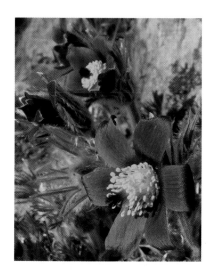

lación con la intoxicación alimentaria tras el consumo excesivo de alcohol, o la presencia de un **germen patógeno** en el tracto gastrointestinal.

Los síntomas

En la mayoría de los casos las náuseas disminuyen. Los síntomas acompañantes pueden incluir: dolor de cabeza, mareos, fiebre y sudores, dolores o calambres abdominales. Busque un médico si las náuseas persisten por varios días, su condición general empeora o hay sangrado en el vómito.

sadas por las sustancias o medicamentos que irritan el estomago, después de una anestesia general o la quimioterapia y la radioterapia. Esta medida de autoprotección es importante para el organismo porque las náuseas previenen la entrada de contaminantes o toxinas al cuerpo, por ejemplo, en re-

Los remedios homeopáticos

Arsenicum album D12 (náuseas, vómitos, diarrea), ipecacuana D6, Nux vomica D12 (vómitos matutinos), pulsatilla D12 (hipersensibilidad a los alimentos), Iodum D3-6 (vómito, persistente), Iris versicolor D4-12 (asociado con la migraña).

Remedios caseros útiles

Entre los remedios caseros útiles están las infusiones digestivas (por ejemplo, Chamomilla) que protegen el estómago, o gotas de jengibre. Si la causa es nerviosismo descanse. También son útiles las técnicas de relajación y el ejercicio.

Náuseas como síntoma asociado

En la mayoría de los casos, las náuseas son un síntoma asociado a las siguientes enfermedades: molestias gastrointestinales (por ejemplo, gastroenteritis), enfermedades agudas (por ejemplo, apendicitis), enfermedades infecciosas, migraña, ataque al corazón, insolación, conmoción cerebral, trastornos de la alimentación (por ejemplo, bulimia), intoxicación alimentaria, intolerancia a los alimentos y trastornos de ansiedad.

Si la náusea es el síntoma asociado de otra enfermedad, es necesario aplicar la terapia dirigida a la enfermedad subyacente.

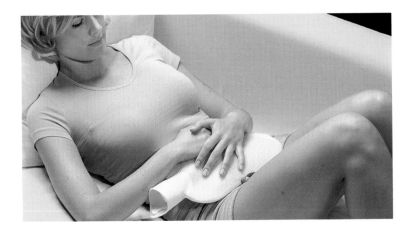

Gastroenteritis

En las estaciones frías se propagan no solo los virus del resfriado, sino también los virus que afectan al estómago y los intestinos. La transmisión se produce a través del contacto con personas infectadas, por ejemplo, a través de un apretón de manos. En particular los gérmenes pueden propagarse fácilmente en lugares donde se encuentran muchas personas: en las escuelas, guarderías y residencias de

Diarrea y vómitos

Coloquialmente, la gastroenteritis también se conoce como "diarrea y vómitos".

ancianos. Entre la infección y la aparición de la enfermedad pueden pasar aproximadamente tres días. No existe un medicamento que proteja contra la gastroenteritis. La mejor prevención es evitar el contacto con personas enfermas y lavar las manos con frecuencia. Una vez haya atrapado el virus, el cumplimiento de normas de conducta además de varios remedios homeopáticos son de gran ayuda. Particularmente importante es el reposo absoluto en la cama; a causa de la gastroenteritis el cuerpo está debi-

Entonces se torna peligroso

Si persiste el vómito frecuente por lo que el paciente apenas puede mantener el nivel de líquidos o los síntomas duran más de dos o tres días, se debe consultar a un médico. A partir de esto es posible que se seque el cuerpo, lo cual puede conducir a un colapso circulatorio y causar un daño permanente.

litado. No debe comer nada mientras persistan los síntomas, como vómitos y diarrea. Sin embargo, es importante ingerir abundante líquido para compensar la enorme pérdida del mismo. El té, agua mineral o caldo de verduras son ideales. Cuando disminuya el vómito, se puede empezar, con cuidado, la ingestión de alimentos sólidos: pan tostado, palitos salados, plátano y arroz. La comida debería ser inicialmente suave para el estómago (no de alimentos o bebidas ácidos) y baja en grasa. No se recomienda consumir leche, carne, verduras crudas, pan integral ni dulces.

Los síntomas

Al comienzo de la enfermedad se producen náuseas y dolor abdominal, el paciente con gastroenteritis sufre incluso de diarrea. De esta manera, el cuerpo intenta deshacerse del germen patógeno lo antes posible. Este proceso de autosanación no se debe frenar, si es posible, con medicamentos. Las náuseas y la aversión a cual-

El jugo de naranja con sal

El jugo de naranja con sal ayuda a prevenir la diarrea. Para esto mezcle cuatro cucharaditas de glucosa, tres cuartos de una cucharadita de sal, una cucharadita de bicarbonato de sodio de casa y una taza de zumo de naranja con un litro de agua.

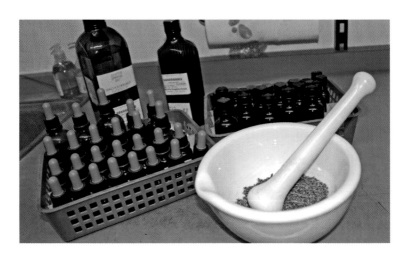

quier cosa comestible tienen un significado: el estómago y los intestinos necesitan descanso para hacer frente a la enfermedad.

Los remedios homeopáticos

Cholera infantum D6 (con niños), Bryonia D6 y Arsenicum D6 (malestar estomacal por la comida fría), Antimonium crudum D4 (llenura del estómago o la ingesta de diferentes comidas al tiempo), Nux vomica (para el malestar estomacal debido al abuso de alcohol, la nicotina), ipecacuana D6 (malestar estomacal general), Chamomilla D2 (para efectos del cólera agudo), Chamomilla D12 (para cólicos), Ferrum phosphoricum D6 (para infección gastrointestinal febril), la belladona D3-6 (dolores de estómago recurrentes), Magnesia phosphorica (síntomas leves), Carbo vegetabilis D6 (hinchazón), Ignatia D12 (dolor abdominal debido a la excitación).

Malestar estomacal

El estrés en el trabajo, las preocupaciones y unos cuantos vasos de vino en exceso o una abundante comida en las fiestas, pueden producir **indigestión**. Comúnmente los afectados son

Líquido

Para compensar la pérdida de líquidos debe beber mucho.

90

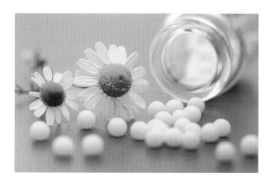

las personas con un estómago sensible. Una indigestión aguda por lo general es inofensiva y puede tratarse rápida y fácilmente. Sin embargo, también puede estar relacionada con una enfermedad grave. Si los síntomas aparecen de repente o si existen durante un largo tiempo, un minucioso examen médico –como una gastroscopia– puede ser necesario, para descartar la sospecha de una enfermedad grave, como una úlcera de estómago o un tumor. Esto es especialmente cierto para las personas mayores de cincuenta años, ya que el riesgo de desarrollar cáncer de estómago aumenta con la edad. Quien tenga a menudo problemas estomacales, debe estudiar sus hábitos alimentarios en detalle y anotar cuándo y en qué momento aparecen las molestias. ¡No tiene que seguir una dieta especial: es permitido lo que su estomago pueda tolerar! Además, es útil tomar varias comidas pequeñas en lugar de dos grandes, estas se digieren con mayor rapidez y no dañan el estómago. No se aconseja la ingesta de alimentos muy salados, picantes ni comidas grasosas, grandes cantidades de fritos o alimentos asados, así como los alimentos y bebidas demasiado fríos o calientes. Estos irritan el estómago y estimulan la producción de ácido. Cuanto más ácido contenga el estómago, más pronto se derivará en molestias.

Diario

Tal vez vale la pena mantener un "diario" sobre las molestias. Con su ayuda se pueden reconocer las posibles causas.

Los siguientes alimentos causan a menudo un malestar estomacal:

- Carnes y embutidos grasosos.
- Alimentos fritos como las papas fritas o a la francesa.
- Mayonesa.
- Productos de panadería y pastelería con alto contenido graso.
- Legumbres.
- Col.
- Pimientos.
- Huevos duros.
- Cebollas.
- Pan fresco.
- Granos de café.
- Alcohol.
- Dulces.
- Alimentos muy condimentados.

- Comida demasiado caliente o fría.
- Bebidas carbonatadas.
- Vino blanco y tinto.

Los síntomas

En el abdomen superior aparecen un dolor y una sensación de llenura; además se agregan el reflujo ácido y el ardor de estómago. A veces las personas también sufren de náuseas o vómitos. Dependiendo de la causa de los síntomas, la enfermedad se manifiesta de maneras muy diferentes.

Los remedios homeopáticos

Belladona D3-6 y Arsenicum album D6 (calambres en los nervios del estómago), Stannum D6, Argentum nitricum D6, Antimonium crudum D12

En estos casos debe ir al médico

Una visita al médico es necesaria si uno de los siguientes síntomas aplica a su estado:
- Las molestias aparecen con frecuencia.
- El dolor es muy fuerte o persiste por mucho tiempo.
- Hay sangre en las deposiciones o el vómito.
- Los síntomas no mejoran a pesar del tratamiento.
- Hay una significativa pérdida de peso.

Es mejor evitar

Además de aplicar un tratamiento médico: evite comidas ricas en grasas, el alcohol y la nicotina.

(con pirosis y regurgitación), ipecacuana D6 (con dolor abdominal tipo
cólico), Nux vomica D6 (con sensación
de llenura en el estómago), pulsatilla
D6 (con eructos, náuseas, vómitos).

Inflamación de la mucosa gástrica

La gastritis es una inflamación de la
mucosa gástrica, que puede ocurrir
de dos formas distintas. Se diferencia entre gastritis aguda y crónica, en
cuanto a las causas, síntomas y opciones de tratamiento. La mucosa gástrica que recubre todo el interior del
estómago, produce un ácido líquido
claro (el ácido del estómago con un
$pH = 1$): el jugo gástrico, importante
para la digestión. Una capa de moco
protege el revestimiento del estómago, por lo que no será atacado, agre-
dido y digerido por su propio jugo
gástrico. Este ácido puede producir
una inflamación, cuando la barrera de
la mucosa del estómago se contrae.
En la mayoría de los casos, una infección gastrointestinal es la causa de los
síntomas. A menudo, la inflamación

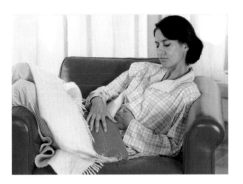

es causada por el consumo excesivo de alcohol, cigarrillo o ingestión
de comidas ricas en grasas. Además,
el estrés, el enfado o la ingestión de
ciertos medicamentos (por ejemplo,
para el reumatismo), irritan la mucosa
gástrica; estas sustancias reducen su
capacidad de proteger contra el ácido
del estómago.

Una irritación constante, conlle-
va a la gastritis crónica y puede resultar en úlceras estomacales. La infección con la bacteria Helicobacter
pylori es la causa principal. Una de
cada tres personas están infectadas
con esta bacteria que se transmite
a través de alimentos y agua contaminados, y de persona a persona.

Diversificación

La gastritis es una inflamación del revestimiento del estómago, la duodenitis
significa una inflamación del duodeno.

Dolor abdominal, malestar estomacal

Los síntomas gastrointestinales son comunes y uno de cada tres casos presenta problemas. El estilo de vida agitado, en nuestro tiempo, deriva en molestias y en el peor caso en una enfermedad grave –aunque sucede solo después de muchos años– como el cáncer de colon que se encuentra en el sexto lugar. Muchas personas no tienen tiempo durante el día para comer; solo consumen un bocado rápido mientras toman aire. El resultado es dolor abdominal, calambres o malestar estomacal. En la noche comen de forma más opulenta, y lo que consiguen es un ardor del estómago que les roba el sueño. Si añaden alimentos en mal estado a su dieta, el cuerpo responde con la diarrea. Las preocupaciones y la aflicción no solo afectan el alma sino también presionan el estómago. Otros factores para el malestar estomacal son el consumo de nicotina y alcohol que dañan el sistema digestivo, atacando las membranas mucosas.

Dolor abdominal agudo

Hay diferentes causas para el dolor abdominal agudo. Dependiendo de estas, cambian los síntomas que acompañan la enfermedad. En los bebés, por ejemplo, el cólico puede causar flatulencia, calambres abdominales, haciéndoles apretar y estirar las piernas y gritar. En los adultos, la gastroenteritis conduce a vómitos, diarrea, fiebre y oclusión intestinal y, más grave aún, a la apendicitis.

Dolor abdominal crónico

El dolor abdominal por causas psicológicas puede convertirse en crónico aunque aparezca con frecuencia en situaciones de estrés. Además, estos

El dolor agudo

Los dolores abdominales agudos siempre se tienen que tomar en serio, especialmente cuando se presentan en intervalos cortos.

síntomas pueden reaparecer con vómitos y diarrea, alergia a ciertos alimentos o intoxicación por alimentos. El cólico umbilical puede conducir a dolor crónico en la zona del ombligo (especialmente durante tensión mental). También la enfermedad de las amibas tiene este efecto, además de un picor en el ano, círculos bajo los ojos y anorexia. El estreñimiento crónico también puede provocar vómitos; la gastritis, como también la úlcera duodenal, causan dolor abdominal inmediatamente después de comer.

Esto ayuda

Dependiendo de las causas y los síntomas, hay varias preparaciones. El carbo vegetabilis es un remedio frecuentemente utilizado para la debilidad digestiva. El Kalium bichromicum se utiliza cuando los síntomas son imprecisos. El Lycopodium ayuda con la flatulencia y la sensación de vacío; la Bryonia es útil para un estómago sensible. Otros remedios probados para el dolor abdominal son: Nux vomica (en consecuencia a mucho estrés y al consumo de alcohol), pulsatilla (después de ingerir alimentos grasosos y helados), Chamomilla (para la diarrea y el dolor), Uranium metallicum (para flatulencia fuerte, diarrea y estreñimiento alternados), la ipecacuana (para el dolor abdominal con náuseas) y Colocynthis (para los calambres de estómago con diarrea, después de emociones de fastidio e ira).

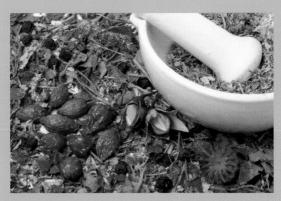

Causa psicológica

Si tiene dolor abdominal de larga duración creado por la mente, debería consultar a un psicoterapeuta.

Una de cada cinco personas sufren de una inflamación del revestimiento del estómago o bien de **úlcera estomacal** o úlcera duodenal.

Los síntomas

Los primeros signos de gastritis aguda son dolor o presión en el estómago. A menudo, se añaden también las náuseas, vómitos, asco a ciertos alimentos y sensación de llenura, como también flatulencia mientras se come. El área del estómago responde con dolor a la presión. Con frecuencia, los afectados notan un desagradable sabor en la boca, y tienen que eructar todo el tiempo.

El principal síntoma es la hemorragia; esto sin duda puede incluir vómitos de sangre y ser potencialmente mortal. Una gastritis aguda, por lo general, no requiere tratamiento y desaparece en pocos días por sí sola –en especial si se ha **desordenado** una sola vez y se vuelve a un estilo de vida más moderado.

¿Cuándo acudir al médico?

Si los síntomas no desaparecen en un día, es necesario un tratamiento; el médico debe buscar la causa. Si aparece una hemorragia intempestiva y fuerte, puede ser señal de una úlcera estomacal. Vomitar sangre es una emergencia hospitalaria que requiere de tratamiento inmediato. Cuando los síntomas son recurrentes, es también útil una aclaración por parte del médico. Además la gastritis crónica sin tratar puede conducir a la úlcera estomacal y en casos muy raros a cáncer de estómago. Sin embargo, preste especial atención a su estilo de vida y a sus hábitos alimentarios. Consuma, por ejemplo, solo comida ligera y evite los alimentos picantes, fritos o grasosos. No fume y evite el alcohol.

Tratamiento

El tratamiento farmacológico de la gastritis aguda incluye antiácidos y bloqueadores H2. Estas preparaciones inhiben la producción de ácido gástrico y eliminan el factor desencadenante de la inflamación.

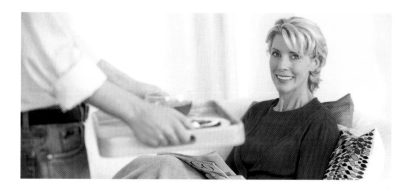

Los remedios homeopáticos

Nitricum acidum D12 (dolor de estómago, eructos), Arsenicum album D12 (para el dolor de estómago ardiente), Bismuthum subnitricum D4 (calambres en el estómago), valeriana D3 (disgusto, hambre, náuseas, vómitos), Ignatia D4-6 (eructos amargos), Kalium bichromicum D6 (con pérdida de apetito, asco, llenura, dolor de estómago con ardor), Mandrágora D6 (llenura, eructos), Nux vomica D12 (dolor de estómago debido al estrés psicológico).

Dispepsia

La dispepsia es un trastorno funcional digestivo (dispepsia funcional). Este término resume una serie de síntomas de la parte superior del abdomen a los que no subyace un trastorno orgánico reconocible. No se conocen las causas de la dispepsia o estómago irritable. Puede ser causada por una falta de la motilidad gástrica (peristaltismo), en el que la musculatura de la pared del estómago no está suficientemente activa y por lo tanto, la comida se queda demasiado tiempo en él, así como un fluido excesivo de bilis. En algunos casos, los síntomas de dispepsia también pueden atribuirse a la gastritis causada por la bacteria Helicobacter pylori. El patógeno ataca la pared del estómago y causa irritación de la mucosa. En última instancia puede

Diagnóstico

En contraste con la gastritis, en la dispepsia no se producen trastornos orgánicos reconocibles.

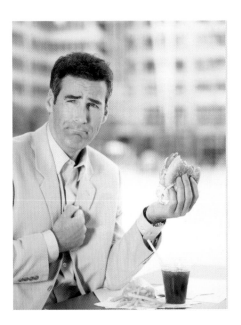

mente es suficiente para el alivio de las molestias un cambio en los hábitos de alimentación y estilo de vida, así como eliminar los medicamentos innecesarios que pueden causar trastornos digestivos. Si esto no es suficiente, el médico puede prescribir en función del síntoma predominante diferentes medicamentos. Además es útil el aprendizaje de técnicas de re-

Las causas de la dispepsia
- Trastornos en los movimientos del estómago.
- Trastornos del movimiento en el intestino delgado superior.
- Evacuación gástrica rápida.
- Evacuación gástrica lenta.
- Aumento de la sensibilidad al ácido del estómago.
- Paso del ácido del estómago hacia el esófago.
- Inflamación de la mucosa gástrica.
- Factores psicológicos.
- Dieta desequilibrada.
- Estilo de vida desequilibrado.

ser causada por situaciones de estrés psicológico, intolerancia a los alimentos, o malos hábitos alimentarios. Las principales causas son normalmente atribuidas a la mala alimentación, especialmente el exceso de grasa, azúcar, café o alcohol; al estrés o agitación y al tabaquismo. Además, a la falta de ejercicio, relajación y sueño. Si los síntomas son leves, normal-

Factor de riesgo

Con un dispepsia, existe un mayor riesgo de desarrollar una úlcera duodenal.

lajación para afrontar el estrés. Hay muchos métodos diferentes dirigidos a calmar la mente; la oferta es grande y va desde la terapia respiratoria hasta los masajes.

Los síntomas

El diagrama de los síntomas de dispepsia generalmente se desarrolla de manera gradual; los síntomas se presentan de diferentes formas relacionadas con la indigestión –se desarrollan en el curso de tres meses o más. Aparecen de forma permanente o vuelven en intervalos determinados;

no existen claros signos de advertencia. Sin embargo, los síntomas pueden aparecer después de situaciones de estrés, en tiempos de grandes exigencias mentales o después deficiencias nutricionales, tales como una dieta de un solo tipo.

Los síntomas son dolor abdominal y presión en el estómago. Además, con frecuencia se produce una sensación de llenura, eructos ácidos, pérdida del apetito y aversión a ciertos alimentos. A veces produce náuseas y vómitos. A menudo, también hay síntomas como flatulencia y evacuaciones irregulares.

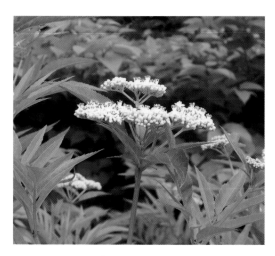

Buen provecho

Si sufre de dispepsia, usted no necesita mantener una dieta especial. Por lo general, basta con averiguar por sí mismo, qué le hace daño y qué no.

Los remedios homeopáticos
valeriana D3 (inapetencia, hambre, náuseas y vómitos), Ignatia, D4-6 (regurgitación amarga y ácidez), Lachesis D6, Phosphorus D6 (con irritación).

Diarrea

Quienes enferman de diarrea excretan grandes cantidades de líquido en deposiciones aguadas y delgadas, que pueden mezclarse con sangre y moco. Ya que se pierde mucha agua, hay riesgo de deshidratación. Los bebés y los niños pequeños son especialmente vulnerables, sobre todo cuando sufren además de vómitos y fiebre. Las causas más comunes de diarrea son un catarro gastrointestinal, mala nutrición o virus.

Los síntomas
Inicialmente son precedidos por dolor abdominal tipo cólico, acompañado de ruidos intestinales. Las deposiciones son finas, acuosas, pastosas y malolientes. A veces aparecen mezcladas con sangre o moco. Otros posibles síntomas son: fiebre de leve a alta, pérdida de apetito, pérdida de líquidos, náuseas, vómitos, distensión abdominal y el **adelgazamiento** de brazos y piernas.

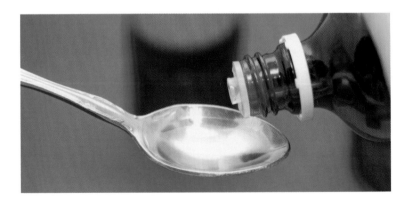

Tiempo

El tiempo de desaparición de una diarrea aguda depende sobre todo de qué tan fuerte es el sistema inmunológico, si hay complicaciones y la existencia de lo que ha causado los síntomas.

> **Remedios caseros útiles**
> - Beba mucho líquido o electrolitos.
> - Póngase compresas abdominales.
> - Atienda su higiene: lave con frecuencia sus manos.
> - Repose en cama.
> - Consuma una dieta adecuada (dieta blanda).

Los remedios homeopáticos

Chamomilla D3-6 (especialmente para niños pequeños que son muy inquietos si la diarrea se produce en la dentición), Mercurius dulcis D6 (heces de color verde), Magnesia carbonica D3 (para heces ácidas), Veratrum album D3 (heces delgadas, mala circulación), Arsenicum album D12 (dolor abdominal, náuseas, vómitos), Ferrum metallicum D6 (vómitos intensos, heces acuosas).

Estreñimiento

Todos conocemos la sensación de constante llenura o distención abdominal; el abdomen se hincha y duele, hay malestar general y falta de apetito. Si pasan más de cuatro días sin poder ir al baño, entonces es probable que se sufra del clásico síntoma de estreñimiento. Un estreñimiento temporal es inofensivo y no necesita ser tratado. Sin embargo el estreñimiento crónico (CC) es un trastorno digestivo grave del que sufren aproximadamente un 20 a 30% de todos los adultos en los países occidentales industrializados. Las mujeres se ven afectadas con mayor frecuencia que los hombres. El estreñimiento no es una enfermedad sino un síntoma. Puede tener diferentes causas que deben ser aclaradas. Los trastornos funcionales como resultado de un cambio en la forma de vida de la población moderna son los más comunes, es decir, la función del intestino ha sido alterada. También se habla de un "mal de la civilización", ya que son comunes la falta de ejercicio, la mala alimentación combinada con el estrés o la vida agitada, marcando nuestra vida cotidiana, y muchas veces no hay tiempo para la evacuación ordenada. Sin embargo, las enferme-

Tratamiento

La base del tratamiento para el estreñimiento es el ejercicio regular, una alimentación equilibrada y la ingesta adecuada de líquidos.

dades intestinales, metabólicas (hipotiroidismo, diabetes), hemorroides, la ingesta excesiva de purgante por un período de tiempo prolongado o algunos medicamentos, pueden conducir al estreñimiento crónico. Si usted tiene sobrepeso también puede sufrir de problemas con la evacuación del intestino; debido a que los músculos abdominales están relajados, el movimiento normal del intestino se reduce y el vaciado se inhibe. La falta de actividad física es una de las razones por las cuales las personas mayores sufren de estreñimiento. El embarazo o un cambio en la rutina de alimentación, tal como unas vacaciones, pueden conducir a una enfermedad temporal.

Resumen: Causas

- Alimentación baja en fibra.
- Falta de ejercicio.
- Bajo consumo de líquidos.
- Cambios en las condiciones de vida (vacaciones).
- Estrés.
- Flora intestinal perturbada.
- Uso extendido de laxantes.
- Medicamentos (por ejemplo, los antidepresivos, calmantes, preparados desaguados preparados de Ferrum, antihistamínicos, medicamento para la hipertensión).
- Embarazo.
- Ciertas enfermedades (por ejemplo, diabetes).
- Pánico escénico, la emoción.

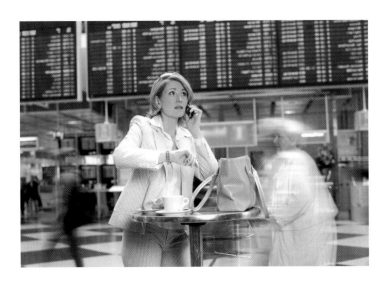

Si sufre estreñimiento, estas recomendaciones pueden hacer que la **evacuación intestinal** se regule:

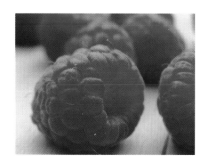

- Fíjese una alimentación alta en fibra (verduras, frutas, pan integral, higos, ciruelas, col). ¡Sea consistente!
- Beba abundantes líquidos (hasta dos litros al día) pues esto hace las heces blandas.
- El ejercicio regular tiene un efecto positivo en el intestino pues propicia su movimiento natural.
- Evite el estrés y haga ejercicios de relajación. No aguante las ganas de ir al baño demasiado tiempo. Evite los laxantes químicos y osmóticos, se hacen adictivos para el intestino y se pierden demasiados nutrientes y minerales.
- Use **ingredientes de relleno** tales como linaza o semilla de colza que se inflan en el intestino y estimulan su actividad (importante: beber mucho líquido).
- Fortalezca sus músculos abdominales con ejercicios.

- Tómese su tiempo para comer y masticar, se hace más fácil el trabajo para los intestinos y reduce el riesgo de flatulencia.
- Piense en sus propios sentimientos, ya que el intestino también expresa su vida interior (¿le molesta ir a otros baños? ¿Usted tiene problemas en las vacaciones?). Trate de soltarse emocionalmente, aunque sea difícil.
- ¡Tome en serio un estreñimiento regular o incluso permanente! Consulte a un médico si los síntomas persisten, si se produce diarrea alternada, si aparece sangre en las deposiciones o molestias como dolor y fiebre.

Fibra alimentaria

En caso de un estreñimiento crónico, en las primeras etapas, a veces es suficiente la toma de salvado y linaza.

¿Cada cuánto es normal?

La frecuencia normal de las heces es individual y varía de tres veces al día a tres veces por semana. Se define un estreñimiento como deposiciones demasiado espaciadas, es decir menos de tres veces a la semana. Además, la hez suele ser demasiado dura y el vaciado es difícil o doloroso, y solo es posible bajo presión fuerte. Si esta condición dura más de tres meses, se habla de un estreñimiento crónico.

Los síntomas

Las señales de estreñimiento son claras: raramente hay evacuación en forma de deposiciones, deposiciones irregulares asociadas con la presión excesiva, poca cantidad en cada defecación, como también heces demasiado duras. Además puede aparecer dolor, el abdomen con frecuencia está hinchado y duele. La persona afectada sufre de llenura, pérdida de apetito y náuseas. Por miedo al dolor en muchos casos evita ir al baño.

Los remedios homeopáticos

Alúmina D12 (deposiciones duras, falta de apetito), Calcarea carbonica D12 (abdomen hinchado, persistente estreñimiento), Graphites D12 (estreñimiento constante con falta de ganas de defecar), Magnesium muriaticum D6 (heces duras y quebradizas, estómago hinchado), Nux vomica D6 (costantes ganas de ir al baño), opio D12 (estreñimiento severo, sin necesidad de defecar), Silicea D12 (heces duras).

Hemorroides

Si para usted estar de pie es más agradable que sentado, generalmente se debe a las hemorroides. Las causas de estas son diversas, sin embargo, la principal en los tiempos modernos es la falta de ejercicio. Por lo tanto, en la mayoría de las profesiones sentarse muchas horas o estar de pie sin interrupciones están a la orden del día. La aparición de las hemorroides también se ve favorecida por una alimentación

Manténgase sano

Un estilo de vida saludable es importante para la prevención del estreñimiento.

baja en fibra o con demasiado picante, con la tendencia al estreñimiento, el uso regular de laxantes, una debilidad de tejido conjuntivo congénita o adquirida, sobrepeso, ropa ajustada, esfuerzo excesivo al defecar y el embarazo.

Los síntomas

Las hemorroides se refieren a un anclaje debilitado y un aumento en la relajación del plexo venoso rectal en el tejido conjuntivo circundante. Las várices se distribuyen como un solo nodo o difusas en la mucosa interior y exterior de la región anal. Se hace una distinción entre las hemorroides no complicadas y complicadas. La primera no es considerada por el paciente como una enfermedad y en ocasiones solo se manifiestan en una sensación de llenura o presión. Los principales síntomas en las llamadas hemorroides complicadas son protrusión, sangrado, inflamación, y constricción.

Muchos pacientes van al médico solo cuando la gravedad de los síntomas se vuelve insoportable y por lo general la cirugía es la única manera de eliminar la enfermedad.

Sin embargo hay otros métodos de tratamiento, si se solicita ayuda antes de que los síntomas se agraven (ver cuadro de información).

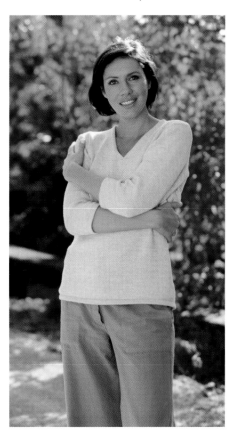

El éxito del tratamiento

Cuanto antes se traten las hemorroides tanto más fácil será la recuperación.

Los remedios homeopáticos

Aesculus hippocastanum D6 (dolor punzante), Hamamelis D3-6 (para evitar el sangrado), Millefolium D1-3 y Muriaticum acidum D3 (sangrado y gran sensibilidad al tacto), Sulfuricum acidum D3 (dolor intenso y ardor), belladona D3 y Arsenicum D6 interno (con inflamaciones agudas) pomada externa de Hamamelis, Nux vomica D6 (cuando se trabaja sentado, con exceso de café, alcohol o nicotina como la causa).

Tratamiento

Si busca ayuda temprano, pueden tomarse medidas internas y externas para aliviar el malestar.

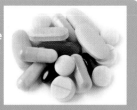

Las medidas internas incluyen los siguientes métodos:
- Medicamentos para venas que contienen remedios eficaces, como el castaño de Indias o preparados para el fortalecimiento del tejido conjuntivo como la Silicea.
- Los remedios homeopáticos que se utilizan sintomáticamente contra las molestias o causas, como por ejemplo un remedio para la complexión.

Las medidas externas incluyen los siguientes métodos:
- nutrición equilibrada y la ingesta adecuada de líquidos
- Higiene anal: la limpieza del ano después de defecar con un papel suave y agua tibia, ropa interior de algodón puro
- La actividad física y ejercicios específicos del suelo pélvico
- Los baños de asiento con extracto de Chamomilla y corteza de roble, aceite de árbol de té o de pino
- Medicamentos que actúan contra la picazón, quemazón, dolor, y que actúan como anti-inflamatorios (pomadas, supositorios, etc.)

Nutrición

Una nutrición alta en fibra ayuda a prevenir las hemorroides.

Tracto urinario

Cistitis

La cistitis es una enfermedad generalmente causada por bacterias. La inflamación en un 80 % de los casos es causada por patógenos de la flora fecal, especialmente por Escherichia coli, pero también por enterococos, Proteus, y estafilococos. Además, también se ven cada vez más infecciones causadas por el parásito Chlamydia trachomatis. La mucosa de la vejiga y la pared de la misma pueden inflamarse. Se distingue entre formas progresivas agudas, que suelen ser causadas por bacterias, y volverse crónicas, es decir, tendencias a largo plazo (cistitis recurrente). Las mujeres, en particular, son frecuentemente afectadas

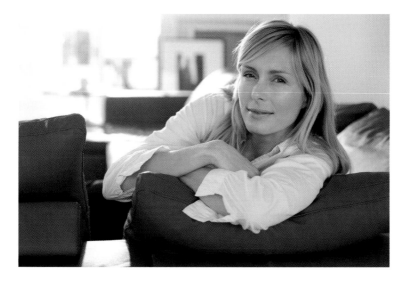

Los baños de pies

Los baños de pies calientes resultan de gran alivio. Usted necesitará un cubo alto y ancho. Llénelo con agua tibia y coloque sus pies dentro. Riegue poco a poco el agua caliente hasta que la temperatura alcance unos 40 grados. Después de 15 minutos termine el baño.

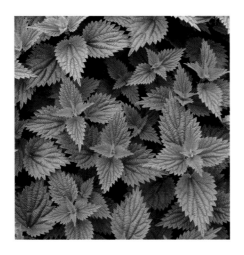

por la cistitis bacteriana debido a que su uretra es mucho más corta que la del hombre y es más fácil que aparezcan gérmenes en la vejiga. En las mujeres, también, después de tener relaciones sexuales pueden ocurrir infecciones del tracto urinario. Además, el déficit de estrógenos y fluctuaciones hormonales durante el embarazo, el puerperio y la menopausia, aumentan la propensión/susceptibilidad a infecciones de la vejiga. Otros factores como el debilitamiento del sistema inmunológico, la hipotermia (frío en los pies), una situación emocionalmente

estresante, problemas mentales y la falta de sueño, desempeñan un papel importante en la enfermedad.

Para evitar la penetración de las bacterias intestinales, las mujeres y las niñas debe poner atención a los hábitos de higiene y aseo. La regla es: siempre limpiar la vagina hacia el ano, nunca en la dirección opuesta (infección de contacto). Y si llegara a una infección de la vejiga, ayuda probar unos pocos remedios caseros.

En la mayoría de los casos es suficiente tomar grandes cantidades de líquidos para eliminar las bacterias. La ingesta de líquidos debe incrementarse a cerca de tres litros por día, y no tiene por qué ser siempre té, que ayuda a orinar. Las bebidas ácidas han tenido éxito, también los tés de flor de tilo tienen un efecto curativo y alivian la infección.

- Deben evitarse en cualquier caso, el alcohol, el café, las bebidas gaseosas y los alimentos picantes
- Algunos remedios naturales, que contienen hojas de abedul, de guayaba, ortiga y escaramujo, estimu-

Antibióticos

Una infección bacteriana aguda se trata generalmente con antibióticos.

lan la función renal y aumentan la secreción de agua.

- También se obtienen buenos resultados con acupuntura –posiblemente en combinación con la moxibustión (calentamiento de puntos específicos) y/o fitoterapia.
- Para aliviar el dolor de tipo cólico durante la micción, aplique bolsas de agua caliente, hágase baños de asiento adicionando Chamomilla, también repose en cama.

Si usted es propenso a las infecciones del tracto urinario, debe fortalecer su sistema inmunológico y poner atención a una nutrición rica en vitaminas y mucho ejercicio al aire libre. Los tratamientos de agua de *Kneipp* y los saunas promueven la circulación y aumentan su tolerancia al frío.

Los ejercicios específicos del suelo pélvico y los masajes del tejido conectivo fortalecen la función de la vejiga.

Mantenga caliente la región pélvica, así como los pies (ropa, bolsas de agua, una cama caliente). Para esto son adecuados los baños de asiento con Chamomilla. Para la cistitis aguda, abstengase de tener relaciones sexuales.

Los síntomas

Los primeros signos de cistitis son incómodos síntomas como dolor abdominal y ardor durante la micción. También hay una necesidad frecuente de orinar, pero solo se excretan pequeñas cantidades y la orina es turbia y con olor desagradable. A veces también hay rastros de sangre en ella. En el peor de los casos, las bacterias migran desde la vejiga a través de los uréteres hasta los riñones y puede ocurrir una **pielitis**. En este caso los síntomas son fiebre alta, dolor en la zona de los riñones y debilitamiento severo. ¡Esta enfermedad debe ser tratada por un médico de inmediato!

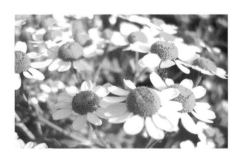

Los remedios homeopáticos
Cantharis D4-6 (ardor y dolor, **necesidad de orinar** con frecuencia), Aconitum napellus D6 (fase aguda), belladona D6 y dulcamara D6 (cistitis después de la hipotermia), Solidago D6 (orina turbia y sangrado, nefritis), Staphysagria D6 (molestias después de la relación sexual), Lycopodium D6 (arena en la orina).

Incontinencia urinaria

Con una vejiga débil (incontinencia urinaria) el afectado no puede controlar la micción. Es incapaz de determinar el momento de la micción por lo que sucede de manera involuntaria o salen gotas después de ir al baño. Esto puede tener varias causas, como infecciones o lesiones de la vejiga y la uretra, obstrucciones en el esfínter de la vejiga urinaria, una relajación de los músculos del suelo pélvico en la tercera edad, lesiones o inflamación de los nervios que abastecen estos órganos, o agrandamiento de la próstata, en los hombres. En las mujeres que han tenido partos múltiples seguidos, también puede ocurrir un descenso del suelo pélvico, lo que conduce a una relajación de los músculos de la pelvis. Por otro lado, los efectos secundarios de los medicamentos pueden causar pérdida del control de esfínteres. Para las mujeres después de la menopausia hay un aumento del riesgo de incontinencia. La incontinencia urinaria es un padecimiento común que afecta a hombres y mujeres de todas las edades. La creciente esperanza de vida ha hecho que esta enfermedad cobre más importancia para la salud y la sociedad. Las perso-

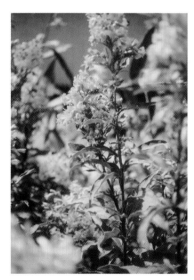

Causa

Con frecuencia la debilidad del suelo pélvico causa la incontinencia urinaria.

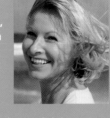

¿Se puede evitar la incontinencia urinaria?

La prevención no es posible en todos los casos, sin embargo, las mujeres en particular, pueden tomar medidas a tiempo como la reducción de peso (para minimizar la presión en el suelo de la pelvis) o hacer ejercicios del suelo pélvico después del parto.

Si hay una pequeña debilidad del suelo pélvico con solo incontinencia urinaria ocasional, usted debe evitar el trabajo físico pesado. Para evitar que empeore, se recomienda una visita a un urólogo. Solo así usted puede tomar medidas tempranas para prevenir la incontinencia urinaria

nas mayores sufren de incontinencia urinaria permanente; se trata de un problema de salud que, sobre todo, impacta la psique. A menudo el paciente, por vergüenza, no menciona al médico sobre este sufrimiento ya que los efectos secundarios de la micción involuntaria son desagradables, pueden causar mal olor y ablandamiento de la piel con posible **micosis**. Por lo tanto, es común que los afectados se aíslen socialmente.

Los síntomas

Es posible que tenga incontinencia urinaria si tiene goteo después de orinar o hay frecuente evacuación de pequeñas cantidades de orina, si hay ardor y dolor al orinar. Los síntomas de la incontinencia urinaria son principalmente de naturaleza psicológica, como el estrés, el nerviosismo o el estrés emocional. Las mujeres más jóvenes que se ven afectadas, pueden tener problemas sexuales.

Entrenamiento de la vejiga

Quienes estén afectados por una vejiga débil a menudo beben muy poco. Así creen evitar la pérdida involuntaria de orina, sin embargo se logra lo contrario. Si la vejiga nunca está llena, el suelo de la pelvis no está entrenado; el resultado va a ser más debilidad.

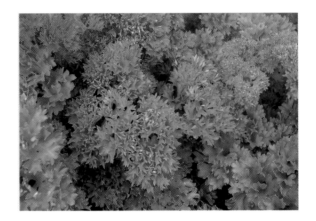

Los remedios homeopáticos

Causticum D12 (cuando gotea al toser, estornudar, durante el embarazo, después del parto), Conium maculatum D12 (agrandamiento de la próstata), Helonias dioica (en caso de orina repentina, dolor abdominal), Petroselinum crispum D6 (debilidad del esfínter, agrandamiento de la próstata), sepia D12 (con el estrés como la causa).

La piel

Infección por herpes

Una de las enfermedades virales más comunes del ser humano es la infección con el virus del herpes simple (tipo I, tipo II). La enfermedad está muy extendida: el 90 % de la población es portadora del virus, pero no está enferma. A pesar de esta cifra,

Fiebre

Si adicionalmente presenta fiebre, debe consultar a un médico.

infortunadamente, los síntomas no están siendo tomados en serio. El herpes puede ser una señal de:

- La falta de defensas.
- Una enfermedad crónica.

La infección puede tener complicaciones graves; existe el riesgo de sobreinfección, ya que las heridas abiertas pueden adicionalmente infectarse con otros agentes tales como bacterias u hongos.

La situación también es problemática cuando el virus del herpes entra al cerebro a través de la sangre. Si las defensas están especialmente débiles, una infección fuerte puede ser muy difícil de tratar y se verán afectadas grandes áreas de piel y mucosa. Hay dos tipos de virus del herpes simple (HSV): El tipo llamado HSV I, que causa principalmente el herpes labial y es el tipo más común, y el VHS II, responsable del herpes genital.

La infección inicial, se da como la infección de la *gotita* a través del con-

Formas progresivas del herpes

Dependiendo del área donde aparecen las ampollas, se distingue entre diferentes tipos progresivos: herpes labialis (labios), herpes nasales (nariz), el herpes genital (mucosa genital), herpes perianalis (anal), la estomatitis herpética (mucosa oral) y queratoconjuntivitis herpética (párpados).

tacto directo, por ejemplo al besar o cuando se toca el sitio infectado; a menudo se contagia de manera inadvertida y sin síntomas. El período de incubación es de dos a doce días. Después de la infección inicial, el virus generalmente permanece en el sistema nervioso. A partir de estas vías nerviosas aun años más tarde, bajo ciertas condiciones (deficiencia inmune, causas hormonales, la luz del sol) pueden afectar la piel o la mucosa. Estas recidivas se anuncian en la mayoría de los casos por la pica-

Herpes en los bebés

Los casos graves se encuentran en los recién nacidos que se infectan durante el parto con el virus del herpes. Este puede entrar a la sangre propagando la infección (sepsis, herpes), que puede conducir a la inflamación del cerebro (encefalitis).

zón, ardor, sentimiento de tensión y sequedad de las zonas afectadas, en ocasiones también aparece dolor. Las causas pueden incluir el estrés y la radiación UV excesiva. La enfermedad siempre debe ser tratada interna y externamente. La terapia debe cumplir los siguientes criterios:

- Fortalecer el sistema inmunológico.
- El tratamiento con remedios de la piel y mucosas, que tienen un efecto curativo y antiséptico.
- Terapias de desintoxicación para expulsar las toxinas.
- Terapia de restauración constitucional para contrarrestar una nueva enfermedad.

Los enfermos que sufren recaídas deben evitar los factores desencadenantes tales como la radiación ultravioleta o el estrés severo.

Los síntomas

La infección inicial con el virus del herpes simple se presenta principalmente en la infancia (de tres a cinco años) y puede manifestarse en forma de llagas en la boca (estomatitis herpética). En más del 90% de los casos, la infección primaria por lo general no presenta síntomas. Los recién nacidos se encuentran en riesgo de una infección del cerebro por el virus del herpes simple. La infección puede ocurrir durante el parto si la madre tiene llagas en el área genital en este momento. Las mujeres embarazadas que sufren de herpes genital recurrente deben informar a su ginecólogo.

El virus ataca las células de la capa superior de la piel, conduciendo a cambios en ella y en las membranas mucosas. Se observan grupos de ampollas dispuestas en un área

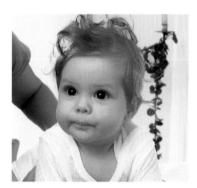

Reaparición

En la mayoría de los casos, el herpes se produce después de una infección inicial y reaparece.

114

enrojecida, inflamada, que después de unos días se secan y curan con la formación de costras. En general, se ve afectada un área circunscrita de la piel. En principio, todas las ampollas del herpes son infecciosas, desde las heridas abiertas hasta después de la explosión de las ampollas. Por otra parte, debe seguirse un riguroso cuidando de la piel durante la higiene, ya que el suero, lo que le ha formado en la corteza, es también infeccioso. Los ganglios linfáticos cerca del área afectada se pueden inflamar.

Los remedios homeopáticos
Clematis erecta D6, Kreosotum D12, Petroleum D12 (herpes genital), Cro-

ton tiglium D6 (herpes en los testículos), Natrum muriaticum D6 y Rhus toxicodendron D6 (herpes labial).

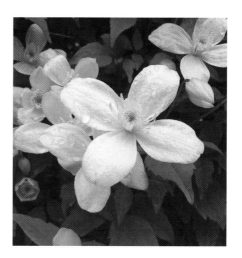

Desencadenantes
- Las infecciones febriles.
- La radiación UV fuerte.
- La menstruación.
- Los factores hormonales y psicológicos (estrés).
- Tumores
- La inmunodeficiencia.
- Lesiones.

Urticaria

La urticaria es una erupción cutánea alérgica que aparece de repente y se asemeja a la reacción de la piel después del contacto con ortigas. En la infancia la urticaria es relativamente común. Las sustancias que pueden desencadenar la urticaria incluyen alimentos (fresas, huevos, especias, pescado, mariscos, frutas cítricas, to-

Tratamiento

El herpes labial solo debe ser tratado si los síntomas son muy graves.

115

mates, apio, nueces y chocolate), y los medicamentos. También puede ser causada por sustancias de origen animal (medusas, gusanos, picadura de insectos, piojos o picadura de pulgas, la infestación del gusano), por productos de origen botánico (polen de flores), así como por el polvo de la casa o las esporas del moho.

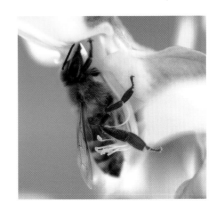

Los síntomas

En la piel se perciben ronchas delimitadas y redondas que son a menudo diferentes en tamaño y pican fuertemente. Pueden ser muchas, pero también pocas. Es típica la aparición de estas por fases, es decir, las ronchas desaparecen después de unos minutos u horas, y después reaparecen. Si además se presenta fiebre, se habla de urticaria. Son también posibles síntomas como dolor de cabeza, náuseas y dolor en las articulaciones. Esta enfermedad es molesta pero inofensiva, puede ser peligrosa cuando hay hinchazón en las vías respiratorias. ¡Si nota una dificultad respiratoria el peligro es mortal!

¿Qué puede hacer usted?

Las medidas para calmar la picazón son las mismas que las de la varicela (vea la página 239 y siguientes), lo más importante es, sin embargo, localizar las sustancias que causan alergias. Las formas leves de urticaria desaparecen por sí mismas.

Los remedios homeopáticos

Magnesia carbonica D6, Arsenicum album D6 (con piquiña), Camphora

Visita al médico

Confirme el diagnóstico con el médico. Él puede prescribir antihistamínicos como también medicamentos para aplicación en la piel que actúan como calmantes contra la piquiña fuerte (crema alba). ¡Llame a la ambulancia de inmediato en caso de hinchazón de las vías respiratorias!

D1 (enfermedad aguda, con fiebre), dulcamara D6 (con urticaria por frío y humedad), Apis mellifica D3 (con enfermedad aguda), Natrum muriaticum D6 (en enfermedades crónicas), Hypericum perforatum (alergia al sol), Urtica urens D6 (como enfermedad relacionada).

Erupción cutánea alérgica, eccema de contacto

Una alergia es una reacción de hipersensibilidad del organismo a ciertas sustancias (alérgenos) que son en realidad inofensivos para el cuerpo. En la mayoría de los casos esta susceptibilidad a las alergias es heredada, el riesgo es alto para los niños especialmente si ambos padres sufren de esto. Sin embargo, una reacción de hipersensibilidad (sensibilización), que fue adquirida en el curso de la vida, puede desencadenar una alergia. Si la piel tiene contacto con un alérgeno, se genera picazón, urticaria o eccema (alergia de contacto). Las erupciones cutáneas pueden variar mucho y tener duraciones diferentes.

Un eccema de contacto se produce donde la piel ha tenido contacto con el alérgeno. Hay muchas sustancias que pueden causar alergia de contacto, algunas de los cuales se dan particularmente fuerte en los niños:

- Los metales, en particular el níquel (botones de vaqueros, hebillas, joyas).
- Textiles (incluyendo los colorantes).
- Los productos de higiene de la piel (jabones, champús, cremas).
- Detergente, suavizante de telas.
- Plantas.
- Las pomadas.
- Pelos de animales.

Los síntomas

Los más obvios son los síntomas en el área donde el alérgeno tuvo contacto con la piel.

Son características las áreas borrosas y delimitadas, con ampollas rojas que se llenan de agua, se explotan y luego se secan, la piel está enrojecida e inflamada (urticaria) y a menudo, la erupción pica.

Medicamentos

Los medicamentos como los antibióticos, también pueden causar eccemas cuando el paciente pasa mucho tiempo en el sol.

Esto le ayudará

En primer lugar es necesario encontrar la sustancia a la que es alérgico. Es importante, en especial, evitar la causa de la alergia de contacto ya que con el paso del tiempo la enfermedad puede conducir a daños en la piel, y las reacciones del cuerpo pueden aumentar. Contra la picazón es útil el uso de compresas frías con agua de vinagre o limón.

En el caso de una erupción cutánea usted debe ir primero al médico. El médico le aclarará si se trata de una reacción alérgica en la piel o de otra enfermedad. Con el uso de pruebas especiales, el médico puede averiguar acerca del alérgeno correspondiente. Para el alivio de las molestias este puede prescribir algunos ungüentos.

Los remedios homeopáticos

Clematis erecta D6 (con picazón, pequeñas ampollas, eccema líquido), Graphites D12 (con picazón, ardor), Petroleum D12 (primero con eccema seco, después líquido).

Absceso, forúnculo, carbunclo o ántrax

Un absceso es una inflamación localizada de la piel, de las encías o en los órganos internos, en la que se encapsula el pus de los tejidos circundantes. Por forúnculo se entiende una inflamación del folículo piloso que se parece más o menos al absceso. La fusión de varios furúnculos se conoce como carbunclo. Los afectados son principalmente personas con sobrepeso, enfermos crónicos (por ejemplo, gente con diabetes) o personas que viven en condiciones higiénicas deficientes, los hombres más que las mujeres. Los forúnculos ocurren con mayor frecuencia en las partes velludas del cuerpo, los abscesos pueden aparecer en cualquier parte del cuerpo y en la piel. La inflamación también puede pasar al tejido circundante y por ejemplo provocar daños irrecuperables en huesos, músculos o nervios. En el peor de los casos, el absceso conduce a una infección en la sangre llamada sepsis, que a menudo es mortal.

Cambios de la piel

Cuando hay eccemas cambia la capa superior de la piel.

La inflamación en el absceso es por lo general causada por la bacteria Staphylococcus aureas, más raramente por otras bacterias u hongos. Los abscesos ocurren a menudo sin razón aparente. Los agentes patógenos se propagan a través del torrente sanguíneo y pueden enquistarse. Pero también pueden desarrollarse por una infección en los órganos cercanos, por cirugía o infecciones de otra índole. El estado inmunológico debilitado favorece la aparición de los síntomas.

Si un absceso no desaparece dentro de una semana o se agranda, el dermatólogo debe abrir quirúrgicamente para eliminar el pus.

En cualquier caso, usted no debe intentar diseccionar estas ronchas inflamadas, ya que las bacterias pueden llegar al cerebro a través de los vasos sanguíneos, con graves consecuencias.

En algunos casos, el uso de antibióticos es necesario.

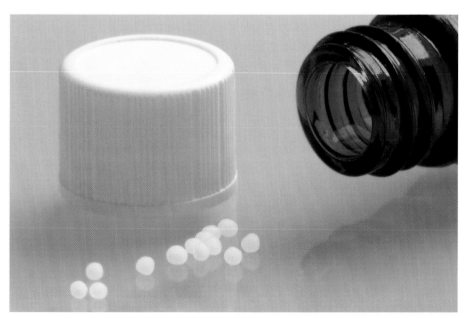

Orzuelo

Un forúnculo en el párpado se llama orzuelo.

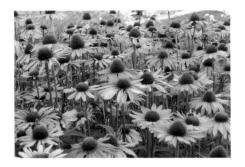

supurante, que puede ser como una pequeña roncha. En la mayoría de los casos, estas lesiones de la piel se revientan después de una maduración de dos semanas. En un ántrax la inflamación purulenta grave puede ocurrir debajo de la piel, posiblemente con un poco de fiebre y malestar general.

Los síntomas

El área de abscesos de la piel se caracteriza por tener un nudo de uno a dos centímetros lleno de pus de apariencia enrojecida, caliente, hinchada y dolorosa o bien sensible al tacto. Un forúnculo se presenta como un tapón

Los remedios homeopáticos

Absceso: Belladona D3-6 (para la inflamación), Apis mellifica D3-6 (para la hinchazón, picazón), Hepar sulfuris D4-D6 y Mercurius solubilis D6 (si hay pus), Calcarea sulphurica D6. **Forúnculos**: Sulphur D6, Hepar sul-

---

Medidas complementarias

Las llamadas pomadas con la sustancia bituminosulfonato o amoniaco atraen las células de defensas del sistema inmunológico al sitio de la inflamación en la que combaten las bacterias.

Las compresas calientes y húmedas también son útiles ya que causan que los ganglios inflamados se exploten por sí mismos. Si ha hecho esto, hay que tener cuidado: debido a que las bacterias se pueden diseminar por todo el cuerpo y causar más inflamaciones, además a través de las manos pueden llegar a la comida. ¡Importante: asegurar una higiene completa!

Prevención

Una higiene personal normal ayuda a prevenir abscesos. Si la enfermedad sigue apareciendo debería consultar a un dermatólogo.

furis D6, belladona D4-6 (con forúnculos rojo brillante, muy sensibles al tacto), Apis mellifica D3-6 (con dolor punzante), Tarantula cubensis D12 (con pus), Mercurius D6 y Silicea D6 (para sanar). **Ántrax:** Arsenico D6 (para el dolor violento, ardor), Anthracinum D30 y Tarantula cubensis D30 (dolor, si se acelera la supuración), Arnica D6 (con inflamación). Las compresas de Echinacea son muy beneficiosas.

Herpes zóster

El herpes zóster es una dolorosa enfermedad de la piel, que es causada por un virus. Se presenta principalmente en personas mayores (alrededor de dos tercios de los afectados son mayores de cincuenta años de edad, y la mitad de más de ochenta y cinco, que ya han sufrido y han sido diagnosticados con herpes zóster, pero también lo sufren las personas inmuno deficientes, pacientes con VIH y los pacientes después de la quimioterapia o trasplante de órganos. Las causas son bien conocidas: son desencadenantes los virus varicela-

zóster que también causan la varicela. Casi todos los habitantes de Europa Central son portadores de este virus; la infección se produce en la infancia entre el tercer y décimo año de vida. La varicela se cura, pero el virus permanece en el cuerpo y reside para siempre en los nudos nerviosos. Varios factores desencadenantes pueden causar que el virus se active de nuevo y llegue a ser excesivo. En la mayoría de los casos es responsable de ello una inmunodeficiencia (temporal). Esta también es la razón por la cual las personas mayores son afectadas por la enfermedad cuando disminuye la inmunidad contra el vi-

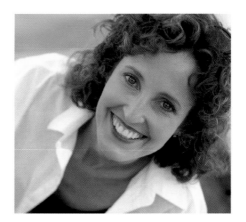

El sistema inmunológico

El herpes zóster puede ser un signo de un sistema inmunológico débil.

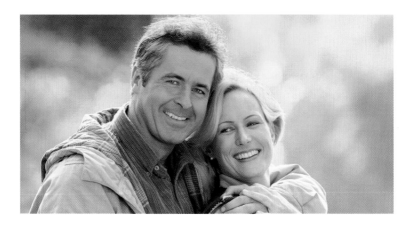

rus. Lo peor de la enfermedad es, a menudo, el dolor posterior: en uno de cada diez casos, después de que los síntomas decrecen permanece un dolor nervioso (neuralgia posherpética). Los últimos son particularmente pronunciados y prolongados, cuando la enfermedad se curó sin tratamiento para el dolor. Por lo tanto, la terapia siempre debe ir acompañada de dicho tratamiento. Un herpes zóster puede prorrumpir en principio en todas las fibras nerviosas, incluyendo la cara o en la mano. Sobre todo en la cabeza un herpes zóster es desagradable y problemático, porque aquí los órganos de los sentidos pueden verse afectados. En el ojo, el herpes zóster puede causar dolor severo, sensibilidad a la conjuntivitis, o a la luz excesiva. Cuando hay una enfermedad en el área de la mejilla a menudo el oído está implicado. El resultado son el tinnitus, sordera, sensibilidad a los ruidos, mareos o incluso una parálisis unilateral de los músculos faciales. Aparecen a menudo, debido al dolor, la fatiga y la depresión, trastornos del sueño. A veces se llega además a la muerte de la piel (necrosis).

Cuidado

Cuídese en el caso de herpes zóster mientras esté enfermo.

Los síntomas

El primer signo de reactivación del herpes zóster es una sensación de ardor en la piel en el área de las vías nerviosas en las que se mueve el virus. Estas vías de nervios de la piel forman desde la columna vertebral hacia el esternón un semicírculo alrededor del cuerpo. Por lo tanto, el intenso dolor que acompaña al herpes zóster y la **erupción cutánea** que aparece después dos a tres días, es casi siempre hacia un costado.

Las áreas de piel afectadas pican, después de tres a cinco días de la erupción cutánea, que consiste al principio en pequeñas ampollas y alcanza, entonces, su punto culminante; se revientan y aparecen pequeñas heridas, que poco a poco se cubren de costra. Estas se caen después de dos a tres semanas. Además de la erupción puede

Tratamiento

La prevención no es posible. Cuando sienta los primeros síntomas consulte a un médico. El tratamiento temprano, puede prevenir complicaciones. El tratamiento del herpes zóster está dirigido a aliviar los síntomas y curar las heridas de la piel. Para acelerar la recuperación ha de desinfectarse el área afectada y aplicar ungüento de zinc antiviral.

En casos menos severos, un tratamiento local con medidas de secado es suficiente.

La enfermedad es grave en personas mayores y, a veces, es necesaria la hospitalización.

Prevención

Cualquier persona que no sufrió de niño de varicela debería evitar a las personas con herpes zóster.

presentarse fiebre; en algunos casos, los ganglios linfáticos se inflaman y son sensibles a la presión. El dolor puede permanecer todo el tiempo y decrecer solo después de que las ampollas han desaparecido. Con el contenido infeccioso de la vesícula, el virus se transmite a las personas que todavía no están infectadas y luego enferman de varicela.

Los remedios homeopáticos
Apis mellifica D6 (en las primeras etapas), Arsenicum album D12 (do-

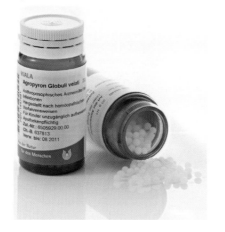

lor punzante, ardor en la piel), Mezereum D3 (dolor, ampollas en la piel), Rhus toxicodendron D4, Hypericum perforatum D6 (dolor sin problemas de la piel), Ranunculus bulbosus D6, Rhus toxicodendron D12 .

Verrugas

Las verrugas son crecimientos benignos en la capa superior de la piel, las cuales son causadas por ciertos virus cuando el sistema inmunológico está debilitado. La transmisión se produce a través del contacto directo con la piel, de persona a persona o indirectamente, por ejemplo, en las piscinas. Al rascarse las verrugas se puede diseminar la infección a otras áreas de la piel. Aunque las verrugas son un problema estético, son inofensivas. En general desaparecen por sí mismas en unos meses o años.

Hay diferentes tipos de verrugas: Las verrugas planas, verrugas comunes, verrugas plantares, verrugas genitales y verrugas abolladas.

Cicatrices

Como resultado del herpes zóster pueden quedar cicatrices en la piel.

Los síntomas

Las verrugas planas son elevaciones pequeñas, redondas y planas, y se presentan aisladas o en grupos en la cara y el dorso de la mano de los niños.

Las verrugas comunes son más grandes y más altas que las verrugas planas, tienen una superficie rugosa y queratinizada, y se presentan a cualquier edad. Aparecen principalmente en las manos.

Las verrugas plantares se producen en la planta del pie y crecen como una espina en el fondo, porque por el peso corporal no pueden crecer hacia el exterior. Al caminar, causan dolor.

Las verrugas genitales se encuentran en las membranas mucosas en la zona del ano, la boca, los labios y genitales. Por lo general se transmiten por vía sexual y por lo tanto, son raras en niños.

Las verrugas abolladas parecen nódulos de color carne con un hueco en el centro. Se presentan principalmente en la cara, el cuello como también en los brazos. La transmisión ocurre a través de la infección por contacto.

Tratamientos para las verrugas

Debido a que las verrugas pueden propagarse al rascarse, evite hacerlo, de ser posible.

Las verrugas generalmente se dejan quietas, porque ellas mismas sanan. En las piscinas es aconsejable el uso de zapatos de plástico.

Si hay una alteración grave de las verrugas o aparecen otros síntomas, las opciones de tratamiento pueden ser: un tratamiento local con tinturas de ácido salicílico y/o ácido láctico o un emplasto para curar la capa queratinizada. En casos persistentes, el médico puede prescribir un remedio inhibidor del virus o debe quitar las verrugas quirúrgicamente; sin embargo, pueden quedar cicatrices y a menudo las verrugas reaparecen. Para las verrugas planas en la cara es adecuado un preparado de vitamina A.

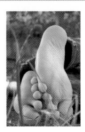

Curación

Para curar las verruga s se utilizan diferentes métodos. Como por lo general estas se curan en algún momento espontáneamente, no se puede decir si el éxito se atribuye a un tratamiento.

Los remedios homeopáticos

El Nitricum acidum D12, D12, Causticum D12, dulcamara D12, Thuja D12 (como tintura para la aplicación y en forma de glóbulos para tomar).

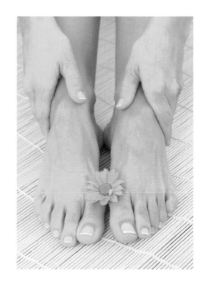

Pie de atleta

El pie de atleta es una infección de la piel causada por diversos agentes patógenos, tales como los hongos filamentosos (dermatofitos) y hongo de levadura (Candida). Los factores que contribuyen a la infección son la humedad, el calor y el poco aire fresco. Especialmente los hongos se reproducen bien en el ambiente cálido húmedo de las piscinas, vestieres, saunas, gimnasios y salas deportivas cuando las células están húmedas, aquí es donde el riesgo de adquirir un hongo es particularmente alto. Los zapatos apretados y pies sudorosos pueden favorecer la propagación de hongos. Si hay sospecha de pie de atleta, existen medios eficaces en forma de polvo, crema o loción con ingredientes que matan los hongos. Estos medicamentos se llaman antifúngicos o antimicóticos. Contra la picazón ayuda tomar baños de pies por ejemplo, con corteza de roble. Con un tratamiento a tiempo el pie de atleta suele desaparecer en un período muy corto. Nadie se debe sentir avergonzado por el hongo y no tiene nada que ver con la falta de higiene; puede sucederle a cualquiera.

Los grupos de riesgo

Los ancianos son particularmente susceptibles a sufrir de pie de atleta, al igual que los diabéticos, personas con problemas de circulación y quienes toman ciertos medicamentos (cortisona, por ejemplo).

Esto ayuda contra el pie de atleta

- Cambie de calcetines todos los días.
- Lave los calcetines, medias y toallas (después de cada uso) con agua caliente (a 60 grados).
- No utilice calcetines sintéticos sino medias de algodón o lana.
- Preferiblemente calce zapatos hechos de material transpirable.
- Tire los zapatos demasiado apretados.
- Ventile bien los zapatos.
- Lávese los pies dos veces al día con agua fría (sin jabón); seque bien los espacios entre los dedos de los pies.
- Lleve chancletas a piscinas y saunas.

Los síntomas

Una infección de hongos se manifiesta por pústulas, ampollas y escozor entre los dedos de los pies. Además, la piel se moja, se pela y se descama. Más tarde, hasta las plantas de los pies y las uñas de los dedos están infectados.

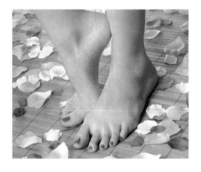

Los remedios homeopáticos

Nitricum acidum D12, bórax D6 (picazón, descamación), sepia D12 (cuando hay ampollas pequeñas), Silicea D6, Sulphur D12 (con ardor y picazón).

Caspa

La caspa en el cabello se forma por células muertas que se desprenden periódicamente durante la renovación del cuero cabelludo. Es decir, las células viejas de la piel se desprenden y son sustituidas, lo cual es un proceso normal. En general, las caspas son muy pequeñas y por lo tanto, difícilmente visibles. Si este proceso de renovación se realiza demasiado rápido,

Descalzo

Deje sus pies al aire y ande, a veces, descalzo porque el uso de calzado promueve un ambiente húmedo.

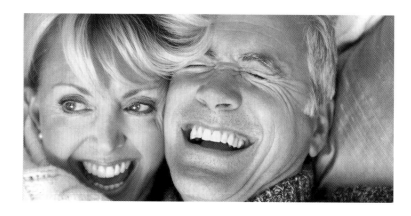

las células muertas de la piel se adhieren a las caspas visibles. A menudo tienen aspecto desde partículas finas y de tipo harina, hasta partículas del tamaño de lentejas, grasosas y amarillentas. Aproximadamente entre un 10 % y un 20 % de los adultos sufren de caspa visible, más comúnmente entre los veinte y los cuarenta años de edad. Los hombres resultan afectados por la caspa con mayor frecuencia que las mujeres. En los niños, muy rara vez se da la caspa en el cuero cabelludo, hasta la pubertad. Los afectados, por lo general, sienten la caspa como algo muy molesto, porque es muy persistente. La caspa, a menudo, solo

es un problema cosmético temporal debido a rutinas de cuidado inadecuadas o producción temporalmente aumentada de sebo. Sin embargo, esta también pueden ser un síntoma de una enfermedad del cuero cabelludo o una enfermedad grave como la psoriasis.

Los síntomas

El cuero cabelludo pica, el pelo es o muy seco o muy grasoso; hay una mayor pérdida de cabello o este es quebradizo; el cuero cabelludo está inflamado, lo cual se manifiesta en forma de manchas rojas. Si la capa también aparece en los codos y las rodillas esto

Belleza

En la mayoría de los casos la caspa es un problema estético desagradable.

indica que se trata de una enfermedad grave como psoriasis o dermatitis atópica. El tratamiento de la enfermedad debe hacerse por especialistas con experiencia (dermatólogos). A través de un cuidado periódico del cabello, la caspa se puede quitar con facilidad. Solo cuando esto no es posible o muy difícil, se habla de formación de caspa excesiva lo que requiere de un tratamiento.

Los remedios homeopáticos

Alúmina D12 (con caspa pesada, el cuero cabelludo seco), Arsenicum album D6 (con eccema, psoriasis).

> ### Remedio anticaspa
> Un remedio sin receta para el tratamiento de la caspa tiene los siguientes efectos:
> - Desprende la células muertas (queratolítico).
> - Reduce la producción excesiva de sebo (antiseborreico).
> - Inhibe el crecimiento y el aumento de hongos, que pueden ser la causa de la caspa (agentes antifúngicos).

Sudoración excesiva

La producción de sudor es un proceso natural que sirve para regular la temperatura corporal y el equilibro hídrico del cuerpo, como también el equilibrio electrolítico. Por la evaporación del líquido sobre la piel esta se enfría y baja la temperatura, incluso en el interior del cuerpo. Este proceso sucede en ciertas situaciones donde hay un aumento en la temperatura corporal muy importante por actividad física o después de una fiebre. También puede ocurrir como efecto secundario de varias enfermedades como los cambios hormonales, tiroides hiperactiva, diabetes mellitus, cáncer, sobrepeso. Algunas personas también sufren de sudoración excesiva (hiperhidrosis), lo cual es muy angustiante para los afectados. Puede ocurrir en una o más áreas como también en todo el cuerpo. Las causas son diversas; probablemente hay una alteración de la glándula que regula la producción del sudor. También se discute que pueda ser a causa de la herencia genética; además, el componente psicológico

Sudor de pies

Para reducir el sudor de los pies usted debería usar calcetines de algodón o de lana, y cambiar estos según la necesidad o varias veces al día.

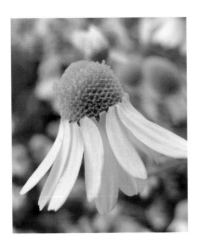

mente más afectados la cara, manos, pies y axilas. Un problema clave es el aislamiento social, los afectados se aíslan porque el dar la mano cuando está húmeda es desagradable. En particular, en una profesión que requiere una gran cantidad de contacto con la gente, esto puede traer estrés psicológico adicional, y aquí comienza el

no debe ser olvidado. Algunos pacientes responden a situaciones de estrés y ansiedad con aumento de la transpiración. Fíjese en usar ropa adecuada: use telas de algodón o de lana y cámbieselas cuando sea necesario, o varias veces al día.

Los síntomas

La sudoración fuerte temporal o el sudor permanente son sintomáticos incluso si no hay una causa. Son común-

Autoayuda - muy fácil

Si usted sufre de sudoración excesiva, se debe fijar en llevar ropa adecuada: use tejidos de algodón transpirable y fácilmente lavable. En verano, las sandalias y en invierno los zapatos de cuero con suela de cuero son ideales porque permiten el paso del aire.

Tratamiento correcto

Dependiendo de la región del cuerpo afectada y la gravedad de los síntomas, hay diferentes tratamientos con medicamentos o cirugía. Adicionalmente se hace psicoterapia, hipnosis y desarrollo de estrategias para hacer frente al estrés.

círculo vicioso: en situaciones de estrés los afectados están agitados, precisamente porque temen la producción de sudor y sudan aún más. Una gran parte de las personas afectadas ya están sufriendo de esto desde la pubertad.

Los remedios homeopáticos

Psorinum D6 (sudor debido a un mínimo esfuerzo), Chamomilla D6 (sudoración facial), Nitricum acidum D6 (para la sudoración de las manos), Natrum oxalaceticum D6 (con sudoración excesiva durante el día y la noche).

Sistema locomotor

Dolor de espalda

Consciente o inconscientemente, nosotros "probamos" a diario los límites de la resistencia de nuestro cuerpo. Esto comienza con una mala postura en la escuela, también durante el descanso cómodo en el sillón, hasta una postura tensa durante la conducción de un coche o en la silla de la oficina.

El dolor de espalda es independiente del sexo, se encuentra en cada grupo de edad e incluso aparece en la edad preescolar y escolar. Principalmente, las personas afectadas son

quienes tienen un desgaste avanzado de la columna vertebral, como la gente que no hace deporte o trabaja demasiado, pues la tensión de los músculos y la mente son interdependientes.

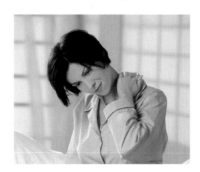

Deporte

El ejercicio regular es crucial para una espalda sana. Son útiles los deportes como la natación o ejercicios aeróbicos en agua.

La carga monotónica en la postura sedente y bípeda aumenta los síntomas. Los siguientes factores también desempeñan un papel importante en el aumento de diversos trastornos de la columna:

- Una alimentación incorrecta y pobre (con demasiados alimentos industriales y conservados).
- Una creciente falta de ejercicio.
- El aumento de la contaminación ambiental, con contaminación tóxica en los países industrializados.
- Una carga nerviosa y mental fuerte, en nuestra sociedad moderna y agitada.

Los síntomas

El dolor de espalda puede ocurrir rápidamente y de forma repentina, aguda o insidiosa. En función de su intensidad puede ser leve o fuerte, y tener un carácter de apuñalamiento, taladrado, ahogo o con ardor. Los dolores aparecen en el hombro y la zona cervical, torácica o lumbar y del coxis y pueden extenderse a las piernas.

El dolor de espalda puede ser de naturaleza primaria o secundaria debido a otras enfermedades. El número de causas es grande. Dependiendo del origen se distinguen los siguientes tipos de dolor de espalda:

- Las molestias inflamatorias reumáticas de los músculos y ligamentos.
- Los cambios congénitos en la **columna** y aquellos inflamatorios y no inflamatorios adquiridos (osteoporosis, hernia discal, espondilitis

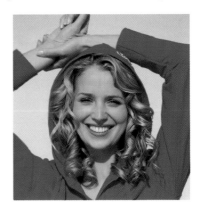

Dinámica

Para prevenir el dolor de espalda debe mantenerse constantemente en movimiento, no se quede mucho tiempo en la misma posición. Sentarse durante mucho tiempo es tan perjudicial tanto como estar continuamente de pie.

Las posibilidades de la terapia

Es mejor curar una enfermedad en el nivel en el que se originó. En el nivel físico puede significar que las aplicaciones físicas de calor son útiles (bolsa de agua caliente o fría, duchas de hidromasaje, etc.). Además son útiles el uso del fango, baños y gimnasia terapéutica, también el masaje de reflexología y la acupuntura funcionan bien. La medicina natural ofrece una variedad de métodos de curación como: la terapia neural, la fitoterapia (plantas medicinales) y la homeopatía dentro de la cual se incluyen, la acupuntura y la moxibustión (calentamiento de puntos específicos).

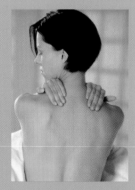

Los medicamentos solo deben desempeñar un papel de apoyo. Quien quiera tomar medicamentos para el dolor siempre debe primero consultar a su médico. El ejercicio y el deporte en general, el descanso adecuado y una alimentación saludable pueden ayudar a menudo más que cualquier medicamento. Si se han encontrado causas psicológicas, lo cual es inevitable, también se debe hacer frente psicoterapéuticamente contra estas molestias además de las medidas médicas.

anquilosante, lesiones y adherencias después de una cirugía, oblicuidad pélvica, artrosis de cadera, etc.).

- Por daño nervioso (neuralgia de un nervio presionado), enfermedades de los órganos internos, tumores y metástasis, enfermedades del tracto gastrointestinal (hay una conexión entre la alimentación, la forma del intestino y la postura), enfermedades renales.
- Dolor de espalda relacionados con un estado mental.

Operaciones

Los procedimientos quirúrgicos de la columna vertebral no siempre traen el alivio deseado. En algunos casos hay incluso un resultado peor.

Además, la falta del sueño, la injerencia externa como geopatías (venas de agua) o toxinas ambientales, así como los campos internos de interferencia (cicatrices, dolor dental, amalgamas dentales) causan dolor de espalda.

Los remedios homeopáticos

Calcarea carbonica D6, Nux vomica D6 (dolor como resultado a la tensión), Cimicifuga racemosa D6 (músculos de la espalda endurecidos, dolor y calambre), Lachnanthes tinctoria D6 (con un cuello tieso), Aesculus hippocastanum D6 (dolor en el área de la vértebra lumbar), Castor equi (dolor en el coxis).

Síndrome del latigazo cervical

Cada vez más y más gente, especialmente los profesionales, se quejan de dolor en la columna vertebral cervical. Estos son frecuentes debido al aumento de actividades sedentarias (trabajo con el computador, los via-

Causas del latigazo cervical

- Cambios degenerativos de la columna vertebral.
- Osteoporosis.
- Hernia discal.
- Bloqueos de la columna vertebral.
- Lesión de latigazo cervical.
- Tensión muscular.
- Enfermedades inflamatorias.

jes largos en el coche, ver televisión en mala posición) y al mismo tiempo una disminución de la actividad física activa.

Por esta forma de vida, la musculatura de la columna cervical cada vez es más débil; mientras que los músculos se tensan debido a una mala postura o a una sobrecarga –en especial en el área del cuello. Sin embargo existen otras causas (ver cuadro de información).

Las consecuencias son el dolor que viene de la **columna** cervical y se resumen en el término "síndrome ver-

Alivio del dolor

Para el alivio de los síntomas hay, al lado de los analgésicos (en casos severos), ejercicios de fisioterapia y los llamados dispositivos de TENS para relajar los músculos tensos por la estimulación eléctrica.

tebral cervical" (latigazo cervical). Muy a menudo estas molestias también se irradian hacia el brazo o la parte de atrás de la cabeza y pueden conducir al llamado síndrome hombro-mano (cervicobraquialgia) o dolores de cabeza persistentes y migrañas.

Los síntomas

Si se permanece demasiado tiempo en una posición, aparece un dolor en el cuello que se irradia a la zona del hombro, pero también al brazo. La movilidad del cuello puede aumentar o disminuir. La cabeza a menudo está

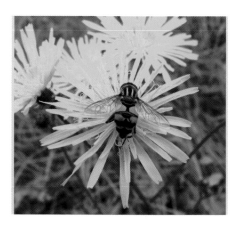

inclinada, además, los músculos están tensos y la presión en ciertos puntos puede causar un dolor agudo. Otros síntomas incluyen mareos, dolores de cabeza, migrañas y pérdida de sensibilidad y fuerza en los brazos.

Los remedios homeopáticos

Arnica D6 (después de una lesión mecánica), Hypericum D2 (posibles lesiones de los nervios) Agaricus D12 (hernia discal), Bryonia D12 (dolor punzante).

Síndrome hombro-mano

El síndrome hombro-mano (cervicobraquialgia) es comparable con el dolor ciático en una pierna (véase la página 138). La enfermedad puede deberse a diferentes factores desencadenantes; la causa más común es una hernia discal en la columna cervical. Los discos intervertebrales presionan las raíces de los nervios salientes del brazo. De este modo un dolor es causado a raíz del nervio, que continúa a

Descanso con ejercicio

Si usted se sienta todo el día en la oficina, debe hacer al menos un poco de ejercicio en la hora del almuerzo. Por ejemplo, vaya a dar un paseo alrededor de la cuadra, tal vez usted encuentre colegas que se le unan.

lo largo del nervio afectando el cuerpo. Si la irritación de la raíz nerviosa es muy fuerte esta conduce a un dolor del brazo a la mano, si la irritación causada en la raíz nerviosa es menos severa y más lenta, causa dolor en el brazo y antebrazo. Además de los anteriores, otros factores son también causas de tensión crónica.

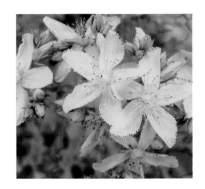

Los síntomas

Los síntomas característicos son el dolor de cuello intenso con irradiación a los nervios en el brazo, esto puede ocurrir de repente. El movimiento de la cabeza, toser o estornudar aumentan el dolor. A veces también puede ocurrir que haya un adormecimiento del brazo o que la piel se sienta adormecida.

Los remedios homeopáticos

Ferrum metallicum D6 (dolor en el brazo izquierdo), Hypericum perforatum D6 (dolor debido a una lesión), Rhus toxicodendron D12 (inflamación), Ruta graveolens (ruda) D6 (con limitaciones físicas), Sanguinaria canadensis D6 (dolor en el brazo derecho), Secale cornutum D6.

Lumbago

El término lumbago se refiere a un dolor de espalda repentino en el área de la columna lumbar. El término médico es el dolor lumbar agudo o síndrome agudo de espalda baja. Los factores desencadenantes son en su mayoría inadecuadas rotaciones o luxaciones de la columna vertebral, como al agacharse, al ponerse de pie rápidamente, llevar y levantar objetos pesados, por una caída o incluso por hipotermia. Además, una debilidad general de los músculos de sopor-

Prevenir con éxito

Los ejercicios de gimnasia ayudan de forma preventiva a fortalecer la columna vertebral y a reducir el riesgo de una hernia discal.

Para prevenir el lumbago
- Fíjese un cotidiano cuidado de la espalda.
- Levante los objetos con cuidado: agáchese flexionando las rodillas.
- Camine o esté de pie en posición erguida –ayuda si la forma natural de su columna vertebral es en forma S.
- Si tiene que llevar cosas pesadas, fíjese en una distribución pareja del peso en ambos hombros o brazos.
- En el lugar de trabajo, utilice una silla ergonómica para mantener una postura correcta.
- Siempre tome descansos cortos y levántese, camine y estírese, esto alivia la columna vertebral.
- Fortalezca la espalda, la zona abdominal y los músculos de la espalda baja con ejercicios apropiados, como la natación.

te de la columna vertebral conducen a un lumbago, también el sobrepeso favorece la enfermedad, así como las causas emocionales. Entre las formas de lumbago más graves se conocen la enfermedad del disco, la hernia discal o tumores en el área de la columna vertebral y la pelvis.

Los síntomas

Un síntoma típico con un movimiento inadecuado, es un dolor en la espalda repentino, agudo, desgarrador, que también puede irradiar hacia la pierna. Los músculos de la columna lumbar pronto se endurecen. Además, el dolor puede ocurrir cuando se está sentado o acostado, y con cada movimiento. Estos se ven agravados al estornudar o toser, incluso a veces hay sensaciones desagradables como hormigueo en la pierna o la sensación de que el pie estaría envuelto en algodón.

Remedios homeopáticos

Aesculus D12, Arnica D12, Bryonia D12 (con lumbago a consecuencia

Autoayuda

Un lumbago a veces se puede tratar muy bien en sí mismo. Asumir una posición decúbito supino con las rodillas dobladas (con una almohada debajo) alivia el dolor.

del frío o de levantamientos inadecuados), Nux vomica D6 (con tensión muscular), cimicifuga racemosa D6 (con tensión muscular, rigidez, tensión), Lachnanthes tinctoria D6 (con la columna cervical dislocada), Rhus toxicodendron D12 (con necesidad constante de moverse).

Ciática

La ciática (lumbociática) se encuentra entre los dolores de espalda más comunes. Puede tener diferentes causas.

La causa más común es una hernia discal en la columna lumbar, pero también por causa de tensión crónica. El dolor de la ciática no es considerado una enfermedad, sino más bien un síntoma producto de que el nervio principal de la pierna (nervio ciático) está irritado desde las raíces hasta las más finas ramificaciones. Este dolor continúa en el cuerpo, específicamente en las nalgas, la parte de atrás del muslo, la pierna y el pie.

Los síntomas

La ciática se caracteriza por dolores ardientes repentinos, punzantes y profundos. Se irradian de la espalda y de lado hacia las nalgas; por el lado de atrás y exterior de una pierna hacia abajo, a menudo hasta los pies. En las áreas adoloridas, la piel se adormece. Los síntomas se agravan con el movimiento, incluso por estornudar o toser. Por lo general, sirve un cambio en la postura de pie para aliviar la sensación de dolor.

Para prevenir el dolor

- Revise su estilo de vida: ¿se sienta derecho o se inclina hacia un lado?
- Incluya un programa de ejercicio breve con ejercicios específicos de espalda en su rutina diaria.
- Si usted sufre una y otra vez de ciática, entonces cambie las posiciones al estar sentado o al dormir (por ejemplo, otra silla u otra posición durante el sueño).

Molestias frecuentes

El dolor ciático pertenece a las molestias más comunes del sistema músculo-esquelético en los países industrializados.

Grupo de riesgo

Los hombres son más propensos a sufrir del dolor de ciática que las mujeres.

Remedios homeopáticos

Aconitum D12 (con ciática después del frío), Bryonia D3, belladona D12 (dolor o ardor punzante), Colocynthis D12 (dolor que va con velocidad de corrientazo por la pierna), Lycopodium D12, Silicea 12, Chamomilla, Calcarea carbonica y pulsatilla (en los casos crónicos).

Cabello y uñas

Caída del cabello

Es normal que una persona pierda entre 60 y 100 cabellos diarios, sin embargo, si se caen más pelos por día durante un período de varias semanas, se habla de la pérdida patológica del cabello (alopecia). Las causas incluyen la deficiencia nutricional o un cuidado inadecuado del cabello. La pérdida de cabello más común es, sin embargo, hereditaria (alopecia androgénica). La causa es una debilidad predeterminada genéticamente de las raíces del pelo por la hormona masculina dihidrotestosterona. Aproximadamente uno de cada dos hombres mayores de cincuenta años sufren de esto, cada tercer hombre ya está mostrando los primeros síntomas antes de los treinta años de edad. Un problema que puede variar en curso, gravedad y diferenciarse muy rápidamente.

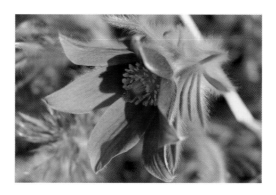

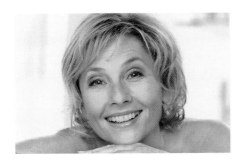

En las mujeres la pérdida del cabello tiene raramente un origen hereditario. Los síntomas a menudo aparecen después de la menopausia y por lo general –a diferencia de los hombres– no se caracteriza por presentar áreas peladas, sino por un adelgazamiento del área de cubrimiento en la zona superior de la cabeza. Por otro lado las causas de pérdida del cabello también pueden ser algunas enfermedades graves o desórdenes hormonales. Otras causas que pueden causar la pérdida de cabello son:

- Inflamación del cuero cabelludo.
- Infecciones (por ejemplo, por gripa y otros virus).

- Embarazo.
- Falta de nutrientes (por ejemplo, hierro, zinc).
- Estrés mecánico, cuidado excesivo.
- Medicamentos (por ejemplo, contra el cáncer o para controlar la presión sanguínea).
- Causas psicológicas (la muerte de un ser querido, el exceso de trabajo).

Los síntomas

Las formas de pérdida del cabello dependen de la causa; en el caso de la alopecia areata (parches de calvicie), la causa es todavía desconocida.

Se discute si realmente influyen en esta enfermedad los trastornos del sistema inmunológico o diversas enfermedades psicológicas. Un síntoma normal del envejecimiento es la pérdida difusa del cabello ya que el pelo se hace más débil de manera uniforme en toda la cabeza.

Los remedios homeopáticos

Fluoricum acidum D6, Phosphoricum acidum D12, Graphites D6, Calca-

Apariencia

Aunque el cabello no tiene ninguna función vital, es sin embargo crucial para nuestro aspecto. Es por esta razón que la pérdida de cabello especialmente en las mujeres es una de las principales causas de problemas psicológicos.

140

rea fluorica D12, sepia D12 (para la pérdida de cabello debido a los cambios hormonales), Kalium phosphoricum (para el cabello quebradizo, seco), Hepar sulfuris (calvicie), Staphisagria D12 (pérdida del cabello orbicular), Thallium aceticum D12 (pérdida de cabello después de una infección).

Infección de las uñas

La infección de las uñas es una infección bacteriana de la piel que afecta las uñas de los pies o de las manos. Puede, por ejemplo, ser causada por una lesión durante la manicura, pues las bacterias entran y aumentan o por la irritación de la piel debido al contacto constante con los agentes del agua o productos químicos. Para evitar la pérdida de las uñas es necesario un tratamiento. Si la inflamación de la uña se trata tarde o no se trata, puede afectar su crecimiento.

La enfermedad también puede diseminarse a las partes blandas circundantes, tales como la piel, hasta llegar a los huesos. La infección bacteriana resultante de esto se llama osteo-mielitis. Se distingue entre la forma aguda de la inflamación de la uña y la crónica. Aparece en los pies, principalmente en pacientes diabéticos. La inflamación crónica de la uña suele ser menos dolorosa que la aguda, por lo general se ven afectadas por ella varias uñas y no solo una.

Los síntomas

El primer signo de la inflamación de la uña es el enrojecimiento de la piel adyacente a esta; se puede ver pus amarillento; la piel se inflama y se pone caliente. Esto puede resultar en dolor severo y a veces sale pus de las esquinas de las uñas.

A veces la piel alrededor de la uña pica, especialmente en las primeras etapas de la inflamación. Con una inflamación crónica la superficie de la uña es oscura y la cutícula ya no vuelve a crecer.

Los remedios homeopáticos

Belladona D6 (con hinchazón, enrojecimiento, dolor palpitante), Hepar sulfuris D6 (con inflamación aguda), Silicea D6 (por hongos en las uñas).

En concreto

La infección de la uña puede afectar a una o más uñas.

Prevención efectiva
- No retire las cutículas durante la manicura pues esta representa una protección y evita la penetración de sustancias o gérmenes nocivos.
- Es recomendable usar guantes de goma con forro de algodón al estar en continuo contacto con agua o con agentes químicos.
- Lávese las manos con un jabón suave.

Hongo de la uña

Las enfermedades causadas por hongos no solo pueden afectar la piel sino también las uñas (onico-micosis). Estas no son peligrosas, pero pueden ser la puerta de entrada para otros gérmenes patógenos. Además, una infección de hongo conduce a cambios en la piel y en las uñas, y es a su vez antiestética. La curación requiere mucha paciencia.

La infección es causada por hongos, llamados dermatofitos, los cuales pertenecen al grupo de los hongos fi-

lamentosos. Estos se encuentran principalmente en los espacios intersticiales de los dedos del pie, debajo de las uñas y en los pliegues inguinales. Al igual que todos los parásitos, los hongos se alimentan de su huésped, en el caso de dermatofitos, su alimento es la queratina, una sustancia que está presente en la córnea, las uñas y el cabello. Quienes sufren de una deficiencia inmunológica o enfermedades crónicas de riesgo sanguíneo, comúnmente se ven afectados por enfermedades causadas por hongos en

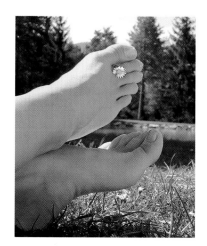

Visite al médico

Si persiste durante más de tres días la inflamación de la piel circundante a la uña, o está asociada con un aumento del dolor e hinchazón, usted debe consultar a un médico.

las uñas de los dedos de los pies y las manos.

Los síntomas

La uña se ve porosa y considerablemente engrosada. La placa de la uña se ve opaca y turbia, de color blanco amarillento o descolorida, posteriormente se torna incluso de un color marrón.

Los remedios homeopáticos

Silicea D6, Thuja D6 (para uñas blandas y partidas), Graphites D6.

Trastornos del sueño

Insomnio

Muchas personas duermen cuando deberían estar despiertas, y muchos están despiertos cuando quieren dormir; este gran número de afectados sufre de trastornos del sueño. El sueño no se puede encender y apagar como la televisión, sino que es un proceso de recuperación activa del organismo de forma rítmica, repetitiva que se caracteriza por el cambio en la conciencia y el cambio vegetativo. Este es parte del ritmo de vida y se ve influido por diversos factores externos como el trabajo, el tiempo libre, la luz y la alimentación. Al dormir la conciencia recorre cinco etapas diferentes del sueño. El ritmo de sueño se ve alterado cuando se sufre de varias enfermedades, de problemas emocionales, de miedos, de dolor crónico, pero también como resultado del abuso del alcohol. También las diferencias en la estructura de personalidad afectan la duración del sueño: las personas que duermen poco son menos neuróticas y están equipadas con mejores defensas, mientras que los dormilones son más bien depresivos, ansiosos, a menudo tienen problemas, pero son

El ritmo del sueño

Asegúrese de ir a la cama y levantarse siempre a la misma hora, incluso debe mantener este ritmo el fin de semana.

Fortalecimiento del sistema inmunológico

Para muchas personas con la temporada de frío se inicia un verdadero tiempo de sufrimiento. A causa de la persistencia de un resfriado tras otro, su condición física se va en declive, usted está cansado, flojo o emocionalmente mal. Es normal sufrir una a dos veces al año de un leve resfriado, tos o secreción nasal, pero si se acumulan las infecciones, el sistema inmunológico está probablemente debilitado, y puede estar más propenso a la amenaza de enfermedades graves. Seamos honestos: la mayoría de las personas acude al médico o busca consejos de salud si ya ha cogido un resfriado, pero esto no debe ser necesario, porque con muy poco esfuerzo podemos ayudar a nuestro cuerpo a reducir los efectos secundarios desagradables del clima húmedo y el frío, o incluso evitarlos. Un sistema inmunológico fuerte y sano es el requisito más importante, quienes desde el principio fortalecen su sistema inmu-

nológico podrían pasar las temporadas de invierno de forma saludable en lugar de con resfriado, tos y ronquera. ¿Pero cómo?

¡Afuera, al aire fresco!

Quien no hace ejercicio se derrumba, porque el poco oxígeno debilita y lleva al cansancio. Si la sangre tiene poco oxígeno, las consecuencias son falta de concentración y falta de impulso.

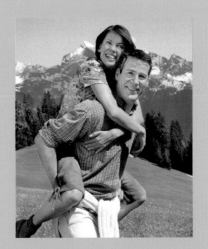

Sistema de defensa

El sistema inmunológico proporciona la defensa biológica a los seres humanos.

El aire fresco por el contrario despierta. Debido al ritmo de respiración aumentada durante el ejercicio físico el cuerpo absorbe más oxígeno y las células rojas, que forman el oxígeno de la sangre, se multiplican. Como resultado, los órganos y tejidos obtienen más oxígeno y el flujo sanguíneo mejora, además, la movilidad incrementa, la capacidad de concentración mejora, el ánimo se levanta y se fortalece la autoconfianza.

Prevención de los resfriados

"Vitaminas" es la palabra mágica. Nuestro cuerpo depende de la alimentación exterior, ya que él mismo no puede producir vitaminas, por lo tanto, se deben incluir frutas y verduras en la alimentación diaria. Ciertos grupos de personas, como los ancianos, las mujeres embarazadas, los atletas, y los fumadores, tienen una mayor necesidad de nutrientes y deben alimentarse con

suficientes de estos. Otros nutrientes aconsejados como suplemento son el zinc y el selenio. Es bien sabido que, además de vitaminas los minerales y oligoelementos también son esenciales para un buen funcionamiento de las defensas celulares. También se recomiendan los ejercicios de gimnasia por la mañana frente a una ventana abierta seguidos por duchas alternadas de agua fría y caliente. Esto fortalece el sistema inmunológico y revitaliza el cuerpo.

Remedios homeopáticos

Para fortalecer el sistema inmunológico ayudan: Ferrum phophoricum D12 y Echinacea D6, que también se utiliza para la prevención, así como terapia de base para las infecciones. También es adecuado Okoubaka D4. Quien sufre infecciones frecuentes, debe elegir Calcarea phosphorica D6 y Calcarea carbonica D6.

La terapia individual

La homeopatía clásica considera el paciente como un todo y selecciona el remedio correcto de forma individual. El fortalecimiento del sistema inmunológico por los remedios homeopáticos es siempre a través de una terapia individual.

personalidades creativas que se excitan fácilmente.

Las mujeres tienen una mayor necesidad de sueño, pero también cada vez más problemas para quedarse dormidas. Pueden afectar el sueño factores como la profesión: las personas con horas de trabajo definidas tienen menos problemas que un profesional que es trabajador independiente. Otro factor importante es la edad: los bebés duermen hasta dieciseis horas al día, mientras los ancianos a menudo duermen solo de cinco a seis horas diarias.

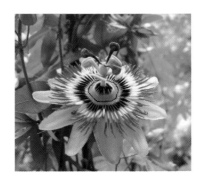

Los síntomas

Los síntomas que acompañan los trastornos del sueño son fatiga, nerviosismo, somnolencia, debilidad, sensación de vacío y oquedad, atonía,

Esto ayuda a lidiar con el insomnio

- Escuche a su cuerpo y la cantidad de sueño que necesita.
- Mantenga un ritmo regular de sueño –incluso los fines de semana.
- Mejore su lugar para dormir (cama, colchón, manta) y las condiciones ambientales (ruido, ventilación).
- Evite la actividad física extenuante antes de acostarse.
- Coma una dieta balanceada. La obesidad y el comer tarde dificultan el sueño.
- Reduzca el estrés y la tensión al escuchar música relajante o aprender técnicas específicas como el entrenamiento autógeno.
- Evite el consumo de cigarrillos, alcohol y bebidas estimulantes.

Ayuda natural

Para el tratamiento de trastornos nerviosos del sueño y/o estados de ansiedad causados por miedo, se recomienda hoy en día cada vez más, el uso de remedios somníferos y remedios naturales vegetales, como la valeriana, el lúpulo, el toronjil, la hierba de San Juan o la pasiflora.

pérdida de energía, un mayor riesgo de accidentes etc., además de una mala actitud frente a la posibilidad de más noches de insomnio y los estados de estrés resultantes. Al final, ya no se establece por sí mismo un sueño regulado.

Los remedios homeopáticos

Argentum nitricum D12 (preocupación), Cocculus D12 (por ejemplo, después del trabajo por turnos), Coffea arabica D6, Passiflora incarnata D3 (trastornos emocionales), Stramonium D12 (malos sueños).

El ronquido, la apnea del sueño

El ronquido ocasional es molesto, pero inofensivo; si se produce periódicamente o conduce a un daño, puede poner en peligro su salud. Las causas son diferentes: aumento del peso corporal, obstrucción de la respiración nasal, amígdalas aumentadas, adenoides o velo del paladar grande. Después de beber alcohol o tomar medicamentos, se pueden presentar ronquidos. Las alergias también pueden ser factores causantes.

Los síntomas

Dependiendo de la severidad, el ronquido produce un ruido más o menos fuerte, según la forma ondulada del velo del paladar. Un ronquido fuerte conduce al síndrome de apnea del

La apnea del sueño y sus consecuencias

El síndrome de apnea del sueño (apnea del griego sin respiración) se refiere a interrupciones en la respiración que pueden durar más de diez segundos. Los afectados por lo tanto, no reciben suficiente oxígeno y por lo general duermen muy mal. Durante el día conduce a los siguientes síntomas:
- Cansancio constante.
- Falta de concentración.
- Nerviosismo.
- Irritabilidad.
- Dolores de cabeza.
- Bajo rendimiento mental y físico.

Solteros

Si usted vive solo, es difícil saber si sufre de apnea del sueño. Por lo tanto, fíjese en si su cama está revuelta (evidencia de sueño intranquilo). Puede reducir los ronquidos con un cambio de posición, por ejemplo, de lado.

sueño en la que las vías respiratorias registran un funcionamiento entrecortado. El ronquido y el síndrome de apnea del sueño, en particular, pueden hacer que la persona afectada esté cansada todo el día y no rinda de igual manera en sus tareas, además pueden causar enfermedades del sistema circulatorio.

Los remedios homeopáticos

Argentum nitricum D12 (preocupaciones), Cocculus D12 (por ejemplo, después del trabajo por turnos), Coffea arabiga, D6, Passiflora incarnata D3 (trastornos emocionales), Stramonium D12 (malos sueños).

Estado de ánimo depresivo

A diferencia de otras formas de depresión, la depresión afectiva estacional (SAD) tiene lugar en épocas específicas del año. ¿Quién no la conoce? En los paises con estaciones, llega noviembre y con este el tiempo oscuro y sombrío del año; los días se hacen más cortos, llega la niebla del

otoño y hace que todo parezca gris. Durante este tiempo, muchas personas sufren de "depresión" y se escucha a menudo la frase:"!No me gusta noviembre para nada!". Sin embargo, también hay que subrayar que casi todas las personas están sujetas a las fluctuaciones estacionales del estado de ánimo, pero esta, en el caso del invierno asume características patológicas. Este tipo de depresión inicia con la temporada del intervalo de otoño a invierno (octubre a noviembre), puede durar entre cinco y ocho meses y se caracteriza por síntomas periódicos recurrentes que se superan en el verano.

La aparición de los síntomas se va dando a medida que se reduce la intensidad de la luz solar, el factor causante de la depresión, en los meses de

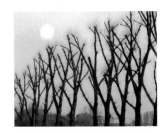

Esto le ayudará

Puede reducir los ronquidos con un cambio de posición en la cama, por ejemplo acuéstese sobre un lado.

otoño e invierno. Cuando los días se van haciendo más cortos, alteran el ritmo de día y noche del cuerpo; las hormonas y los neurotransmisores en el cerebro se confunden y pueden causar cambios de ánimo severos.

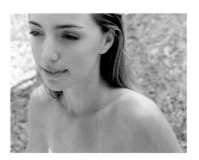

Los síntomas

Además de los síntomas psicológicos que se experimentan como trastorno del bienestar general, nerviosismo, irritabilidad, fatiga, somnolencia diurna, insomnio y ansiedad nerviosa, son también comunes la falta de energía, la depresión y el desánimo. A menudo hay un aumento del apetito por los dulces. Hay otros síntomas físicos como sudoración, molestias gastrointestinales, dolores de cabeza y dolores de corazón. Se puede experimentar un círculo vicioso en donde hay permanente mal humor, pérdida de ánimo y aislamiento social.

Hierba de San Juan

La mayoría de las personas afectadas no requieren atención médica, pero el sufrimiento es grande –especialmente para el entorno personal, como la familia o amigos.

La hierba de San Juan se usa mucho en el tratamiento de la depresión leve y el mal humor temporal. Tiene un efecto de elevación del estado de ánimo y ayuda a los afectados a superar las molestias y los síntomas cuando se sienten muy molestos. Una ingestión de esta durante varias semanas puede contribuir a mejorar los síntomas mentales y físicos. ¡También es útil moverse mucho al aire libre. Andar en bicicleta o dar un paseo!

La falta de luz

La falta de luz conduce a trastornos de la melatonina; esta es una hormona de regulación del sueño que se produce más en la oscuridad. Se ve también afectada la serotonina, sustancia que regula el apetito, el estado de ánimo y la energía.

Los remedios homeopáticos

Hypericum D4, Ignatia D12 (cambios de humor), Lachesis D12 (tristeza al despertar), Lycopodium D12 (preocupación), Nux vomica D12 (tensión, irritabilidad), pulsatilla D12 (dudas), Sulphur D12 (descontento, comportamiento malhumorado).

Trastornos de ansiedad

Los miedos son tan viejos como la humanidad, sin embargo, los trastornos de ansiedad, han aumentado incluso se habla de una "era de la ansiedad". Primero hay que recordar que el miedo o temor no siempre es negativo, tener miedos es normal y es parte de nuestra vida emocional. Estos son la base del instinto de conservación y el mecanismo de alerta para situaciones que nos amenazan; nos ayudan a estar atentos, pues solo si se conoce el peligro, se le puede hacer frente.

Pero la ansiedad no es igual al miedo; hay diferencia entre el miedo, que es el rasgo de carácter de una persona, y la ansiedad paranoica. La última está caracterizada por un estado de angustia sin ningún tipo de amenaza real.

También es excepcionalmente fuerte, dura mucho tiempo y aparece con frecuencia. Los afectados no son capaces de hacer frente a sus temores o minimizarlos por su propia cuenta, además aparecen ataques de pánico repentinos, y por encima de todas las molestias físicas. A menudo hay un miedo de expectativa ("miedo antes del miedo") que paraliza, literal-

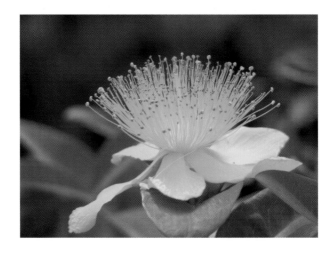

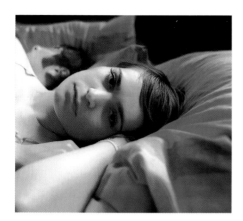

mente, en su acción a los afectados. Es típica la evasión de una situación o un lugar que causen ansiedad; con frecuencia, se usan excusas o pretextos, ocasionando un retiro de la vida cotidiana y un aislamiento social. Para llegar a enfrentarse con su miedo, la persona afectada a menudo toma estimulantes (alcohol, nicotina, medicamentos, etc.). No es infrecuente que sustituya sus miedos insuperables por las llamadas sobrecompensaciones experimentales, por ejemplo, deportes peligrosos o aventuras insólitas.

Las sociedades profesionales clasifican los trastornos de ansiedad en:

- "Normales", cuando el temor es razonable.
- Trastornos de ansiedad *con una base orgánica*, como enfermedades médicas y neurológicas (hiperactividad de la tiroides, la diabetes mellitus, enfermedades cardíacas y vasculares, migraña, esclerosis múltiple, epilepsia, tumores cerebrales etc.).
- Trastornos de ansiedad *con base psicológica*, como la depresión (especialmente ataques de pánico), la esquizofrenia, demencia, trastornos de la personalidad, el alcoholismo, la drogadicción y los trastornos primarios de ansiedad.

Los síntomas

Las personas con trastornos de ansiedad generalizados no pueden aplazar sus preocupaciones para mañana o el día después; se entregan a sus miedos, y sus pensamientos giran alrededor de todas las posibles amenazas y peligros. Los últimos pueden estar relacionados con todas las áreas de la vida, tales como enfermedades, accidentes, vejez, muerte, familia y la

La frecuencia

¡Usted no está solo! Casi una de cada diez personas sufre algún trastorno de ansiedad. Es importante que busque a tiempo ayuda de un psicoterapeuta.

> **¿Qué es "normal"?**
>
> Toda persona de vez en cuando, se preocupa, esto es completamente normal, esto incluye pensamientos relacionados con el futuro (sobre el trabajo, los niños o su seguridad financiera en la vejez) estas ideas subyacen en el presente y no nos preocupan mucho.
>
> A diferencia de estos, hay otros seres humanos que han desarrollado un trastorno de ansiedad generalizada: pasan mucho tiempo pensando, están siempre preocupados y no lo pueden superar; no pueden hacer nada por ellos, es una preocupación después de la otra, constantemente.

pareja. La pregunta típica es: "¿Qué pasaría si...?". Estos temores no se dan sin consecuencias para el cuerpo y el alma. Los síntomas más comunes son los espasmos musculares, problemas de tensión, irritabilidad aumentada, inquietud, nerviosismo, problemas de insomnio y falta de concentración. Los afectados por el síndrome de pánico sufren ansiedad aguda intensa, que se manifiesta en los ataques de pánico, estos ocurren de repente y sin ningún desencadenante claro. Van acompañados de taquicardia y palpitación, la disnea, mareo o sensación de mareo, sudoración, dolor de pecho y presión en el pecho; después vienen el "miedo a morir", el "miedo a sufrir

un ataque al corazón" o el "miedo a desmayarse". La claustrofobia (agorafobia) es el trastorno de ansiedad más común; puede ocurrir con o sin ataques de pánico. La agorafobia se manifiesta en pensamientos que giran en torno a que algo malo podría suceder y los afectados están desamparados y solos en lugares donde no pueden recibir ayuda; una multitud de personas, lugares y viajes son considerados peligrosos. Los pensamientos típicos son: "Espero salir de aquí con vida", "No puedo aguantar más, tengo que salir de aquí" o similares, los síntomas físicos incluyen palpitaciones, sudoración, temblores, dificultad para respirar, opresión en el pecho, náuseas,

Retirada

Las consecuencias de un trastorno de ansiedad suelen ser el completo aislamiento social y el retiro de la vida cotidiana.

vómitos, debilidad y somnolencia severa.

Hay también fobia social, que es el miedo a los encuentros con otras personas; los individuos afectados tienen un temor exagerado de atraer la atención negativa, a fallar, a comportarse con torpeza o hacer el ridículo. En compañía de otros, se sienten constantemente observados y criticados, el resultado es el aislamiento social, la evasión de las celebraciones, eventos, compromisos de trabajo o viajes. Las causas de la fobia social se dan por lo general en la infancia, cuando los individuos afectados no podían

desarrollar una autoestima positiva y confianza en sí mismos. Los síntomas típicos son la timidez y el miedo al contacto, además hay una serie de síntomas físicos (enrojecimiento, temblores, sudoración). Son personas muy vulnerables emocionalmente.

Los trastornos de ansiedad en los que se inunda la mente con pensamientos constantes e incontrolables, o en los que el individuo se ve obligado a repetir ciertas acciones, es llamado trastorno obsesivo-compulsivo obligado. La causa puede ser un suceso oneroso, un conflicto familiar o problemas en el trabajo. A veces, los afec-

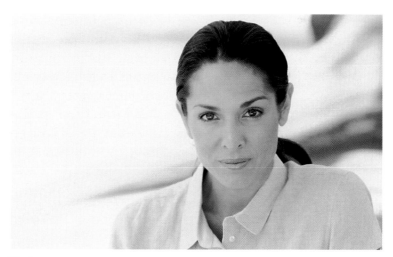

Mujeres

Las mujeres son más propensas a sufrir de trastornos de ansiedad.

153

tados desarrollan síntomas durante una fase depresiva y con frecuencia los pacientes compulsivos también sufren de depresión severa.

La ansiedad postraumática como reacción al estrés ocurre cuando las personas experimentan una situación extremadamente estresante o de peligro extraordinario. Esto puede ser por ejemplo un desastre natural, un accidente de tráfico o una enfermedad súbita y grave. En casi todos los afectados conduce a una perturbación profunda que puede ser temporal o

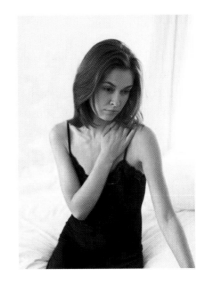

Trauma

El término "trauma" viene del griego y significa "herida" o "daño". Un trauma afecta de formas diversas, por ejemplo, entre la conciencia de los sentimientos y los recuerdos. Interrumpe el curso de la vida cotidiana y la historia de la vida precedente. El trauma significa una intrusión masiva en los viejos hábitos, nada es lo que era antes.

también puede conducir a consecuencias a largo plazo. Los signos típicos incluyen una persistente sensación de peligro, ansiedad, memoria recurrente de la experiencia, pesadillas, irritabilidad, estado de alerta constante, arrebatos de furia, temblor, palpitaciones, dificultad para respirar, mareos, fatiga rápida, náusea y pérdida de apetito.

El miedo dirigido y no dirigido

Hay que distinguir entre el miedo dirigido y el no dirigido. El miedo no dirigido no tiene ninguna causa específica, mientras que hay ocasiones en las que el miedo se dirige contra una situación particular.

Los remedios homeopáticos

Aconitum D12 (ataques de pánico), Arnica D12 (después de un shock) y Argentum nitricum D12 y Lachesis D12 (con las fobias), Phosphorus D12 (con varios temores, como por ejemplo antes de una tormenta), Cimicifuga racemosa D12 (con ansiedad), Lycopodium D12 (con temor al fracaso), Pulsatilla pratensis D12 (con ataques de ansiedad y llanto).

Trastornos de adaptación

Esto se refiere a acontecimientos de la vida estresantes o cambios importantes, para los que la persona afectada no está preparada y que pueden conducir a una enfermedad (por ejemplo, una reacción a la tristeza, problemas familiares o con la pareja, penas de amor, dificultades en el trabajo, la pérdida económica, la emigración, etc.). Por lo general se trata de una reacción corta y a mediano plazo; la persona afectada está en su mayoría resignada, deprimida, ansiosa, temerosa, frustrada, humillada, tensa, pero también irritable y agresiva. El sufrimiento se supera por sí mismo o puede ser terapéuticamente tratado a través de una intervención de crisis.

Las tensiones pueden ser tanto recurrentes como también permanentes y estar asociadas con fases específicas de la vida (por ejemplo, comenzar la

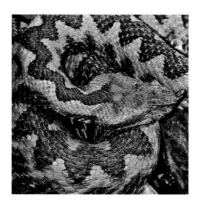

Eficiencia

Cualquier persona que sufre de un trastorno de adaptación a menudo ya no puede rendir normalmente en su vida cotidiana.

Posibles causas

- Sobrecarga o subvaloración en el trabajo.
- Estrés o el síndrome de burnout.
- Muy poco sueño o trastornos de sueño.
- Falta de ejercicio.
- Mala nutrición (deficiencias de vitaminas y minerales, el exceso de azúcar).
- Alergias.
- Síntomas de otra enfermedad subyacente (por ejemplo depresión, trastornos de riego sanguíneo cerebral: demencia, enfermedad de Alzheimer).
- Menopausia.
- Efectos secundarios de los medicamentos.
- Secuelas de la quimioterapia.
- Alcohol, nicotina, café, consumo de drogas.
- En los niños: ver mucho tiempo televisión o juegos de computador, resultado de la hiperactividad (síndrome TDAH) o la dislexia.

escuela, dejar la casa paterna, el matrimonio, la paternidad, el fracaso para alcanzar las metas profesionales, jubilación). Se presentan aproximadamente de uno a tres meses después del inicio de la situación que las desencadena y no deberían durar más de medio año.

Los síntomas

Los síntomas son diferentes y afectan en especial el estado de ánimo. Son típicas las reacciones depresivas, el miedo o el temor (a cargas específicas o sus consecuencias), la preocupación y la ansiedad. Aparte de eso hay una sensación de no poder enfrentar algo o no poder seguir con la situación actual.

Las personas afectadas difícilmente pueden hacer frente a sus tareas diarias; un dicho común es: "Nada es lo que era". También hay agresividad, irritabilidad, posiblemente abuso de drogas sociales y el aislamiento social.

El temor

Las personas afectadas tienen la sensación de ya no poder hacer frente a sus vidas y los retos de cada día.

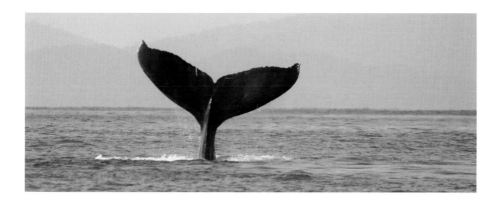

Los remedios homeopáticos
Phosphoricum acidum D12 (tristeza), Ignatia D12 (altibajos emocionales) Ambra grisea D12 (preocupación), Natrum muriaticum D12 (dificultad para procesar situaciones).

Problemas de concentración

Se habla de trastornos de concentración, cuando la capacidad de dirigir la atención a una actividad en particular se encuentra temporalmente debilitada o deteriorada. Si no se logra la proyección de otros estímulos de forma permanente, se habla de debilidad de concentración.

Los síntomas
Los trastornos de concentración pueden producirse en diversos grados.

Los síntomas son la falta de memoria, imprudencia o fatiga. Los afectados se distraen fácilmente, inician muchas actividades y terminan pocas. En actividades mentales los pensamientos divagan constantemente, se "sueña" despiertos y se está ausente mentalmente. A menudo estas personas se sienten débiles, desanimadas, y muchas veces sobrecargadas por completo.

Los remedios homeopáticos
Avena sativa D3 (fatiga y debilidad), Calcarea phosphorica D6 (la sobrecarga mental), Aethusa cynapium D6 (falta de concentración), Kalium phosphoricum D6 (falta de memoria).

157

Estrés y agotamiento

Síndrome de burnout

El síndrome de burnout es cada vez más común en la sociedad actual. Ya no se trata más de la típica "enfermedad del gerente", porque nadie está protegido contra esta. Los estudios han demostrado que las mujeres son dos veces más propensas a sufrirla que los hombres. El termino "burnout" indica un estado físico crónico, como también fatiga mental, que se alcanza cuando ya no está garantizada una recarga de las reservas de energía necesarias para el cuerpo. La mayoría de las explicaciones definen el burnout como un resultado del estrés a largo plazo. En el intento del cuerpo de adaptarse a la amenaza ante una situación estresante, el sistema nervioso y hormonal se pone en un estado de actividad aumentada. Esta demanda constante de la situación roba la energía propia, y disminuye la resistencia: por lo tanto, las enfermedades ya no se pueden curar y en última instancia serán crónicas. Otros factores de estrés pueden ser la pérdida de una persona querida, subestimación o cambios drásticos en la vida. El grado en que una persona puede ser influenciada por el estrés depende de varios factores: la actitud mental, evaluación física, y las circunstancias personales.

Los síntomas

Las primeras señales de alarma de esta enfermedad son, entre otras cosas, la falta de energía, dolor de cabeza

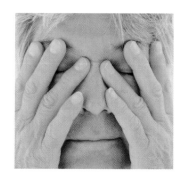

Profesiones sociales

A menudo, el síndrome de burnout se produce en las personas que trabajan en ocupaciones sociales, como una enfermera geriátrica o un paramédico.

y dolores musculares, insomnio, malestar estomacal, tensiones, fatiga persistente, debilidad, irritabilidad, trastornos de concentración, depresión y pérdida de fuerza interior. Esta condición es más fácil de comparar con la gripa poco antes de que esta se dé, sin embargo se convierte en una condición permanente. Si estos síntomas de fatiga física, emocional y/o mental se hacen notar durante varios meses, se habla de burnout. La enfermedad progresa por etapas, que pueden desarrollarse durante un período de varios años:

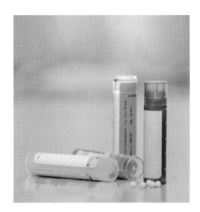

- El comienzo está marcado por el entusiasmo, la imaginación y la hiperactividad en la profesión.
- Poco a poco llega la desilusión relacionada con la conciencia de que no se puede hacer todo como se quiere.
- Siguen la frustración y el disgusto por el trabajo.
- Se presenta una fase de depresión, irritabilidad, indefensión y vacío interior.

- La persona afectada se refugia poco a poco en la familia, amigos y aficiones.
- Siguen trastornos de contacto, fracasos, sentimientos de inferioridad, sentimientos de inseguridad y la resignación. En esta etapa es característica la adicción al alcohol, los cigarrillos, dulces, drogas, café y la comida en exceso.
- Aparecen síntomas físicos: dolor de cabeza, úlceras estomacales, hipertensión e insomnio.
- La última fase se caracteriza por la depresión, la desesperación, odio

¿A quiénes afecta?

Al grupo de riesgo pertenecen por un lado las personas muy ambiciosas, trabajadoras, comprometidas con altas expectativas de sí mismos y su medio ambiente; por otro lado, también personas con poca fuerza asertiva que dependen de las expectativas de los demás y quiere hacerlo todo bien.

hacia sí mismo, la negligencia física, y los pensamientos suicidas.

Los remedios homeopáticos

Phosphoricum acidum D12, Kalium phosphoricum D6, pulsatilla D12, Helonias dioica D6.

Fatiga

La fatiga es común en esta época. Cada vez más personas sufren, por una variedad de razones, de estrés y agotamiento. Se sospecha una conexión con los cambios rápidos de la sociedad y la economía en los países industrializados. Factores como la presión y el acoso moral en el trabajo, la amenaza de desempleo, la jubilación inminente, la carga múltiple por el hogar-familia-profesión, el ruido, toxinas del medio ambiente, los alimentos procesados industrializados, la falta de ejercicio, como también las enfermedades desempeñan un papel importante. Durante un período de tiempo el cuerpo y la mente pueden adaptarse

Prevención del burnout

- Duerma lo necesario y haga ejercicio regularmente.
- Aliméntese sanamente (vitaminas, oligoelementos).
- Haga pausas pequeñas y grandes en su vida cotidiana de trabajo y organice sus vacaciones sin estrés.
- Evite el estrés en el trabajo: delegue tareas, aprenda a decir "no" y reduzca su exigencia a la perfección.
- No busque la aceptación desde otros, sino la suya. Aprenda a valorarse.
- Relájese a través de técnicas de relajación (entrenamiento autógeno, yoga, terapia de respiración, meditación, etc.)
- Busque aficiones que promuevan las reuniones sociales.
- Hable con un médico o psicoterapeuta acerca de sus problemas en caso de emergencia.

Desafíos

Si bien algunas personas manejan los retos de la vida cotidiana, otras reaccionan con problemas emocionales, como el síndrome de burnout o de estado de agotamiento.

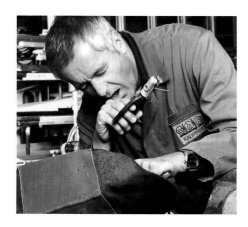

a las tareas que se presentan constantemente, pero tarde o temprano los trastornos se hacen notar.

Los síntomas

Debido al exceso de trabajo o a situaciones tristes, la persona afectada ya no da abasto con las demandas de la vida cotidiana, conduciéndole a un agotamiento nervioso, depresión y desaliento; también aumenta la irritabilidad. Además se pueden desarrollar ansiedad y ataques de pánico. Por otro lado las causas físicas y orgánicas

pueden causar fatiga, enfermedad de la tiroides, anemia, diabetes, presión arterial baja o infecciones.

Los remedios homeopáticos

Phosphoricum acidum D12 (fatiga física y mental, debilidad), Arnica D12 (después de un sobreesfuerzo físico), Calcarea carbonica D12 (con sudoración rápida por agotamiento), Arsenicum album D12 (si se presenta mucha debilidad), Gelsemium D12 (para la salud mental, somnolencia), Kalium phosphoricum D12 (con la amenaza de colapso nervioso grave).

Fatiga crónica

En principio, se debería distinguir entre una "fatiga normal" de la que uno puede recuperarse con sueño y relajación dirigida, y una "fatiga persistente". Por último, es importante notar la incapacidad para relajarse física como mentalmente. Esta incapacidad a la regeneración tiene consecuencias

La forma crónica

Además del estado de fatiga causado por el estrés existe el síndrome de fatiga crónica. Las causas de esta aún son desconocidas. Se sospecha, sin embargo, que los trastornos hormonales, las deficiencias inmunológicas, las causas mentales, tales como el exceso de estrés, sean sus detonantes.

psicosociales para la familia, amigos e incluso en el trabajo.

La fatiga crónica puede ser el resultado de un estilo de vida en el que aumentan los aspectos debilitantes, además de una disminución de ocasiones de relajación y regeneración. La favorecen un consumo excesivo de alcohol, cigarrillos y otros estimulantes, así como la creciente falta de ejercicio. La fatiga se divide en fatiga física, emocional (excesivamente sentimental) y cognitiva (mental e intelectual).

Los síntomas

El cansancio físico se presenta después del ejercicio y después del trabajo. Se siente agradable; se quiere recostar y tomar un descanso. Las articulaciones están muy pesadas. La fatiga se caracteriza por la pérdida de energía y de los intereses; hay deseo de retirarse para evitar problemas. Los afectados se impacientan con rapidez, se irritan con facilidad y a veces se deprimen.

La fatiga mental está acompañada de problemas de memoria y concentración, atención disminuida y dificultad para pensar y hablar; se encuentran con dificultad las palabras adecuadas, solo se quiere dormir.

Los remedios homeopáticos

Phosphoricum acidum D6, Agnus castus D6, Antimonium tartaricum D6, Arsenicum album D6, Berberis aquifolium D6, Calcarea carbonica D6.

Síntoma

La fatiga también puede ser un síntoma de una enfermedad grave. Asegúrese de que no haya otras molestias.

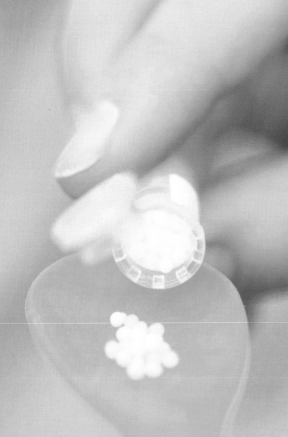

Enfermedades graves y crónicas

Acompañando en una enfermedad grave a la medicina alopática, la homeopatía puede contribuir también a la curación o alivio de los síntomas. Los capítulos siguientes le ayudarán a seleccionar el remedio adecuado.

Ojos

Cataratas

Se califica como catarata a una nubosidad indolora en el lente del ojo que molesta la visión, se ve como a través de un velo gris. La forma más común de catarata se relaciona con la edad. Prácticamente todos los seres humanos en el proceso de envejecimiento llegan a sufrir de cataratas ("catarata senil"). Por lo general, la enfermedad de los ojos se produce aproximadamente a la edad de sesenta años. También ciertas enfermedades como la diabetes mellitus o la dermatitis atópica pueden conducir a cataratas, además las inflamaciones dentro del globo ocular, la radiación o la intensidad de la luz infrarroja o ultravioleta, causan enturbiamiento y producen cataratas. Puede suceder con mayor rapidez, por el calor intenso, un tratamiento de diálisis, la administración a largo plazo de la cortisona, por una lesión o por cirugía ocular. A veces la catarata es congénita y ya se ha desarrollado por un daño en el seno materno.

Los síntomas

La alteración de visión se produce poco a poco dependiendo de la forma. La imagen puede oscurecerse, hacerse borrosa y distorsionada, o se ve duplicada, la visión espacial se restringe, y hay un aumento de la sensibilidad a la luz. En etapas avanzadas, la opacidad es tan fuerte que la visión se reduce a

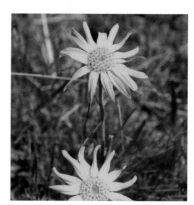

Palabra de origen

Se habla de "cataratas", porque las personas afectadas ven como a través de un velo gris.

la percepción de los movimientos de la mano o la luz.

Los remedios homeopáticos

Secale cornutum D3-6, Naphtalinum D6 y Phosphoricum acidum D3 (por diabetes), Sulphur D6, Calcarea carbonica D6, Magnesia carbonica D6 y Silicea D6 (catarata senil), Arnica D4 y Phosphorus D6 (por trauma). El siguiente tratamiento ha demostrado ser efectivo:

- 1 tableta de Calcarea fluorica (fluoruro de calcio) D12, por la mañana durante 17 días.
- 1 tableta de Magnesia fluorica D6, por la mañana durante 17 días.
- 1 tableta de Magnesia fluorica D12, por la mañana durante 17 días.

- 5 gotas de Magnesia carbonica D8 por la mañana, durante una semana.

Glaucoma

El glaucoma se refiere a un aumento en la presión intraocular que puede resultar en la pérdida de la visión. Esta enfermedad es una de las causas más comunes de ceguera, aunque se puede curar con un tratamiento oportuno.

El 2% de las personas de 40 años de edad en Alemania se ven afectados por glaucoma, con la edad, el número de casos aumenta. La enfermedad del glaucoma es muy peligrosa, pues si no es detectada a tiempo, el daño es irreversible.

La operación de cataratas

La catarata es en realidad un caso quirúrgico porque sin operación no se puede resolver. Esta última sirve para la restauración de la agudeza visual. Además, una ametropía puede ser corregida hasta un cierto grado de precisión debido a la complejidad de la intervención.

La cirugía se realiza bajo anestesia local, se reemplaza el cristalino opaco por una lente artificial generalmente por una de acrílico o de silicona. El tratamiento, a menudo, se realiza en forma ambulatoria.

Vejez

La causa más común de cataratas es la edad.

La prevención

Solo se puede prevenir daños causados por esta peligrosa enfermedad, a través de exámenes de detección regulares y un tratamiento temprano.

El oftalmólogo mide la presión intraocular, proceso absolutamente simple e indoloro, para poder valorar el nervio óptico por medio de la reflexión del fondo del ojo. Si es necesario, prescribe gotas oculares adecuadas que –aplicadas regularmente– reducen la presión intraocular y pueden detener en general el desarrollo del glaucoma.

Los síntomas

Durante mucho tiempo, no hay molestias. Si se logra detectar el glauco-

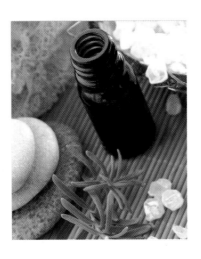

ma es porque ya está muy avanzado. En un ataque de glaucoma agudo los signos son un dolor repentino y fuerte de cabeza y de los ojos. El ojo se torna de color rojo, además, se producen los típicos síntomas generales como náuseas y vómitos, además de un deterioro de la visión.

Los remedios homeopáticos

Aurum metallicum D12 (para el sentimiento de presión y tensión en los ojos, dolor de cabeza y visión borrosa) Gelsemium sempervirens D6 (visión doble), Mercurius solubilis D6 (dolor punzante en el ojo, conjuntivitis), Glonoinum D6 (chispas y deste-

Medicina alopática

¡En el caso de glaucoma los remedios homeopáticos solo se usan acompañados por la medicina alopática y el tratamiento oftalmológico!

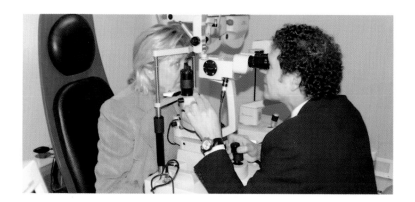

llos, dolores de cabeza), Paris quadrifolia D6 (con presión en el ojo, dolor ocular, piquiña, dolor de cabeza).

Degeneración macular

La degeneración de la mácula (mancha amarilla, el punto de visión más visible en la retina central) se produce por el colapso de las células sensoriales que son responsables de la percepción de la luz. Por esta razón la visión se ve afectada o se pierde sin posibilidad de reparación. La enfermedad puede ocurrir en la adolescencia (juvenil), pero más a menudo en la edad de la vejez (senil). La degeneración macular (DMAE) relacionada con la

edad es la principal causa de pérdida de visión en las personas mayores de 65 años. Solo en Alemania unos dos millones de personas resultan afectadas, y según pronósticos esta cifra se triplicará para el año 2020. Se hace una distinción entre forma húmeda y seca de la enfermedad. La forma más frecuente es la forma seca, en este caso las células centrales de la retina mueren lentamente, esto conduce a un deterioro gradual de la visión. La forma húmeda se da por la acumulación de líquido debajo de la mácula, por lo general de los vasos coroideos encarnados, esto lleva a un daño de las células de la mácula, que a su vez causa una

Perspectivas

Los remedios homeopáticos pueden ser por lo general utilizados para el tratamiento oftalmológico.

Factores de riesgo

Los posibles factores de riesgo incluyen el tabaquismo, predisposición genética, las cataratas, presión arterial alta, la miopía, la piel y color de los ojos claros, sobre exposición a la luz ultravioleta intensa, la deficiencia de vitaminas y minerales y toxinas en el medio ambiente.

distorsión de la imagen en la persona afectada. Típico de esta es la aparición de líneas rectas dobladas que se presentan más adelante como manchas al centro del campo visual. El daño en la retina no se puede deshacer. En algunos casos es posible, sin embargo, detener el proceso de la enfermedad y evitar un deterioro de la visión. Para esta enfermedad no hay tratamiento farmacológico. La creencia anterior de que se tratara de un trastorno circulatorio es incorrecta. Por lo tanto los medicamentos para la circulación sanguínea tampoco ayudan.

Los síntomas

Como primeros signos están las imágenes borrosas y los destellos en los ojos. Además, hay una distorsión de la visión y la disminución en la percepción del color. Las líneas rectas aparecen dobladas.

Los remedios homeopáticos

Aurum metallicum D12 (para la presión y la tensión en los ojos, visión borrosa, dolor de cabeza), Phosphorus D12 (para un trastorno de la visión, visión borrosa, mareos y dolor de cabeza eventuales).

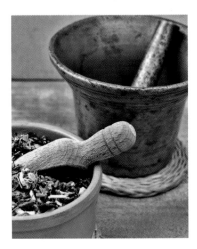

168

Oídos

Pérdida de la audición

La pérdida auditiva se trata de un evento agudo; de repente se oye peor en un oído. Solo en raras ocasiones esta molestia afecta a ambos lados. Una pérdida de audición puede ocurrir a cualquier edad, con mayor frecuencia en las personas alrededor de los cincuenta años de edad. En la mayoría de los casos la enfermedad está acompañada de un tinnitus como por ejemplo, un silbido alto o zumbido. Se habla de la pérdida repentina de la audición idiopática cuando se desconoce la causa de la pérdida de la audición. Se trata de una pérdida de audición sintomática cuando se ha detectado una enfermedad subyacente. Se supone que la causa de la pérdida repentina de la audición idiopática es un trastorno circulatorio del oído interno, una infección viral o bacteriana. Además, los factores psicosomáticos como el estrés y el estrés emocional son también factores importantes.

Los síntomas

Se siente como si tuviese algodón en los oídos, además hay una sensación de presión de un solo lado. A menudo como síntoma acompañante a la pérdida repentina de audición se produce un zumbido de diversos grados en los oídos (generalmente de alta frecuencia). En raros casos, aparece mareo y una sensación general de inseguridad y vértigo. Puede ocurrir un endurecimiento severo del oído que puede llegar, en algunos casos, hasta el entumecimiento.

La percepción de doble tono es común: el tono en un oído es normal y en el oído enfermo se siente más alto o más bajo.

El inicio de la terapia

Cuanto más temprano se trate una pérdida de audición, más se pueden prevenir las complicaciones como la sordera absoluta.

Los remedios homeopáticos

Arnica D12 (después de una lesión), Ignatia D12 (después de estrés, por estrés psicológico), Petroleum D12 (con zumbido de oídos), Phosphorus D12.

Tinnitus

El tinnitus (latino tinnire = timbrar, sonar) no se trata de una enfermedad sino de un síntoma, en sentido médico, y se refiere a todos los tipos de ruidos de oído –y en la cabeza– que notan solo ciertos individuos, y no existen en la realidad.

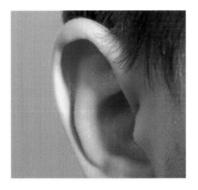

El tinnitus puede ocurrir a cualquier edad, pero el riesgo aumenta a partir de los sesenta años. Si dura más de tres meses, se habla de un tinnitus crónico.

Los síntomas

Hay múltiples ruidos en el oído: silbidos, siseos, zumbidos, pitos, tarareos, chirridos o incluso palpitación y martilleo. Los ruidos pueden aparecer en uno o ambos lados, de manera temporal o permanente, en bajo volumen o en volumen alto, y desaparecen después de meses o incluso años. Se pueden escuchar en momentos muy diferentes: cuando se va a dormir, por la noche, con esfuerzo físico o cuando se toma alcohol. En algunos afectados el sufrimiento es muy grande, se pueden concentrar solo en los ruidos de los oídos. Otras molestias que acompañan el tinnitus son la pérdida de la audición, el insomnio, el miedo o la depresión.

Prevenir

Es importante un estilo de vida saludable con ejercicio regular y un poco de estrés positivo. Esté atento a las primeras señales como tinnitus y localice a un especialista. Podrá reaparecer, pero el otorrinolaringólogo determinará la causa.

La prevención del tinnitus

Para evitar ruidos en los oídos, se debe evitar el estrés por largo tiempo, la sobrecarga física y mental como también el exceso de ruido y la música a alto volumen. Además, es útil aprender técnicas de relajación para sobrellevar el estrés (por ejemplo el yoga, el entrenamiento autógeno o Tai Chi). Importante: cuanto más rápido se detecte un tinnitus y se empiece un tratamiento, mayores son las posibilidades de recuperación.

Los remedios homeopáticos

Arnica D12 (en caso de síntomas debido a una lesión), Ignatia, D12 (con molestias debido a problemas psicológicos), Petroleum D12 (con ruidos de oídos como un zumbido o silbidos), Phosphorus D12 (con dolor de cabeza adicional), Theridion D12 (con una extrema sensibilidad al sonido).

Nariz y senos paranasales

Sinusitis

Se define como sinusitis una inflamación de la mucosa en los senos paranasales que a menudo está causada por bacterias, virus, hongos y alergias.

La sinusitis aguda suele producirse como resultado de un simple resfriado y aparece pocos días después. Las causas del problema son la mala ventilación y el drenaje. Otros factores desencadenantes pueden ser un estrechamiento anatómico del tabique nasal o pólipos nasales y enfermedades de las raíces de los dientes.

En la génesis de la sinusitis también desempeñan un papel importante:

- Las influencias climáticas.
- El aire seco y cálido.
- Infecciones.
- Alergias (por ejemplo, fiebre del heno).
- Infecciones dentales.

La sinusitis es crónica cuando aparece por más de seis semanas y repetidamente.

Si no se detecta o se trata una sinusitis a tiempo, se pueden producir emergencias graves con consecuencias potencialmente mortales. La infección puede extenderse hacia el cerebro (encefalitis), meninges (meningitis), las cuencas de los ojos o al hueso adyacente.

Los síntomas

Los síntomas típicos incluyen dolor de cabeza y una sensación de presión en la misma (aumenta al agacharse), dolor en la cara y dolor de oído como también sensibilidad a la presión en los senos paranasales afectados. La secreción nasal es amarillaverdosa y purulenta. Hay una clara sensación de malestar y fatiga, con posible fie-

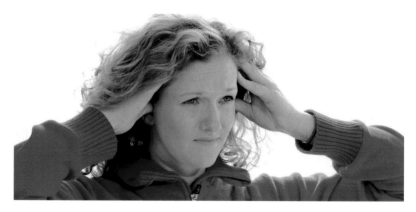

Los senos paranasales

Los senos paranasales (el seno maxilar, senos etmoidales, frontales y esfenoidales) son cavidades en los huesos de la cara y tienen una sola salida, muy estrecha, a la cavidad nasal. Se distingue entre la sinusitis aguda y la crónica.

bre. Otros síntomas incluyen pérdida del apetito, ojos sensibles a la presión, congestión nasal y trastornos del olfato y del gusto.

Los remedios homeopáticos

Cinnabaris D3 (con supuración), Hekla lava D6 y Silicea D12 (con forma de molestia crónica), Kalium bichromicum D4 (con las secreciones fuertes).

Asma

Asma es el estrechamiento paroxístico de las vías respiratorias. Con ciertos estímulos este conduce a una reacción excesiva: los músculos bronquiales se contraen, la membrana mucosa se inflama, y se produce más moco en los bronquios. El asma es una enfermedad crónica, que tiene a menudo años o incluso décadas de progreso. Hay una distinción entre el asma aguda y la crónica. Dependiendo de la causa, se distinguen diferentes formas de asma como asma alérgica o no alérgica, asma de infecciones (con

infecciones en las vías respiratorias) o asma inducida por el ejercicio. En la mayoría de los casos el asma tiene causas alérgicas. Los afectados pueden reaccionar con alergias al polen de gramíneas y de los árboles, pelos de animales o disolventes químicos.

El asma no alérgica puede ser desencadenada por los siguientes estímulos:

- El esfuerzo físico.
- El estrés.
- El aire frío o seco.
- El humo del cigarrillo.
- La contaminación del aire (polvo, gases residuales).
- Virus o bacterias inducidas por infecciones respiratorias.

Un ataque de asma ocurre cuando los músculos se contraen y las vías respiratorias se estrechan hasta que la mucosa obstruye los bronquios casi en su totalidad. Las consecuencias son tos, dificultad para respirar y respiración convulsiva.

Deporte

Muchos asmáticos no hacen deporte por temor a un ataque, sin embargo, la actividad física regular no es un tabú para los afectados; el ejercicio fortalece los músculos respiratorios y aumenta la condición física, mejorando la respiración y reduciendo la posibilidad de un ataque de asma.

Los síntomas

El aire inhalado puede ser mal exhalado, la fase de espiración se prolonga; el afectado siente falta de aire, el ruido respiratorio se caracteriza por silbidos, y hay dificultad para respirar. Otros síntomas típicos son tos seca y molesta, sibilancias y mocos pegajosos y vidriosos.

El rendimiento físico se ve afectado. Por lo general estas personas asumen una postura sedente para aliviar los músculos respiratorios.

Los remedios homeopáticos

Arsenicum album D4-D6, Calcarea carbonica D4-D6, Natrum sulfuricum D4-D6; ipecacuana D4-D6, Kalium Iodatum D4-D6, Senega D4-D6 (expectorante).

Influenza

En contraste con los casos leves de resfriados y las infecciones de gripa, que suelen tenerse bajo control rápidamente, la "verdadera" gripa –influenza– es una enfermedad viral que

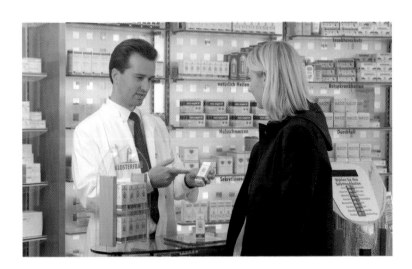

Inhalaciones

Las inhalaciones con una mezcla de Chamomilla, salvia y tomillo pueden hacer maravillas y ayudan a sus vías respiratorias a recuperarse.

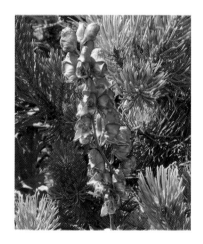

en las mucosas. El resultado es una inflamación de las vías respiratorias. Después de unos días se desarrollan los síntomas clásicos que ocurren de repente. La influenza debe tomarse en serio porque puede ser peligrosa y mortal para los niños pequeños, adolescentes, mujeres embarazadas, ancianos o pacientes con enfermedades crónicas y deficiencias inmunológicas. Además, puede conducir a una enfermedad secundaria y traer complicaciones como una neumonía, edema

cobra algunas vidas al año. Esta es causada por el virus de la influenza que está extendido por todo el mundo. La infección se da por *gotitas*, es decir, por tos, estornudo, besos, al hablar, y por contacto directo, como darse la mano.

La "verdadera" gripa es una infección aguda de las vías respiratorias y afecta las vías respiratorias superiores. En efecto, si el organismo se debilita, el virus inhalado puede superar la barrera de la mucosa de las vías respiratorias y asentarse y multiplicarse

Vacuna contra la influenza

No existen medicamentos eficaces contra el virus de la gripa. El Comité Permanente de Vacunación en Alemania recomienda una vacuna preventiva contra la gripa. Esta se administra cada año porque los virus están cambiando con rapidez. La mejor protección es, sin embargo, cuidar su sistema inmunológico y fortalecer su rendimiento.

La infección por gripa

A diferencia de la verdadera gripa el comienzo de un resfriado (infección de gripa) pasa desapercibido. Los síntomas incluyen dolor de garganta y secreción nasal, la sensación de la enfermedad es mucho menor y la fiebre es más bien baja.

pulmonar, inflamación del músculo cardíaco o meningitis, potencialmente mortal. Quienes se enfermen de influenza deben, por lo tanto, consultar inmediatamente a un médico, en especial en las primeras etapas. Sin embargo, el diagnóstico definitivo es difícil porque los síntomas del resfriado simple pueden ser similares.

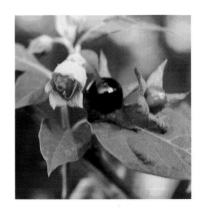

Los síntomas

Los síntomas típicos son tos, estornudos y congestión nasal, dolor de garganta, escalofríos y sudores. Hay fiebre alta, dolor de cabeza insoportable, dolor de cuerpo, malestar general y debilidad. También es característica la pérdida del apetito, sentirse muy enfermo, las náuseas y el vómitos en los niños.

Los remedios homeopáticos

Aconitum D6 (en la fase aguda con escalofríos y fiebre), belladona D6 (con rápido aumento de la fiebre), Eupatorium perfoliatum D4 (con fiebre, sensación de fatiga y dolor de cabeza),

Ferrum phosphoricum D4 (con fiebre, secreción nasal), Gelsemium D4 (con fiebre moderada, congelamiento severo y dolor de cabeza y del cuerpo), Mercurius solubilis D6 (cuando las vías respiratorias se ven afectadas).

Bronquitis

La bronquitis es una inflamación de la mucosa de las vías respiratorias. La bronquitis aguda es una de las enfermedades respiratorias más comunes. Se presenta con mayor frecuencia en el otoño o el invierno. La hipotermia y la humedad debilitan el sistema inmunológico y por lo tanto favorecen su

Consulta a domicilio

Si usted sospecha sufrir de una verdadera gripa es necesario hacer una visita al médico. Si se siente demasiado débil para hacerlo, no debería tener miedo de pedirle a su médico una consulta a domicilio.

Bronquitis purulenta

Algunos casos de bronquitis viral aguda pueden llevar a un estado complicado, a una segunda infección bacteriana. Típico en este caso es la secreción purulenta.

Si la fiebre, la tos y el dolor del pecho duran más de cinco días, es evidente la sospecha de neumonía. En este caso, usted debe consultar a un médico.

aparición. En la mayoría de los casos, la bronquitis es causada por un virus (como resultado de un resfriado o una infección de gripa). En la forma aguda también puede desarrollarse como enfermedad concurrente de otras infecciones en el cuerpo, tales como la gripa, tos ferina o el sarampión, o ser causada por estímulos químicos, tales como la inhalación de humo de cigarrillo o de otros contaminantes del aire (por ejemplo, dióxido de azufre, óxidos de nitrógeno en la ciudad). La bronquitis crónica se presenta cuando los síntomas de la enfermedad (tos y producción de esputo) se repiten durante al menos tres meses en menos de dos años consecutivos una y otra vez. De bronquitis crónica se ven particularmente afectados los fumadores, pero también la inhalación de cuerpos extraños puede causar bronquitis crónica.

Los síntomas

Una bronquitis viral como consecuencia de un resfriado comienza en un principio con síntomas parecidos al resfriado: son comunes el escalofrío, la tos, el malestar general y el dolor de garganta, de cabeza y en el cuerpo. La tos es inicialmente seca y a continuación, se inicia la descarga, que cambia durante el curso de la enfermedad en color y textura (inicialmente es clara

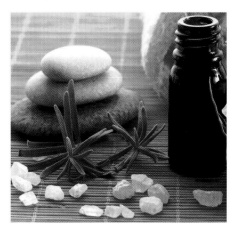

177

y viscosa, de color amarillo verdoso y más tarde se torna purulenta). La cantidad de eyección aumenta con la progresión de la enfermedad. En la respiración se escuchan los llamados estertores y a veces hay dolor en el pecho, la garganta puede estar enrojecida y la fiebre puede subir a cerca de 39 °C durante unos pocos días.

En la bronquitis crónica, los síntomas alcanzan desde una tos crónica, a través de ataques de tos con esputo purulento, hasta cambios severos del tejido pulmonar y la pérdida de la capacidad de los pulmones.

Los remedios homeopáticos

Aconitum D6 (con tos seca, fiebre), Ammonium carbonicum D4 (para facilitar la expectoración), Ammonium tartaricum D4 (con tos seca), Drosera D6 (contra la tos seca), ipecacuana D6 (con moco abundante), Natrum sulfuricum D6 (con tos suelta pero dolorosa).

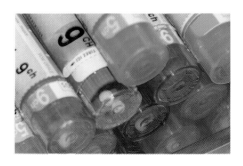

Neumonía

La neumonía es una inflamación infecciosa del tejido pulmonar y los **alvéolos pulmonar**es. Los desencadenantes comunes son bacterias, pero también virus, hongos y parásitos. A menudo la enfermedad es precedida por una infección viral de las vías respiratorias, pero también un resfriado común o la bronquitis pueden convertirse en neumonía. Comúnmente los más afectados son los niños menores de un año de edad, enfermos crónicos debilitados y personas mayores de sesenta años. Una neumonía es crónica, si después

La causa

La neumonía puede ocurrir como una complicación de algunas enfermedades infecciosas (sarampión, varicela) cuando el sistema inmunológico está debilitado.

de seis a nueve semanas en la radiografía todavía están presentes las señales de una inflamación.

Los síntomas

Los primeros síntomas aparecen de repente, todo comienza con escalofríos, acompañados de fiebre que aumenta rápidamente (a 40 °C), hay tos inicialmente seca y dolorosa; el pecho duele. Más tarde, la tos se vuelve mocopurulenta y la expectoración es de color verdosa a rojiza, viscosa y a veces con sangre. Durante la inhalación y la exhalación surge **estertor**. La piel entre las costillas, la laringe y la clavícula está hundida. La frecuencia respiratoria se incrementa ligeramente, es posible que haya falta de aliento. A menudo hay una respiración con aleteo nasal. La piel está pálida, los labios y la boca pueden ser de color azul debido a la falta de oxígeno. El estado general de salud se ve seriamente afectado: el paciente está débil, cansado y no tiene apetito, suda y se queja de dolor muscular.

No es una enfermedad insignificante

La neumonía debe tomarse siempre en serio, porque las complicaciones son múltiples. Especialmente temidas son la pleuritis, los abscesos pulmonares y la fibrosis pulmonar. En una neumonía bacteriana, los patógenos pueden causar meningitis, daños en el oído medio, la endocarditis o pericarditis.

Los remedios homeopáticos

Aconitum D6 (con tos seca, dificultades en la expulsión), Antimonium tartaricum D4 (cuando no se puede expectorar), belladona D6 (con fiebre alta repentina), Bryonia cretica D6 (en la fase inicial), Ferrum phosphoricum D12 (al principio de la inflamación), Hepar sulfuris D4 (con secreciones purulentas), ipecacuana D6 (tos con moco), Rumex crispus D4 (con mucosidad espesa).

Tratamiento concomitante

Los remedios homeopáticos se pueden utilizar en caso de tratamiento concomitante con la neumonía.

Cáncer

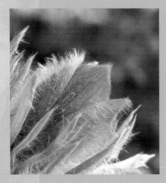

El enfoque básico de la medicina convencional es considerar el tumor como un evento local y eliminarlo por completo o limitar su crecimiento. Para este fin se incluyen tratamientos como la cirugía, la quimioterapia y la radiación. Esto conduce a un mayor debilitamiento del sistema inmunológico con efectos secundarios indeseables (dolor, náuseas, diarrea, pérdida de apetito o pérdida de cabello).

El cáncer desde la perspectiva de la homeopatía

Desde el punto de vista de la homeopatía el cáncer no es una enfermedad local, sino una forma de expresión de una interrupción prolongada de la fuerza de la vida. Aquí, el tumor es solo la parte visible de la enfermedad. Sin el cambio de las circunstancias internas y externas que producen la aparición del tumor, eliminar el tumor es solo una solución parcial. Aquí es donde se usan las terapias homeopáticas. La fuerza de la terapia es coadyuvante y de apoyo en el soporte individual y el fortalecimiento de la capacidad curativa propia del cuerpo.

El tratamiento homeopático

Los médicos homeópatas no tienen la pretensión de ser capaces de tratar el cáncer solo a través de la homeopatía. Es obligatoria la cooperación con la escuela de medicina tradicional y es importante para desarrollar un concepto interdisciplinar.

Con el tratamiento homeopático, el terapeuta intenta estimular el cuerpo utilizando los propios impulsos para lograr una autocuración y fortalecer la fuerza de la vida. Además del

Oncología

La especialidad médica que trata de tumores malignos, es la oncología.

abordaje psicoterapéutico también hay que ayudar a estimular al paciente con meditación, para que este entre en el centro de atención e intente atender y controlar por sí mismo la enfermedad.

Oportunidades y limitaciones

La homeopatía puede ser utilizada para tratar el cáncer en varias etapas, por ejemplo, en la preparación para la cirugía o durante la quimioterapia. Pero también se puede utilizar para acompañar durante un tratamiento posterior. El beneficio de la homeopatía radica en la estabilización de sus propias defensas para mantener la enfermedad bajo control, lo mismo aplica para la salud mental del paciente. También existe la posibilidad de aliviar los efectos secundarios y daños de la quimioterapia y la radia

ción, lo que lleva a una mejora de la calidad de vida y fortalecimiento del estado general; en principio, se busca un medio que ayude integralmente a la persona. El tratamiento contra el cáncer es a veces un poco más complicado que el tratamiento de enfermedades crónicas, pues deben ser considerados los múltiples niveles de desarrollo de la enfermedad. Si, por ejemplo, un paciente ya ha recibido un tratamiento de quimioterapia o radioterapia más a menudo, es necesario un tratamiento especial.

Por supuesto hay remedios homeopáticos que han demostrado tener éxito para uno o varios tipos de cáncer, pero en cualquiera de ellos hay que tener en cuenta los síntomas individuales –a nivel mental y físico– que el paciente muestra. En el tratamiento del cáncer esta es, a menudo, una dificultad para comprender su complejidad.

Asesoría

Pida consejo a su homeópata y a su médico si usted desea utilizar remedios homeopáticos junto con el tratamiento del cáncer convencional.

Estómago e intestino

Morbus Crohn

Morbus Crohn es la enfermedad crónica inflamatoria del intestino. Puede afectar todas las partes del tracto gastrointestinal, pero más a menudo la última parte del intestino delgado y el colon. La enfermedad progresa en oleadas y por lo general ocurre entre los veinte y los cuarenta años, independientemente del sexo.

Síntomas

Los síntomas típicos son la diarrea grave (de tres a seis veces al día, en ocasiones mezclada con moco y sangre), dolor tipo cólico –en especial en el abdomen inferior derecho similar a la apendicitis–, fiebre leve e inapetencia. El intestino está inflamado y endurecido, es palpable y doloroso a la presión. Conduce a una pérdida de peso debido a la malnutrición. Hay malestar general, fatiga y cansancio. El estrés mental puede aumentar el malestar de la enfermedad existente. El Morbus Crohn no solo puede ocurrir en el intestino, sino también en otras partes del cuerpo, como en la piel (enrojecimiento con manchas). También es posible que se vean afectadas las articulaciones (inflamación aguda), los ojos o el hígado. Las posibles complicaciones son la formación de fístulas en el ano, fisuras, abscesos, perforación intestinal, **hemorragia intestinal**, obstrucción intestinal (íleon) y tumores cancerígenos en el colon (complicación tardía).

Oportunidades y limitaciones del tratamiento

Una vez que las causas del Morbus Crohn son suficientemente conocidas, el objetivo del tratamiento es aliviar los síntomas, prolongar los intervalos entre los picos de la enfermedad, evitar complicaciones y aplazar en lo posible las intervenciones quirúrgicas.

Causas

Las causas para el Morbus Crohn son la predisposición genética, la falta de fibras alimentarias, factores psicológicos como el estrés y las preocupaciones, así como también el tabaquismo.

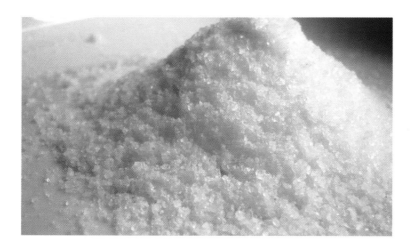

Los remedios homeopáticos

Nitricum acidum D12, aloe D6, Erigeron canadensis D6, Mercurius corrosivus D12 (con inflamación de las mucosas, abscesos), Podophyllum peltatum D6 (con diarrea sin dolor), Ignatia D6 (contra los cólicos), Natrum muriaticum D4 (con la pérdida de peso a pesar del apetito voraz), Silicea D12 (con la formación de la fístula).

Síndrome del intestino irritable

El llamado síndrome del intestino irritable (colon irritable) es una enfermedad común. Las personas afectadas tienen una alteración en el tránsito intestinal. El bolo alimenticio se transporta o demasiado rápido o demasiado despacio. Es de suponer que las causas se encuentran en la mente: una inadecuada forma de afrontar el

Las medidas nutricionales

Para no cargar más el intestino inflamado es importante asumir medidas nutricionales en concordancia con el médico tratante. No existen restricciones generales. Los pacientes con Morbus Crohn a menudo averiguan por sí mismos qué alimentos pueden tolerar bien.

estrés, el dolor, la aflicción prolongada y la tensión nerviosa continua son las posibles causas. Por otro lado, los resultados del estudio han demostrado que uno de cada cinco pacientes con intestino irritable sufre de depresión o trastornos de ansiedad.

Los síntomas

Las molestias no son uniformes: pueden aparecer diferentes problemas digestivos, desde diarrea a estreñimiento. A menudo hay dolor abdominal tipo cólico –dolor que puede prolongarse–, es posible que se presenten sonidos intestinales fuertes. A veces sucede que las heces son tan pesadas que permanecen en el inodoro aún después bajar la válvula, incluso, a veces, las heces son mocosas. En el día los síntomas son más fuertes que durante la noche. Otros síntomas son llenura, dolor de estómago o pérdida del apetito. El diagnóstico del síndrome del intestino irritable existe cuando estos síntomas persisten durante un período de al menos doce semanas en un año.

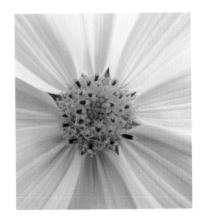

Los remedios homeopáticos

Argentum nitrium D12 (con vómitos y diarrea ante situaciones de estrés, pánico escénico), Chamomilla D12 (con calambres en el estómago por excitación), Colocynthis D12 (se sienten nudos en el estómago), Ignatia D12 (con dolores de estómago debido a problemas emocionales), Natrum muriaticum D12 (con pérdida de peso, diarrea y estreñimiento alternados).

Úlcera estomacal

La úlcera estomacal (úlcera péptica) es una úlcera benigna de la mucosa del estómago. En los casos leves, solo

Averiguar la causa

Si usted sufre de estos síntomas, consulte en cada caso a un médico para determinar la causa exacta.

está dañada la capa mucosa del revestimiento interno del estómago, responsable de protegerlo de los ácidos y otras sustancias corrosivas. Cuando la membrana mucosa es defectuosa se producen úlceras. Si la úlcera penetra las capas más profundas de la pared del estomago, se producen **hemorragias** o se atraviesa la pared del estómago, se inflama el peritoneo (peritonitis) o el páncreas. Si **la hemorragia** es muy fuerte y, por lo tanto, amenaza la vida, es necesaria como medida de emergencia una cirugía.

Varios factores pueden contribuir al desarrollo de la enfermedad. Básicamente todas las causas tienen en común la existencia de un desequilibrio entre los mecanismos agresivos y defensivos de la mucosa gástrica. Este problema es favorecido tanto por el transito intestinal defectuoso, es decir, un vaciado retardado de los alimentos sólidos desde el estómago, así como por factores externos, tales como la ingestión de ciertos medicamentos, situaciones estresantes de la vida, factores ambientales o el consumo de nicotina.

Los síntomas

Muchas úlceras estomacales no causan dolor y se descubren por casualidad. A veces aparecen algunos síntomas similares a los correspondientes a los trastornos gastrointestinales, es decir, dolores de estómago que se irradian hacia el esternón, parte baja del abdomen o a la espalda. Esta molestia a menudo, provocada por la in-

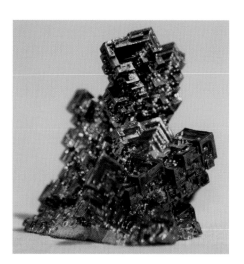

Cuestión de edad

La enfermedad se presenta a cualquier edad, especialmente después de los cuarenta años.

Prevención efectiva

Tome remedios para el dolor y el reumatismo durante un largo período de tiempo solo por prescripción médica. Si nota los primeros indicios de una úlcera, es aconsejable cambiar su medicación. También esté atento a una nutrición saludable y variada, reduzca el alcohol y el consumo de tabaco. Trate de evitar el estrés y la agitación, y aprenda técnicas adecuadas de relajación.

gesta de alimentos, se siente entre el ombligo y el centro de la caja torácica (dolor punzante). Por la noche, incluso se pueden producir síntomas que son percibidos como hambre o acidez. Otras consecuencias pueden ser vómitos también, a menudo, conduce a

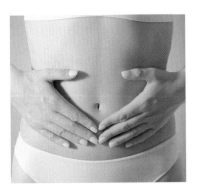

una pérdida de peso y los peores síntomas de las úlceras de estómago son sangrado en el estómago, que se manifiesta tanto en el vómito con sangre o en la coloración negra de las heces.

Los remedios homeopáticos

Nitricum acidum D6 (contra náuseas y vómitos), Argentum nitricum D6 (náuseas, eructo ácido), belladona D12 (dolor tipo calambre), Bismuthum subnitricum D6 (con acidez estomacal), Graphites D6-D12 (con dolor de estómago-calambres), Ignatia D6-D12 (con náuseas y dolor), Phosphorus D6-D12 (con el estómago sensible a la presión).

Úlcera

La úlcera es la destrucción de la superficie de la pared estomacal (mucosa) por la descomposición de los tejidos.

Úlcera duodenal

La úlcera duodenal es una lesión en la pared intestinal, que puede penetrar en la capa muscular más profunda y, a veces, causar una erupción en la cavidad abdominal del duodeno poniendo en peligro la vida. Esto se hace evidente por el sangrado –especialmente cuando los medicamentos son la causa de la úlcera. La hez es de color negro y huele raro, a veces hay vómitos de sangre. El dolor puede ocurrir de forma repentina y los síntomas generales son sudoración y palpitaciones. Esta es una situación de emergencia y para detener el sangrado debe buscar inmediatamente ayuda médica.

Los síntomas

Los signos posibles de la úlcera duodenal son el dolor fuerte en el estómago, acompañado de distensión abdominal y algunas veces náuseas y vómitos. La acidez y la regurgitación permanente al comer también pueden ser causadas por la enfermedad. La diferencia respecto a la úlcera gástrica está en que en la última, el dolor aparece inmediatamente después de comer, cuando el quimo llega a las áreas de la pared dañada; la úlcera duodenal, en cambio, duele cuando no se come, sobre todo en la noche. La ingesta de alimentos reduce las molestias mencionadas.

Los remedios homeopáticos

Nitricum acidum D6 (contra náuseas, vómitos), Argentum nitricum D6 (con náuseas, regurgitación ácida), belladona D12 (con dolor como calambre), Bismuthum subnitricum D6 (con la acidez estomacal), Graphites D (dolor de estómago, calambres), Ignatia

Prevención de las úlceras estomacales

Para prevenir las úlceras de estómago, es particularmente importante reducir el estrés. Las caminatas o el deporte leve pueden crear un equilibrio. También es aconsejable dejar el cigarrillo y el alcohol muy concentrado. Evite las carnes grasosas, pues cargan demasiado el estómago y consuma verduras pues estas crean una base más sólida.

Frecuencia

Las úlceras del duodeno son más frecuentes que las úlceras gástricas.

(náuseas y dolor), mandrágora D12 (lengua cubierta de una capa blanquecina), Nux vomica D12 (lengua opaca y distensión abdominal), Phosphorus (estómago sensible a la presión).

Tracto urinario

Pielitis

La pielitis (pielonefritis) es una infección bacteriana del parénquima renal y la pelvis renal. Puede afectar uno o ambos riñones. Los aspectos progresivos son agudos o crónicos. Una enfermedad permanente por lo general produce una inflamación aguda que no tiene tratamiento. Otras causas posibles son los residuos de medicamentos que no han sido completamente eliminados por los riñones. Los riñones pueden enfermarse hasta llegar a un colapso renal con tratamiento de diálisis. Una infección aguda de pelvis renal, sin embargo, es a menudo el resultado de una infección urinaria ascendente. En esta fluyen gérmenes patógenos o bacterias coli, a través de uno o ambos uréteres de la vejiga hacia la pelvis renal, causando una inflamación purulenta.

Los síntomas

La enfermedad es grave, con fiebre alta (por encima de 38 ºC), que aparece de manera repentina. Con frecuencia hay escalofríos, dolor en los costados y malestar intenso. Se hace difícil y doloroso orinar, a menudo la orina es turbia. La zona de los riñones es sensible a la presión y palpación. Si no se trata la pielitis, se pueden formar abscesos pequeños en el riñón, que conducen a una inflamación crónica o a una reducción en la función renal.

La pielitis crónica resulta en un daño lento y continuo del riñón, por lo que la imagen suele ser inespecífica.

Forma crónica

Los síntomas de la pielonefritis crónica a menudo no son muy característicos.

Esto ayuda a prevenirla

- Ya que los patógenos son bacterias coli, después de ir al baño debe limpiarse de adelante hacia atrás y no al revés. Esto es particularmente importante para que las mujeres no adquieran gérmenes en la vagina.
- Asegúrese de tomar líquido suficiente (dos litros al día), así los gérmenes son expulsados por el riñón.
- Evite mojarse o la hipotermia.
- No use spray íntimo, jabón perfumado o desinfectante vaginal, ya que estos pueden cambiar el medio ácido de la piel en el área genital femenina y formar así un excelente caldo de cultivo para las bacterias.
- Los trastornos del flujo urinario deben ser tratados.

Los síntomas son fiebre, dolor de cabeza, fatiga, dolor de espalda fuerte, náuseas y posiblemente la presión arterial alta. En cualquier caso consulte a un médico.

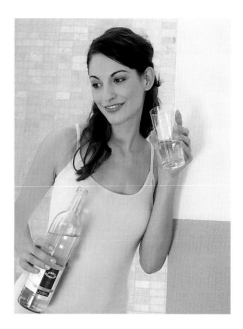

Complicaciones

Sin tratamiento los casos crónicos pueden resultar en un deterioro del riñón y la hipertensión arterial. En raros casos resulta en una inflamación de la pelvis renal, una sepsis (septicemia), o acumulación de pus (abscesos) en la zona de los riñones.

189

Los remedios homeopáticos

Berberis vulgaris D6 (con fuerte dolor de espalda, ardor al orinar), Colocynthis D6 (con infecciones recurrentes), Fabiana imbricata D6 (con dolor al orinar), Mercurius solubilis D12 (con fiebre, malestar general grave).

Nefritis

En una nefritis, los glomérulos (glomerulonefritis) o secciones individuales de los riñones pueden estar afectados, de modo que su funcionamiento como filtro está alterado.

Los estados son muy diferentes: nefritis aguda, crónica o progresiva. Las causas de la infección en los riñones pueden ser enfermedades autoinmunes o trastornos metabólicos como la diabetes. Los gérmenes que invaden a través del tracto urinario causando en primer lugar una pielitis, conducen a una nefritis. El abuso de analgésicos y medicamentos durante mucho tiempo, también pueden dañar los riñones. Si la función renal se derrumba de repente, se habla de colapso renal agudo.

La función de filtro de los riñones

Los riñones son uno de los órganos más importantes del cuerpo, porque su función de filtrado es vital. Filtran los productos de degradación y residuos de medicamentos de la sangre que de otro modo podrían causar una intoxicación.

Para esta función las diversas estructuras en el riñón tales como las unidades de filtración (nefronas) que en su centro tienen los pequeños glomérulos, son determinantes. Es aquí donde se forma la orina y donde las sustancias urémicas se filtran.

En un riñón sano están presentes aproximadamente un millón de nefronas. Si cambia la cantidad de estas unidades de filtro, como resultado de una inflamación, esta función puede verse afectada: el resultado es una excreción de proteínas no deseadas y sangre en la orina.

Mejoría

En el caso del tratamiento la mejoría debe darse después de veinticuatro horas.

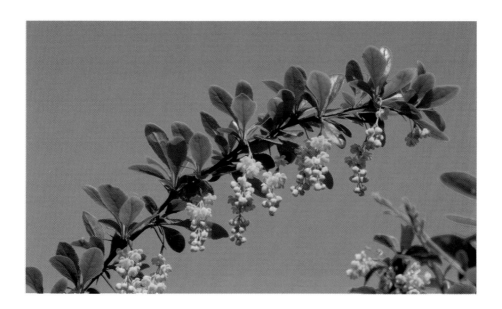

Los síntomas

Son síntomas evidentes una pequeña cantidad de orina y cambio en la coloración de la misma por proteínas (turbia) o sangre (color marrón). Esto conduce a un depósito de líquidos en los tejidos (edema), se hincha la cara, y más tarde las piernas también. Hay fatiga, pérdida de rendimiento y malestar general. La presión arterial es alta. Los ácidos no son excretados por completo del cuerpo, con el tiempo se acumulan más y más metabolitos en la sangre. En la zona de los riñones hay un dolor fuerte y también puede ocurrir picazón en el tracto urinario. Los dolores de cabeza y problemas de visión son los síntomas típicos. Otros posibles síntomas son: náuseas, vómitos y dolor en las articulaciones. Si usted sospecha sufrir de una inflamación de los riñones, es aconsejable recibir de inmediato un minucioso examen médico.

Recuperación

La recuperación por lo general depende de si solo los riñones se vieron afectados por la inflamación.

Los remedios homeopáticos

Aconitum D6, belladona D6, Nitricum acidum D3 (al comienzo de la inflamación), Nux vomica D6 (resfriados o que se mojen como la causa), Apis D3 (con dolores de cabeza, necesidad de orinar con poca orina, a menudo con sangre), Arsenicum D6 (con dolor ador en el tracto urinario), Hepar sulfuris D3 (con curso crónico), Solidago D6 (para estimular los riñones).

Cálculos renales

Los cálculos renales (litiasis) son depósitos cristalizados dentro del riñón, en la pelvis renal y en el tracto urinario, que se forman de componentes de la orina. Los tamaños de las piedras son diferentes; algunos del tamaño de la cabeza de un alfiler, otros llenan casi toda la pelvis renal. La enfermedad es relativamente común, con mayor frecuencia a partir de la tercera década de la vida. Los principales afectados son los hombres. Las causas de los cálculos renales son claras cuando se estudian los componentes —es decir si son sales minerales (por lo general las sales de calcio), que

normalmente aparecen disueltas en la orina. Con una cierta concentración de ácido en la orina, estas sustancias pueden cristalizarse o pasar de un estado líquido a uno más sólido y depositarse en el riñón. Una alta concentración de sustancias como también determinados factores que modifican la solubilidad en la orina, favorecen la formación de cálculos renales. Cuando el cuerpo por ejemplo, dispone de muy poco líquido, porque no ha bebi-

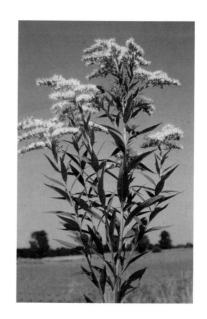

Hombres

En los hombres, los cálculos renales son más comunes que en las mujeres.

Prevención de los cálculos renales
- Beba líquidos en abundancia. El agua mineral es rica en calcio.
- Ajuste su nutrición: consuma pocas proteínas de origen animal, ya que promueven la formación de cálculos. Asimismo, debe evitar el exceso de sal; consuma suficientes frutas y verduras en su lugar.
- Baje de peso, por ejemplo, mediante una actividad física adecuada.

do lo suficiente o porque se seca debido a las altas temperaturas exteriores, aumenta el riesgo de cálculos renales. Del mismo modo el consumo de alcohol y una nutrición baja en agua es desfavorable.

Los síntomas
El tamaño y la ubicación de las piedras, y las posibles consecuencias determinan los síntomas. Mientras que los cálculos renales permanezcan en los riñones y no cierren ningún tracto urinario, no aparecen los intolerables y temidos cólicos, pero en el momento en el que se deslizan hacia la uretra,

pueden ser muy dolorosos para el paciente. Junto con los cólicos se producen con frecuencia náuseas y vómitos, se hincha el abdomen y hay fiebre solo en el caso de infección del tracto urinario (por ejemplo, cistitis, pielitis).

Los remedios homeopáticos
Nitricum acidum D12 (con dolor punzante), Berberis vulgaris D6 (para estimular la función del riñón), Lithium carbonicum D12 (con ganas frecuentes de orinar, orina rojiza), Lycopodium clavatum D6 (con dolor y ardor durante la micción).

Tratamiento

El tratamiento no depende por último del tipo y tamaño de los cálculos renales. Los remedios homeopáticos se pueden tomar con el tratamiento concomitante.

Sistema locomotor

Artrosis

La enfermedad degenerativa de las articulaciones, mejor conocida como artrosis, es una enfermedad muy común, con un aumento significativo con respecto a la edad. Este mal consiste en una destrucción progresiva del cartílago articular lo que conduce, en consecuencia, a una alteración del hueso del cartílago y por tanto deterioro de la función articular. Más comúnmente afectadas son las rodillas (gonartrosis) y la cadera (coxartrosis), seguidas por la **articulación del húmero**, los dedos de las manos y pies, así como la articulación vertebral. Si la artritis aparece en varias articulaciones al mismo tiempo, hablamos de una poliartrosis. En última instancia la artrosis puede conducir a la destrucción de la articulación. En las primeras etapas este daño es inicialmente limitado a un área pequeña y poco profunda. El primer signo es siempre un daño del

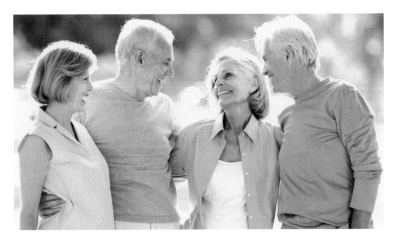

Reumatismo

Si se habla de "reumatismo" normalmente se entiende que es la artritis reumatoide.

cartílago que es condicionado por diferentes factores. Las causas más importantes son probablemente accidentes, sobrecarga, deformidades congénitas de las articulaciones, trastornos metabólicos y las deficiencias nutricionales.

Los síntomas

Los cambios adicionales en los huesos son un signo clave para las primeras etapas de la artrosis. En la última etapa el cartílago articular no solo está enfermo y herido, sino contagiado por completo y en ocasiones ha desaparecido. En este sentido el hueso descubierto fricciona directamente sobre los huesos del lado opuesto, produciendo dolor. Entre las etapas tempranas y tardías pueden transcurrir muchos años. Algunos afectados se encuentran, por lo tanto, en una etapa intermedia.

Hay problemas típicos que se aplican a todas las articulaciones –independientemente de donde se produce la artritis, esto incluye el llamado dolor de arranque, es decir, un aumento del dolor al levantar una carga (por ejemplo, dolor de articulación de la cadera al ponerse de pie después de una pausa prolongada); si la articulación está "caliente", disminuyen los síntomas. Se produce dolor de carga cuando la articulación ha trabajado durante un tiempo. A veces, la articulación está caliente y se inflama. Los síntomas se intensifican durante el día, una inmovilización los disminuye. Otros síntomas son dolor con hinchazón, inflamación, engrosamiento, deformación, endurecimiento incipiente de las articulaciones afectadas y cada vez mayores restricciones de la circulación.

Los remedios homeopáticos

Formicium acidum D12, Aconitum D6 (con fiebre), Actea spicata D6, Caulophyllum thalictroides D6, Chininum sulphuricum D2 (con articulaciones hinchadas y rojas), Colchicum D6 (poliartrosis con dolor errante e hinchazón), Rhus toxicodendron D6 (dolor punzante y articulaciones hinchadas), Rhododendron D6 (con dolor en las articulaciones debido a los cambios climáticos).

Sobrepeso

Prevenga la osteoartritis protegiendo las articulaciones de la sobrecarga constante. Si usted tiene sobrepeso esto significa que debe bajar.

Artritis reumatoide

La artritis reumatoide es la enfermedad reumática más común. Alrededor de un 2 % de la población se ve afectada por esta; entre las mujeres es de tres a cuatro veces más frecuente que en los hombres y por lo general después de los cuarenta años. La enfermedad también se puede propagar hacia las articulaciones y los órganos cercanos en casos excepcionales. La artritis reumatoide, a diferencia de la osteoartritis, que afecta solo a una o varias articulaciones, afecta el cuerpo entero.

Los síntomas

El comienzo de la enfermedad por lo general se da con los síntomas de la gripa: fatiga, malestar general, inapetencia, pérdida de peso, fiebre leve y dolor muscular. Poco a poco llega el dolor a las pequeñas articulaciones (articulaciones de los dedos de la mano y dedos de los pies) causado por una inflamación de las membranas sinoviales. Las molestias típicas son dolor nocturno y dolor en la mañana como también rigidez de las articulaciones de los dedos en la mañana con duración de más de quince minutos y desaparece con el movimiento. Una característica clásica es la aparición simétrica de la artritis, casi siempre paralela en las dos manos. El resultado es la afección de otras articulaciones, la deformación de las mismas, y con menor frecuencia la afectación de órganos (glándulas salivales y glándulas lagrimales, piel, corazón y pulmones). Otros síntomas de la enfermedad son

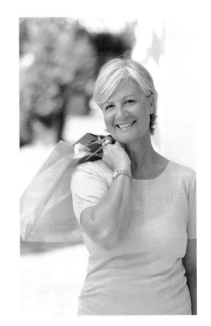

Reumatismo

Cuando la gente habla de "reuma", se refiere a la artritis reumatoidea.

196

El tratamiento adecuado

El tratamiento temprano y constante puede contrarrestar los factores desfavorables y decidir sobre el curso posterior de la enfermedad. Ya que no es posible una cura, el objetivo principal es entretener una progresión de la enfermedad el mayor tiempo posible. El punto de partida principal es la influencia del sistema inmunológico mal dirigida.

Las medidas antiflogísticas y los sedantes que mejoran la movilidad y con ello aumentan la calidad de vida pueden acompañar el tratamiento.

enrojecimiento, calor, hinchazón, dolor y movimiento restringido. A esto se agregan trastornos circulatorios.

La enfermedad se divide en tres etapas:

- Etapa 1: Aparece la hinchazón en las zonas de la articulación, con esto la incapacidad de movimiento, la rigidez matinal y los síntomas generales.
- Etapa 2: El primer signo de un trastorno de la articulación, la incapacidad de movimiento progresiva, pérdida de masa muscular y ósea, además se ven afectadas las mucosas, cápsulas y vainas tendinosas.

- Etapa 3: Aumento de la destrucción de las articulaciones, la propagación de la enfermedad a nuevas articulaciones (columna vertebral cervical, articulaciones de la mandíbula, etc.), la limitación permanente del movimiento, daño del tejido conectivo (distensión de los ligamentos y cápsulas) con deformidad y rigidez de las articulaciones, la formación de nódulos reumatoides.

Las fases de la enfermedad inflamatoria altamente activas y con dolor severo se alternan con las de menor inflamación. Los médicos las llaman "de empuje".

Esto le ayudará

Además de la terapia farmacológica los remedios homeopáticos básicos se administran de forma concomitante.

Los remedios homeopáticos

Apis mellifica D6 (con inflamación en las articulaciones, dolor, sensibilidad al contacto), Bryonia cretica D6 (inflamación en las articulaciones, con dolor en cada movimiento), Colchicum autumnale D6 (dolores migratorios que se producen de repente), Ledum palustre D6 (articulaciones calientes, inflamadas en manos y pies, dolor ardiente especialmente durante la noche), Pulsatilla pratensis D6 (con debilidad en las articulaciones, dolor rápido y migratorio).

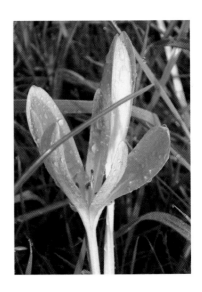

Gota

Otra enfermedad dolorosa de las articulaciones es la gota (artritis gotosa), esta es causada por un exceso de ácido úrico en la sangre (hiperuricemia a partir de niveles de ácido úrico de los siete miligramos por decilitro en suero). No todos los pacientes con un nivel elevado de ácido úrico resultan con gota, pero la probabilidad aumenta con el grado de hiperuricemia.

Así, casi una quinta parte de todos los hombres tiene hiperuricemia, mientras que solo el 3 % sufre de gota. Si la enfermedad se produce o no, depende principalmente de la alimentación.

El pico de incidencia está en los hombres entre los cuarenta y los cincuenta años. La mayoría de las mujeres diagnosticadas después de la menopausia están en edades entre los cincuenta y sesenta años.

Prevención de la gota

Mantener un peso normal y tener una dieta adecuada ayuda a prevenir la gota. Restrinja el consumo de carne, pollo, sardinas, arenque, alcohol, especias picantes y asaduras.

La gota se presenta con mayor frecuencia junto con las enfermedades del síndrome metabólico llamado "síndrome del bienestar", esto significa la aparición común de sobrepeso, diabetes adulta, colesterol alto y presión arterial alta. Con la hiperuricemia se produce un depósito de cristales de ácido úrico (urato) en el cartílago articular, en la cápsula articular, en las vainas tendinosas y las bursas de las articulaciones; sus bordes afilados atacan las articulaciones haciendo que se inflamen, esto conduce al dolor de articulación típico de la gota.

Los síntomas

Las características de un ataque de gota aguda son muy especiales: de una salud plena, repentinamente (a menudo durante la noche) se llega a una inflamación muy dolorosa de una articulación, generalmente el dedo gordo del pie, enrojecimiento de la piel, calor e hinchazón. Otras zonas afectadas son a menudo la primera articulación metacarpofalángica y las articulaciones del tobillo y la rodilla. Típicamente, esta infestación sucede en una sola articulación, en contraste con la artritis reumatoide (véase la página 196 y siguientes). El ataque agudo, a menudo asociado con fiebre, desaparecerá espontáneamente después de unos días a tres semanas. Si los ataques de gota aparecen en intervalos cada vez más cortos, o incluso se llega a una gota crónica, puede resultar en la destrucción del cartílago arti-

Formas de la gota

Puede haber varias formas de gota:
• La gota primaria con causa desconocida, es principalmente una enfermedad hereditaria. Los factores genéticos contribuyen al aumento de ácido úrico (por ejemplo debido a un trastorno de la excreción de ácido úrico por parte del riñón).
• La gota secundaria tiene causas conocidas: se produce, por ejemplo, por leucemia o tumores diversos que reciben quimioterapia o radioterapia.

Disminución del riesgo

No se puede tratar el exceso de ácido úrico en la sangre, sin embargo, con el cuidado adecuado, el riesgo de gota disminuye. Los hombres se ven más afectados que las mujeres.

cular, de los huesos y de los tendones. El resultado es un daño permanente de las articulaciones y movimiento limitado.

Los remedios homeopáticos

Belladona D6 y Apis D3 (con gota aguda), Berberis vulgaris D6 (para estimular los riñones), Perilla ocymoides D3 (con niveles elevados de ácido úrico), Colchicum autumnale D6 (con articulaciones inflamadas y calientes), Sulphur iodatum D3 (inflamación de las articulaciones), Formicium acidum D6 (gota crónica).

Hernia discal

Una hernia discal ocurre muy a menudo. Comúnmente los más afectados son personas de mediana edad. El disco intervertebral es como una especie de buffer mecánico entre dos cuerpos vertebrales y ayuda a amortiguar la columna vertebral, se compone de un anillo de fibra y un núcleo gelatinoso. En una hernia discal el núcleo de disco aparece a través de la corona circular, debido a su proximidad al conducto de la medula espinal y a las raíces de los nervios, puede conducir fácilmente a un detrimento de la función de los discos intervertebrales, y con eso a dolor severo. Una hernia discal puede ocurrir en

> **Educación postural cotidiana**
> ¿Quiere prevenir una hernia discal? Entonces preste atención a su postura. Aquellos que tienen que permanecer sentados mucho tiempo por motivos profesionales, deberían eventualmente corregir las deficiencias posturales, levantarse por corto tiempo y caminar un rato, por ejemplo cuando está en el teléfono.
>
> El movimiento al estar sentado alivia los discos intervertebrales, es decir, cambie de vez en cuando la posición cuando esté sentado. Cambie su peso primero a una nalga y luego a la otra o reclínese hacia atrás.

cualquier punto de la columna vertebral, más comúnmente se ve afectada la zona de la parte inferior (lumbar).

Los síntomas

Los síntomas dependen de la severidad y la localización. A veces, una hernia discal puede ocurrir sin síntomas. En otros casos, el disco intervertebral dañado se asocia con lumbago y un dolor súbito, perforante que se irradia hacia la pierna. Los músculos están tensos; cada cambio de posición está asociado con un gran dolor. Si un nervio se comprime esto puede conducir a la parálisis y adormecimiento, hormigueo o entumecimiento, hasta restricciones de movimiento. Durante una hernia discal, en la columna cervical, con frecuencia se desarrolla un síndrome de dolor de hombro y brazo agudo o crónico que a menudo está asociado con parálisis y entumecimiento de los brazos.

Los remedios homeopáticos

Agaricus D12 (dolor que se irradia hacia las piernas), Bryonia D12 (con un dolor punzante), D12 Hypericum (dolor severo).

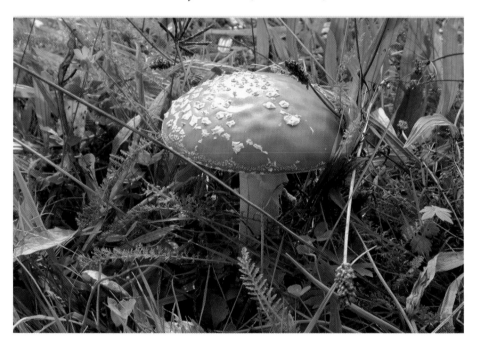

Cargar correctamente

Si tiene que llevar algo pesado, preste especial atención a la posición correcta: para esto agáchese con la espalda recta sobre las rodillas y tense los músculos del muslo y de las nalgas para aliviar la espalda.

Fibromialgia

La fibromialgia (dolor de la fibra muscular, FMS) es la enfermedad más común de los "tejidos blandos reumáticos". Se da en aproximadamente entre el 1% y el 3% de la población, sobre todo en las mujeres. La aparición de la enfermedad se presenta al después de los treinta y cinco años. Después del brote las molestias continuamente aumentan y llegan con frecuencia a su pico alrededor de la menopausia, y hacia los sesenta años. El FMS es una enfermedad no inflamatoria crónica del aparato locomotor. Se trata no solo de una enfermedad "primaria", es decir una sola enfermedad, sino también "secundaria", es decir, como consecuencia de otras enfermedades (poliartritis crónica, artritis reumatoide o la espondilitis anquilosante).

Los síntomas

La FMS se caracteriza por un dolor persistente en los músculos y en el principio de los tendones. Además,

hay un aumento de la sensibilidad al dolor en los "puntos sensibles" (puntos de dolor a la presión) como en el cuello, espalda, hombros y caderas. Además aparecen con frecuencia alteraciones vegetativas como los trastornos del sueño y digestivos, o trastornos del ritmo cardíaco para los que no existen causas identificables. Puede estar asociado con cansancio, fatiga, falta de concentración, rigidez matutina, depresión y dolor de cabe-

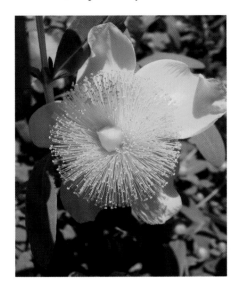

Catálogo de los síntomas

La Sociedad Americana de las enfermedades reumáticas desarrolló en 1990 un catálogo con síntomas para la fibromialgia, que sirve hoy en día como orientación para muchos médicos.

Tratamiento efectivo

Puesto que la causa de la enfermedad es desconocida, no existe un tratamiento directo.

Para una terapia se requiere un plan combinado. Además del tratamiento con medicamentos hay medidas primordiales como lograr la relajación muscular y llevar a un fortalecimiento muscular.

A menudo las terapias combinadas para tratamientos psicosomáticos, tratamientos físicos y un programa personalizado para la superación del dolor y de conflictos son útiles.

za. Otros síntomas incluyen problemas gastrointestinales, problemas de náuseas, circulatorios y respiratorios, la menstruación dolorosa, un trastorno de sensibilidad en la piel, entumecimiento, manos y pies fríos, sudoración y temblor.

Los remedios homeopáticos

Caulophyllum thalictroides D6 (con articulaciones hinchadas y agrietamiento), Hypericum D6 (con dolor de los nervios como resultado de los cambios de la estática de la columna vertebral), Arnica D6 (fatiga general), Cimicifuga racemosa D6 (dolor punzante, dolor de cabeza, dolores musculares), Rhus toxicodendron D12

(dolor de las articulaciones por la mañana), Chamomilla D6 (hipersensibilidad a cualquier dolor).

Espondilitis anquilosante (Morbus Bechterew)

La espondilitis anquilosante nombrada después como el neurólogo ruso Vladimir Morbus Bechterew es una enfermedad reumática inflamatoria. Se manifiesta por una osificación progresiva de la columna vertebral, a partir de la articulación sacroilíaca. En raras ocasiones se ven afectadas también las articulaciones del hombro, las de la cadera y los órganos internos. La enfermedad suele ser recurrente y puede detenerse de repente en cualquier momento.

Hombres jóvenes

La espondilitis anquilosante se presenta principalmente en hombres jóvenes y de mediana edad.

Los síntomas

La fases de esta enfermedad son muy diferentes. En la inicial las molestias se presentan lentamente y tienden a ser inespecíficas, a menudo llevando a interpretaciones erróneas. Los siguientes criterios sin embargo son típicos en el comienzo: el dolor de espalda es profundo, combinado con una restricción importante de movimiento, después el dolor

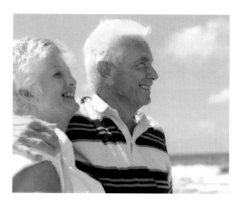

se irradia a la columna lumbar y los muslos, especialmente en la mañana. Las molestias mejoran con el movimiento. El iris del ojo se inflama, sin causa aparente, y pueden ocurrir además un dolor en el talón o la inflamación de un tendón así como dolor sobre el esternón y expansión limitada del tórax. La irradiación parcial del dolor hacia otras áreas del cuerpo puede ser muy fuerte.

Es característica la presencia de dolor durante la noche y temprano en la mañana. Por la noche, los afectados empiezan también a su-

Alivio del dolor

La espondilitis anquilosante se considera incurable, sin embargo, con las terapias apropiadas y un diagnóstico precoz se puede afectar su curso. El objetivo principal es sobre todo el alivio de las molestias o el dolor, por lo que en los primeros contactos se recomienda un tratamiento del dolor experimentado.

Causas

Las causas son todavía desconocidas, la suposición es, sin embargo, un mal funcionamiento del sistema inmunológico. Además, parece estar presente un factor familiar, lo que sugiere que esta enfermedad es transmitida por herencia. También puede ser causada por infecciones virales, metabólicas y enfermedades autoinmunes.

dar. En casos severos la enfermedad conduce a una típica postura inclinada hacia adelante (joroba). Además de los síntomas físicos se pueden agregar la depresión, falta de ganas de trabajar y la fatiga; tiene lugar, con frecuencia, un retiro de la vida social, que a su vez agrava el curso de la enfermedad. Por lo tanto, es importante mantener o restaurar el equilibrio mental de las víctimas.

Los remedios homeopáticos

Bryonia cretica D6 (para las tensiones de la espalda), dulcamara D6 (para el dolor de espalda), Rhus toxicondendron D12 (para articulaciones crujientes).

Trauma

En un tercio de los pacientes, el desencadenante es un trauma físico o emocional.

Piel

Dermatitis atópica

La dermatitis atópica también conocida como eccema atópico es una inflamación de la piel con erupción roja permanente (eccema). La dermatitis atópica es la enfermedad crónica más común en los niños. En muchos casos, desaparece con el final de la pubertad. No es posible una curación completa.

Las causas son complejas y poco claras. No hay ninguna discusión, sin embargo, acerca de que la dermatitis atópica es una reacción exagerada del sistema inmunológico y que está presente una predisposición genética a desarrollar alergias. Pero la enfermedad no se expresa en todos los que llevan esta tendencia en sí mismos. Según los expertos, factores tales como la psicología, la nutrición y el medio ambiente provocan o empeoran la dermatitis atópica. Muchos afectados reaccionan por ejemplo, con alergia a ciertos alimentos, las condiciones meteorológicas u otros irritantes como los productos químicos en los detergentes de ducha y lavandería, productos de limpieza, perfumes,

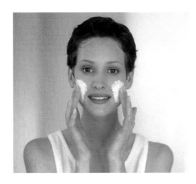

pero también polvo doméstico, polen, pelos de animales, etc. Además, los factores psicológicos, tales como la tristeza o el estrés pueden desencadenar un ataque agudo.

Los síntomas

La piel de la persona afectada es muy seca, áspera, escamosa, agrietada y enrojecida. Hay una fuerte picazón. En la fase aguda aparecen ampollas y áreas de piel húmedas. Esta enfermedad afecta principalmente la cara, el cuello y la nuca como también la parte interna de los codos, las rodillas, los brazos y las piernas. En los adul-

tos, el cuerpo se enferma entero. La enfermedad progresa en oleadas, es decir, los períodos libres de síntomas son interrumpidos por los brotes de enfermedad que pueden mostrar diferentes grados de severidad.

Los remedios homeopáticos

Bórax D6 (piel seca, piquiña), Cardiospermum halicacabum D3 (alta inflamación, enrojecimiento de la piel), Petroleum D12 (piquiña), D12 Kreosotum D12 (erupciones de piel purulenta

Prevenir los brotes

- Controle los cambios en el entorno social (cambios de entorno, detener los factores psicológicos).
- Curas médicas con cambio de clima (las montañas/clima de mar).
- Evite los estímulos mecánicos o químicos (por ejemplo, el contacto con productos químicos o la ropa áspera).
- Evite los arañazos y la sobreinfección (la infección con el mismo patógeno) manteniendo las uñas cortas.

Tratamiento

El cuidado de la piel a diario es la base del tratamiento. Para la regeneración de la piel es adecuada la crema de caléndula. Para un tratamiento a largo plazo no son adecuadas algunas cremas debido a los efectos secundarios de las que contienen cortisona.

y húmeda, ardor), Oleander D16 (erupciones en la piel, especialmente en la frente, detrás de las orejas, piquiña, ardor), zarzaparrilla D6 (erupciones en la piel, pus, ampollas, piquiña)

Psoriasis

La psoriasis (griega psora = picor, rasquiña) es una enfermedad crónica inflamatoria de la piel que generalmente se da a borbotones.

Respecto a la edad de inicio y la predisposición genética se distinguen dos tipos:

- Tipo 1: Primera aparición en la segunda década de la vida –predisposición genética.
- Tipo 2: Enfermedad especialmente entre cincuenta y cinco y sesenta años –la aparición depende de las factores externos (por ejemplo, la influencia del clima, el estrés, ciertos medicamentos).

Aunque la psoriasis puede ser hereditaria, pero no es una enfermedad

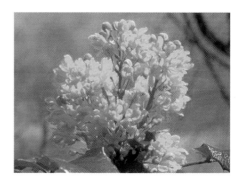

infecciosa y no es contagiosa, los afectados sufren a menudo de la exclusión social y por ello está severamente afectada la calidad de vida.

Los síntomas

Entre los síntomas están las inflamaciones planas de la piel, empezando por áreas individuales en las articulaciones hasta que sucede un ataque de manchas pequeñas en todo el cuerpo. Las zonas afectadas son de color rojo, cubiertas de escamas plateadas y, a veces pican. A menudo se enferman las rodillas, los codos, la región sacra, el ombligo o el cuero cabelludo. Además de la piel pueden también

Causa

La causa de la psoriasis pueden incluir infecciones, trastornos metabólicos, lesiones en la piel, quemaduras de sol, el tabaquismo, el estrés o ciertos medicamentos. Aparece en oleadas de diferente duración.

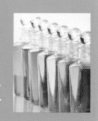

Tratamiento de la psoriasis

La psoriasis no es curable, los síntomas por lo tanto, solo pueden ser aliviados. La terapia debe adaptarse al paciente de manera individual, dependiendo de la edad, la salud y sus hábitos de vida. A menudo se requiere la combinación de diferentes medicamentos. El espectro va desde el cuidado de la piel con baños de aceite y productos grasos, hasta el uso de remedios homeopáticos o la prescripción de medicamentos fuertes para el sistema inmunológico.

ser afectadas las uñas, membranas mucosas, las manos y pies a menudo sufren grietas dolorosas o ampollas. En casos particularmente graves, las articulaciones se inflaman dolorosamente hasta la deformidad (artritis psoriásica).

Los remedios homeopáticos
Arsenicum D12, Graphites D12, Natrum muriaticum D12, Calcarea carbonica D12, Antimonium crudum D4, Corallium rubrum D6 Mahonia aquifolium D3 (para la piquiña).

Trastornos cardiovasculares y el sistema vascular

Arteriosclerosis

La arteriosclerosis es una constricción vascular debida a los depósitos en y sobre la pared de los vasos sanguíneos, con lo que la sección transversal se reduce y por consiguiente hay una disminución del riego sanguíneo. Es considerada una de las causas de enfermedades coronarias (estrechamiento de las arterias coronarias,

que conduce a la falta de oxígeno al músculo del corazón). En principio, cualquier vaso del cuerpo puede ser afectado por la arteriosclerosis. Sin embargo la mayoría de las veces se ven afectadas, la arteria coronaria, la aorta y las arterias del cerebro. A menudo, los síntomas ocurren solo en la vejez, pero entonces la enfermedad ya ha alcanzado una etapa avanzada.

Los síntomas iniciales son los depósitos de grasas en la sangre (placas) en las paredes de los vasos, haciendo que el vaso sanguíneo se reduzca cada vez más. Esto producirá la placa de ateroma (placa calcificada del vaso), que endurece la pared del vaso antes flexible, en algunos lugares, y reduce la transversalidad del mismo. En etapas avanzadas, los vasos pueden romperse. Posteriormente, la grieta se cubre por un coágulo de sangre (trombos). Todos estos cambios pueden restringir el vaso desde el interior y llevarlo a un cierre completo. El coágulo de sangre o de placas calcáreas que pueden ser producidas a partir de las arterias más grandes, causan el cierre de los vasos más pequeños (embolia) en la periferia (las piernas, las pantorillas, pies). En las arterias de las extremidades inferiores (piernas) conduce al estrechamiento u oclusión del vaso causando la llamada enfermedad arterial periférica.

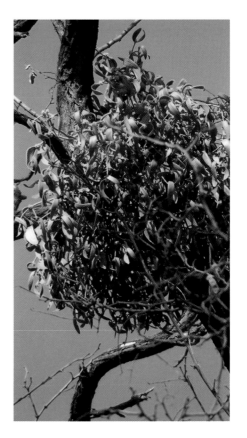

Los síntomas

Hasta un 50 % de las estenosis arteriales son asintomáticas, los cambios se observan radiográficamente. Solo cuando el flujo sanguíneo se reduce de manera significativa en los vasos pueden aparecer ciertos síntomas, estos dependen de cuáles sean los vasos afectados en el cuerpo. Durante un

Una vida saludable

Prevenga la arteriosclerosis llevando un estilo de vida saludable.

esfuerzo puede ocurrir como falta de aire; en reposo, es una opresión en el pecho y un posible salto del corazón.

Forma de prevención

- ¡Evite fumar!
- La actividad física regular reduce la presión arterial y disminuye las grasas en la sangre.
- Trate la presión arterial alta.
- Prevenga la diabetes o trate correctamente una enfermedad existente.
- Coma sanamente.
- Reduzca el sobrepeso.

Los remedios homeopáticos

Abrotanum D4 (con un dolor punzante en las manos y los pies), Espeletia grandifolia D6 (con trastornos circulatorios y dolor en las piernas), Secale D6 (con sensación de adormecimiento en las articulaciones), Viscum album y Vanadium D12 (con presión arterial alta).

Hipertensión

La hipertensión arterial es una enfermedad crónica en la cual la presión en el lado arterial de la circulación está anormalmente aumentada. Las molestias pueden ausentarse por un tiempo, algunos afectados no se enteran antes de que están enfermos. En el curso de la enfermedad la tensión arterial excesiva afecta otros sistemas de órganos: por ejemplo, el corazón trabaja más con la presión arterial aumentada y aumenta muy fuertemente en masa (hipertrofia) pudiendo dar lugar a una insuficiencia cardíaca aguda. Con la presión arterial alta el sistema vascular está muy cargado, ya que la pared de cada vaso tiene una mayor presión que resistir. De este modo, los vasos cerebrales se pueden romper, ocasionando un derrame. Una deficiencia en el cerebro debido a la arteriosclerosis puede causar un derrame cerebral. Para que el médico pueda tratar correctamente la hipertensión es necesario conocer sus causas.

Chequeo de salud

La presión arterial alta a menudo no se detecta por un largo tiempo, por esto usted debe consultar dos veces al año al médico para que le haga un examen de salud.

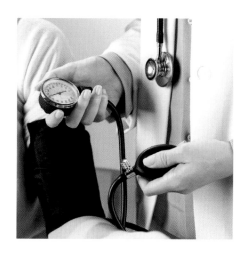

tensión arterial (crisis hipertensa) se entiende como un aumento repentino de la presión arterial a 220/115 mmHg. Los síntomas típicos son dolor de cabeza por la mañana, sobre todo en la parte posterior de la cabeza acompañado de náuseas y vómitos, ansiedad, dolor en el pecho, sibilancias graves durante el ejercicio (por ejemplo, subir escaleras), dificultad para respirar, opresión, la conciencia alterada, convulsiones y hemorragias nasales. Las posibles secuelas son un ataque de apoplejía, angina de pecho, un infarto pulmonar o edema cardíaco.

Los síntomas

La hipertensión a menudo se desarrolla en la segunda mitad de la vida, en las mujeres durante la menopausia. Las molestias son nerviosismo, insomnio, cambios de humor, problemas de concentración y rendimiento decreciente, pero también pueden aparecer síntomas tales como mareos, palpitaciones o latidos irregulares del corazón, irregularidades del pulso (arritmias) o dolores de cabeza con presión, tinnitus, náuseas y alteraciones visuales. Una crisis de hiper-

Reducción de la presión arterial

El tratamiento de la hipertensión incluye, principalmente, medidas generales reflejadas en cambios del estilo de vida y el control farmacológico de la presión arterial. El objetivo es una reducción duradera de la presión arterial a valores inferiores a 140/90 mmHg.

Medición de la presión arterial

Con el fin de obtener resultados significativos, es necesario tomar varias mediciones de la presión arterial en diferentes momentos del día y la noche.

Primeros auxilios
- Acueste a la persona con la parte superior del cuerpo mas alta; si hay pérdida de conocimiento, acuéstela de lado.
- No deje que la persona se levante (amenaza de colapso).
- Controle el pulso, respiración y presión arterial.
- Observe el estado de conciencia.
- ¡Llame a una ambulancia!

Los remedios homeopáticos

Aconitum napellus D6 (presión arterial alta debido a un accidente), Aurum metallicum D12 (dolor de cabeza persistente), Baryta carbonica D12 (fuerte dolor de cabeza), Glonoinum D6 (con mareos y palpitaciones), Plumbum metallicum D12 dolor de cabeza opresivo y mareos), Viscum album D6 (para bajar la presión arterial).

Flebitis

Los trastornos de las piernas son comunes, una de cada dos personas tiene problemas con su sistema venoso, a menudo las personas se ven afectadas por venas varicosas avanzadas. La inflamación superficial de las venas (tromboflebitis) por lo general es localizada. En general, es una oclusión parcial de la vena relacionada con la presencia de un coágulo de sangre (trombos), que deteriora el flujo de sangre en parte o en su totalidad. Esta condición difiere de la llamada trombosis venosa profunda, que afecta solo a las grandes venas principales interiores. Cada vena del cuerpo puede verse afectada, pero las más vulnerables son las venas de la pelvis y las piernas. Las causas más comunes de flebitis y trombosis son la cirugía ortopédica de la pierna después de los accidentes y las operaciones del sistema vascular o de la vena cuando fue lesionada a nivel local (por ejemplo, para un análisis de sangre). Si no se trata de venas varicosas se debe investigar la posibilidad de trastornos de coagulación (por ejemplo, trombofilia, debido a los cambios en la com-

Diagnóstico precoz

Un diagnóstico precoz es muy importante para un tratamiento exitoso. Por lo tanto, debe comprobar regularmente su presión arterial.

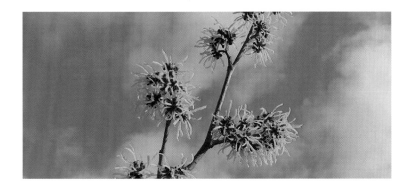

posición de la sangre) y otras enfermedades graves, como el cáncer. Sin embargo hay causas externas, como

¿Cuándo es peligroso?

Si crece un coágulo de sangre desde lo superficial hacia el sistema venoso profundo, entonces hay una trombosis venosa profunda. Es una enfermedad grave porque de desprenderse el coágulo, habría riesgo de embolia. La embolia pulmonar es una temida complicación potencialmente mortal; un coágulo en una pierna puede generar una trombosis venosa profunda pélvica.

lesión por un catéter venoso o contusiones. Por otro lado los viajes prolongados en autobús o en avión, favorecen la aparición de trombosis venosa profunda. Las mujeres mayores de cuarenta años son particularmente más propensas, esta exposición aumenta con el consumo de cigarrillos, el sobrepeso, tomar pastillas anticonceptivas, así como la predisposición hereditaria.

Los síntomas

Inflamación superficial de la vena, enrojecimiento de la zona afectada, calor e hinchazón local. No se produce fiebre y algunos casos, la

Prevención

Son posiblemente efectivas como medidas de prevención el ejercicio, ingestión abundante de líquidos y medicamentos anticoagulantes. Los síntomas dependen de la fuerza y la hubicación de la inflamación.

213

vena se ve como una hebra firme dolorosa o como un nodo palpable. En contraste con la trombosis venosa profunda, los síntomas de la flebitis se localizan. La trombosis venosa profunda, sin embargo, no es visible externamente y a menudo está asociada con poco dolor.

Los remedios homeopáticos

Arnica montana D6 (flebitis después de un accidente), Hamamelis virginiana D6 (venas de las piernas visibles), Lachesis D12 (en la fase aguda), Vipera berus D12 (dolor, piel azulada).

Baja presión arterial

La presión arterial baja (hipotensión) se encuentra entre varios valores de presión sistólica y por debajo de 100 mmHg. La presión arterial normal es 120/80 mmHg, de la cual el primer valor más alto corresponde a la presión sistólica y el segundo a la diastólica. La sistólica significa que el corazón bombea durante este tiempo la sangre a la circulación. La presión sanguínea diastólica indica la presión que prevalece en las arterias durante la fase de relajación del corazón. Una predisposición a una presión arterial de baja frecuencia no está relacionada con una enfermedad del sistema

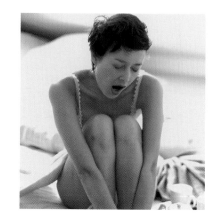

circulatorio y no causa casi ninguna molestia para los afectados. Hay dos formas de hipotensión (con sus respectivos grados): la forma arterial y la ortostática. La hipotensión arterial se divide en:

- Constitucional, también llamada forma primaria o esencial.
- Hipotensión secundaria.

A menudo, las mujeres jóvenes y delgadas se ven afectadas por la hipotensión constitucional, que normalmente viene de herencia familiar y no tiene ningún valor como enfermedad. La forma secundaria puede ser causada por remedios o medicamentos vasodilatadores, que tienen su efecto sobre el sistema cardiovascular o un mejor flujo sanguíneo cardíaco. Las causas también pueden estar relacionadas con medicamentos psicotrópicos, incluso con algunas enfermedades del sistema endocrino (como el hipotiroidismo), la corteza suprarrenal y la hipófisis anterior o una deficiencia de aldosterona (hipoaldosteronismo) producen una deficiencia de hormonas para regular la presión arterial. Si la arteria está estrecha (estenosis), también puede surgir hipotensión. Lo mismo sucede, cuando alguien tiene latidos cardíacos irregulares (arritmia), una inflamación del pericardio (pericarditis) o hipertensión pulmonar.

Una forma muy diferente de hipotensión es la que ocurre por un trastorno de regulación de la presión arterial ortostática, esta se da solo en situaciones especiales, por ejemplo, cuando una persona se pone de pie muy rápido, por lo general desde una posición en cuclillas, de posición acostada o después de estar sentado mucho tiempo, el problema es que la sangre, debido a la baja gravedad llega primero a las venas de la pierna y

por lo tanto muy poca sangre llega al corazón.

Por lo general, el ritmo cardíaco aumenta, en los seres humanos sanos, causando un aumento de la presión sanguínea sistólica, si esto no es suficiente, se producen mareos o incluso surge una breve pérdida del conocimiento (síncope). Se previene poniéndose de pie y caminando despacio. Este fenómeno se ve con frecuencia en conciertos a causa del calor, de que el público apenas se puede mover y bebe muy poco.

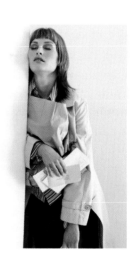

Frecuencia

La presión arterial baja es muy común.

Los síntomas

Los síntomas de la hipotensión arterial contrastan con la hipotensión ortostática. Para empezar no es una enfermedad aguda. Los afectados sufren a menudo de menor eficiencia, se cansan más rápido y duermen más. Típico es también el tiempo que necesita la persona afectada al inicio de la mañana, para estar en forma durante todo el día. Otro síntoma puede ser la falta de concentración, depresión, insomnio e inquietud, así como baja temperatura en manos y pies. Los síntomas de hipotensión ortostática se producen inmediatamente después de levantarse; el afectado siente mareos y se desmaya; también escucha zumbidos en los oídos y siente dolores de cabeza. Una reacción extrema puede ser la pérdida de conciencia por caídas incontroladas y, por consiguiente incluso puede haber huesos rotos o heridas en la cabeza.

Esto ayuda en la prevención
- Actividad física (natación, ciclismo, correr).
- Las duchas de agua caliente y fría.
- Cura de Kneipp.
- Evitar permanecer de pie mucho tiempo.
- Levantarse lentamente (no de golpe).
- Beber abundantes líquidos.

Los remedios homeopáticos

Phosphoricum acidum D12 (después de tensión mental y física), Ferrum metallicum D12 (dolores de cabeza, sofocos), Haplopappus baylahuen D3 (dolor de cabeza en la frente, visión borrosa, mareos), Kalium carbonicum D12 (debilidad, sudoración, edema en las extremidades inferiores).

Otras enfermedades

De las formas de la enfermedad mencionadas debe hacerse distinción entre presión arterial baja y descenso agudo de presión. La presión arterial baja se asocia con enfermedades neurológicas como la enfermedad de Parkinson y la esclerosis múltiple. Un descenso de presión aguda es provocado por un shock circulatorio.

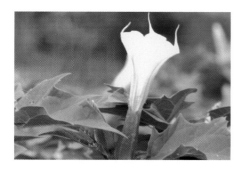

Ataque de apoplejía

Un ataque de apoplejía es el resultado de la aparición repentina de una perturbación aguda del suministro de sangre al cerebro, por lo que las áreas de este fallan completa o parcialmente. Para mantener su función, el cerebro requiere de oxígeno y glucosa transportados allí a través de la sangre.

Los síntomas

Un ataque de apoplejía se puede manifestar de diferentes maneras: los siguientes síntomas indican una situación de emergencia aguda, pero no tienen que ocurrir al mismo tiempo:

- Parálisis de un lado del cuerpo (brazo y/o parálisis de las piernas).
- Falta de fuerza en la boca.
- Entumecimiento, hormigueo del lado enfermo.
- Visión doble, visión borrosa o pérdida brusca de visión en un ojo.
- Trastornos del habla.

Además de los síntomas mencionados pueden aparecer fuertes dolores de cabeza de tipo punzante, asociados, a veces, con mareos, náuseas o vómitos; además puede existir una hemorragia cerebral que sirve de evidencia de un derrame cerebral.

Los remedios homeopáticos

Alúmina D12 (músculos flácidos, mareos), Arnica montana D12 (mareo, dolor de cabeza en la frente, cara roja), Causticum D12 (parálisis de los músculos), Zincum metallicum D12 (parálisis muscular, confusión), Lachesis D12 (convulsiones), Stramonium D6 (coloración rojo oscuro en el rostro).

Emergencia

Una taque de apoplejía es una emergencia aguda, ¡cada minuto cuenta! Cuanto más larga sea la alteración del flujo sanguíneo en el cerebro, tantas más células nerviosas mueren. ¡Llame a una ambulancia inmediatamente!

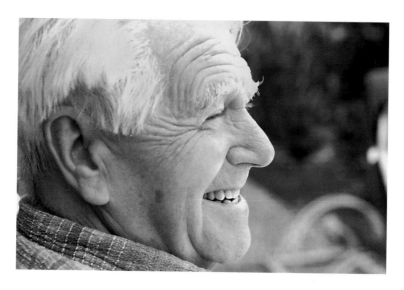

Infarto al miocardio

El infarto al miocardio se produce cuando hay distintas secciones de las arterias coronarias completamente cerradas y por lo tanto se corta el suministro de oxígeno; el resultado es que esta parte del músculo del corazón, la cual recibe sangre del vaso, se muere y cicatriza. Si más de la mitad del tejido del miocardio está afectado, el corazón deja de funcionar. La muerte súbita cardíaca es el resultado del colapso de este órgano. La causa más común de infarto al miocardio es un endurecimiento de las arterias (arteriosclerosis) o de las arterias coronarias (enfermedad coronaria).

Los síntomas

Los síntomas típicos incluyen dolor severo en el pecho, este se irradia hacia el brazo izquierdo y al cuello y dura más de cinco minutos. El dolor, aún así también, puede aparecer

Diagnóstico precoz

Cuanto antes se trate un ataque al corazón, tanto más grandes son las probabilidades de supervivencia y menor el impacto. Un tratamiento médico rápido es absolutamente necesario.

en otras partes del cuerpo, la parte superior del abdomen o la espalda. Además, se pueden producir disnea, náuseas, pánico, sudoración, debilidad generalizada, palidez y palpitaciones. Un infarto al miocardio puede, sin embargo, pasar desapercibido y se conoce como infarto al miocardio "silencioso".

Los remedios homeopáticos

Arnica montana D6 (dolor en el brazo izquierdo después de un esfuerzo físico), Myrtillocactus geometrizans D2

¿Quién está en riesgo?

- Los grupos de riesgo para un ictus o infarto al miocardio.
- Las personas con sobrepeso
- Las personas con presión sanguínea alta.
- Los diabéticos.
- Las personas con trastorno metabólico.
- Los fumadores.
- Las personas con mucho estrés.

(dolor de corazón, opresión en el pecho), Naja naja D12 (palpitaciones, dolor punzante y opresión en el pecho).

Angina de pecho

La angina de pecho (opresión en el pecho) es una de las enfermedades coronarias (CHD). Detrás de esta se ocultan síntomas de enfermedades entre las que predomina una calcificación (arteriosclerosis) de los vasos coronarios, esta se debe a un estrechamiento concomitante de las arterias coronarias que conduce a una reducción del flujo sanguíneo para el músculo cardíaco. El resultado es que este ya no recibe suficiente sangre rica en oxígeno (isquemia) y las matrices se ven afectadas por la falta de perfusión de los tejidos. El corazón ya no es capaz de cumplir su función, disminuye su capacidad de bombeo causando, en general, insuficiencia cardíaca. Incluso hasta los esfuerzos físicos más pequeños causan dificultad para respirar, coloración azulada de labios y un creciente deterioro en el rendi-

Grupo de riesgo

Los hombres sufren de angina de pecho tres veces más que las mujeres. Otros factores de riesgo son la presión arterial alta, diabetes, sobrepeso, tabaquismo, dejar de tomar la píldora, estrés y la falta de ejercicio.

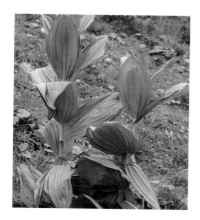

encuentran en el lado izquierdo del cuerpo. A diferencia de un ataque cardíaco, los síntomas de la angina de pecho solo aparecen durante el estrés físico o emocional y desaparecen durante la fase de reposo, a menudo, tienen carácter paroxístico. En algunos casos, la angina de pecho se da también sin o con un mínimo de síntomas que apenas son percibidos por los afectados, es el caso de la progresión "silenciosa"; esta puede llegar sin ningún signo que anuncie un ataque al corazón.

miento físico. Además, en la angina de pecho son síntomas comunes las arritmias cardíacas.

Los síntomas

Los síntomas de angina de pecho se concentran en una presión profunda (opresión) en el pecho. A veces se produce incluso un dolor que se irradia hacia los brazos, los omóplatos, el cuello y la mandíbula, los afectados también sienten miedo de morir o asfixia, y se sienten abrumados o con trastornos de sensibilidad en los brazos y las manos; pero en la mayoría de los casos estos síntomas se

Los remedios homeopáticos

Aconitum napellus D12 (dolor, después de una emoción, por gran inquietud, con miedo a la muerte), Arnica montana D6, Arsenicum album D12, Cactus D6, Crataegus D12 (funcionamiento débil del corazón), Latrodectus mactans D12, Tabacum D6-D12 (picadas en el corazón, mareos y ansiedad), Veratrum album D6 (sudor frío en la frente, con un colapso inminente), Naja D8-D12 (tendencia a la insuficiencia cardiaca).

Diabéticos

La angina de pecho en pacientes diabéticos puede ser "silenciosa", sucede sin dolor.

Sistema inmunológico y metabolismo

Borreliosis

La borreliosis (enfermedad de Lyme) es la enfermedad infecciosa más común en Europa, y es transmitida por las garrapatas. Se estima que cada año en Alemania la adquieren más de cien mil personas. No existe una vacuna contra la borreliosis, los patógenos son diferentes bacterias del grupo Borrelia, estas contagian a las garrapatas incluso a las de la madera (Ixodes ricinus), que se encuentra en casi toda Europa. En promedio, un quinto de la población en Alemania está infectado, aunque no toda picadura de una garrapata trasmite la enfermedad.

Los síntomas

El diagnóstico de la enfermedad de Lyme es muy difícil, por lo que muchas infecciones aunque se curen, pueden pasar años sin ser detectadas. Lo que comienza como causado por una gripa de verano, con fiebre, dolor de cabeza y fatiga, puede terminar como una artritis crónica. Un signo típico es un enrojecimiento y un cambio del tamaño de la picadura, que se produce varios días después de que ocurre (erupción, eritema migrans). Más tarde, puede también aparecer

¿Qué hacer con las picaduras de garrapatas?

Si lo ha picado una garrapata debe eliminarla lo más pronto posible, porque cuanto más tiempo se quede, mayor es el riesgo de infección. Lo mejor es usar unas pinzas y tirar de la garrapata, tan cerca como sea posible del sitio de la picadura. ¡No se ponga aceite y no la aplaste cuando se la quite!

Las garrapatas

Las garrapatas viven en un ambiente de alrededor de 7 °C, dependiendo del clima, por lo que aparecen de principios de marzo hasta finales de octubre, en los países con estaciones.

dolor con problemas de corazón y parálisis facial. Si aparecen estos síntomas, se debe vigilar la picadura en las siguientes cuatro a cinco semanas.

Los remedios homeopáticos
Borreliose-Nosode D30.

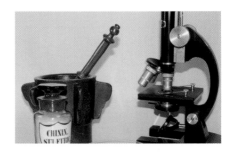

Fiebre glandular

La fiebre glandular es una enfermedad infecciosa benigna que afecta principalmente el sistema linfático. El factor desencadenante es el virus de Epstein-Barr, que penetra en la garganta, se transmite por medio de la saliva, por lo que la enfermedad tam-

bién se conoce como "enfermedad del beso". Después de un período de incubación de una a siete semanas, las bacterias aumentan en las amígdalas; recorren el torrente sanguíneo, después el virus entra a los ganglios linfáticos, el hígado y el bazo.

Los síntomas

Los síntomas y el curso de la fiebre glandular son fuertemente dependientes de la edad y muestran una amplia variación. En la infancia y la niñez, la enfermedad pasa en su mayoría desapercibida (como un resfriado leve), sin embargo, es muy común en adultos jóvenes. Los pacientes suelen quejarse de dolor de cuello y dolores de cabeza, escalofríos, fiebre, dificultad para tragar y fatiga. Duran-

Contacto con los afectados

La prevención específica de la fiebre glandular no es posible, sin embargo, evite el contacto con personas enfermas.

A menudo esto es difícil, porque por desgracia, la enfermedad no se diferencia de un resfriado común en su curso inicial.

Tratamiento

Con el tratamiento adecuado, la fiebre glandular generalmente sana por completo después de dos a tres semanas.

te las dos o tres semanas de la enfermedad, ocurre una inflamación de los ganglios linfáticos, especialmente en el cuello y la nuca, pasando a la fiebre que dura más tiempo y posiblemente se presente una erupción cutánea. Debido a que estos síntomas también ocurren con muchas otras enfermedades, no siempre es fácil una diferenciación y se podría confundir con las infecciones bacterianas de garganta como amigdalitis o difteria, pero también con enfermedades infantiles como la rubéola y las paperas –que presentan síntomas similares. Rara vez conduce a complicaciones. La enfermedad deja una inmunidad de por vida.

Los remedios homeopáticos

Apis mellifica D6 (amígdalas inflamadas, ganglios linfáticos aumentados de tamaño), Chininum arsenicosum D6 (aumento del bazo), Lachesis D12 (amígdalas inflamadas, dificultad para tragar), Mercurius solubilis D12 (con amígdalas purulentas, fiebre, escalofríos), Phytolacca americana D6 (con dolor de garganta ardor).

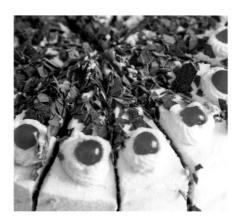

Diabetes

La diabetes, también conocida coloquialmente como "enfermedad del azúcar" constituye un desafío médico importante en nuestro tiempo. Teniendo en cuenta el aumento de enfermos de diabetes, el diagnóstico precoz y la profilaxis desempeñan hoy en día un papel importante. Estudios recientes demuestran que la prevención de la diabetes en el futuro se basa sobre todo en un cambio del estilo de vida. El término "diabetes mellitus" se refiere al azúcar que se consume con los alimentos, y que no puede ser procesada suficientemente por el cuerpo, esta se acumula en la sangre (la san-

Vacunación

Todavía no existe una vacuna contra la enfermedad.

¿Qué es la insulina?

La insulina es una hormona que se produce en el páncreas. Su tarea principal es controlar la ingesta de azúcar (glucosa) de la sangre a las células del cuerpo donde se convierte en energía. El cuerpo necesita azúcar para funcionar cada día.

Si no hay ninguna o muy poca insulina, el azúcar no puede entrar en las células. Como resultado, la concentración de azúcar aumenta en la sangre. En la diabetes tipo 2, el cuerpo ha perdido la capacidad de regular el metabolismo del azúcar.

gre es "dulce") y en el estadio avanzado de la enfermedad se excreta en la orina.

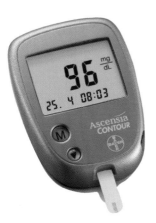

La diabetes es un trastorno metabólico, en concreto un trastorno del metabolismo de los carbohidratos o glucosa. La característica principal es el aumento del nivel de azúcar en la sangre superando los valores normales, que para personas sanas en el estado de ayuno están en menos de 100 a 120 mg/dl (miligramos por decilitro) y después de comer en menos de 140 mg/dl. La insulina es responsable de un nivel normal de azúcar en la sangre. Hay diabetes tipo 1 y diabetes tipo 2.

Distancia entre comer e inyectar

Los diabéticos deben medir su azúcar en la sangre antes de cada comida. Si el valor es alto, deben ampliar la distancia entre el alimento y las jeringas, si es más bien bajo, se puede acortar.

- **La diabetes tipo 1:** (diabetes juvenil): con causas desconocidas y debido a los procesos autoinmunes, las células de los islotes pueden ser destruidas por un proceso inflamatorio crónico, por lo que la producción de insulina se detiene. Esta forma de diabetes generalmente se presenta en la infancia y la adolescencia y suele ser hereditaria.
- **La diabetes tipo 2**: Este tipo de diabetes incluye de un 80% a un 90% de los diabéticos. En este caso sucede primero una resistencia a la insulina. Esto significa que las células

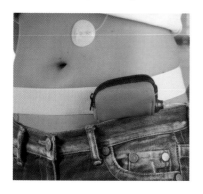

en los músculos y el hígado reaccionan con una menor ingesta de azúcar a comparación de un organismo sano por una menor secreción de insulina. También hay una demora en la producción de insulina. Este tipo de diabetes con frecuencia viene de familia.

Los síntomas

Los síntomas que se presentan en la diabetes mellitus dependen del grado de la deficiencia de insulina y de los trastornos metabólicos asociados. Los más importantes son: la sed excesiva (también por la noche), el aumento de la micción, fatiga, y descenso de rendimiento, dolor de cabeza, pérdida de peso inexplicable (en unas pocas semanas), el hambre voraz, o también pérdida de apetito, la susceptibilidad a las infecciones, heridas de curación lenta, calambres en las piernas, visión borrosa, picazón, impotencia y olor a acetona al respirar (se siente olor a acetona).

Complicaciones

Cuando hay un nivel de azúcar elevado en la sangre, se asocia con un riesgo de sufrir las enfermedades incidentales y consecuentes. Estas incluyen ataques de apoplejía, ataques cardíacos y restricción de las funciones renales. En casos extremos puede incluso dar lugar a graves enfermedades potencialmente mortales como el coma diabético.

En la diabetes tipo 2, que se desarrolla de forma más lenta, los síntomas pueden estar ausentes; a menudo se diagnostica por casualidad. En la diabetes tipo 1, los síntomas suelen aparecer de manera súbita y violenta, en especial la pérdida de peso severa, micción frecuente y sed excesiva.

Los remedios homeopáticos
Datisca cannabina D2-D3 (para disminuir los niveles elevados de azúcar en la sangre), Okoubaka Propóleos D12 (para estimular el páncreas), Syzygium jambolanum D2 (nivela el azúcar en la sangre).

Cuidado

Cada tipo de diabetes requiere primero una actitud cuidadosa. La homeopatía ayuda a los métodos de tratamiento convencionales.

Enfermedades neurológicas

La esclerosis múltiple

La esclerosis múltiple (MS, encefalitis diseminada) es una enfermedad inflamatoria del sistema nervioso con un curso muy diferente. Por lo general la enfermedad comienza en la edad adulta temprana (entre los veinte y los treinta años). En el cerebro, una especie de centro de control, las señales se envían o reciben al y desde el cuerpo a través de la médula espinal; estas son gestionadas a través de las diferentes fibras nerviosas que están rodeadas por una capa protectora o aislante, la mielina. Si se crea un foco de inflamación en el área de esta capa protectora, los mensajes no se pueden transmitir eficazmente: los pacientes de esclerosis múltiple suelen sentir hormigueo, tropezar cada vez más o tener dificultad de visión.

Los síntomas
El curso de la enfermedad puede variar mucho de paciente a paciente. Los primeros signos suelen ser alteraciones visuales (diplopía, nistagmos, campo visual o tamaño reducido), o perturbaciones del tacto (hormigueo, ardor), entumecimiento, debilidad y

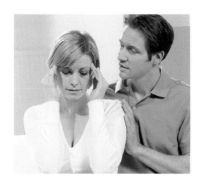

pesadez en los brazos o las piernas, hasta la espasticidad (espasmódica), parálisis, problemas de equilibrio y trastornos de coordinación con mareos. A veces el tronco se paraliza, por lo que el afectado tiene dificultad para sentarse en posición erguida. Además, puede conducir a una disminución de la fuerza en las piernas, el afectado se tropieza con frecuencia; su marcha es incierta y descoordinada. Poco antes de actuar la mano empieza a temblar. Muchos pacientes sufren, además de trastornos del habla, el lenguaje es vago y con alteraciones en el volumen, las frases suenan entrecortadas y llenas de baches. Otros trastornos se dan en la vejiga (incontinencia) y la función sexual alterada. Los problemas circulatorios también son comunes, especialmente la presión arterial baja. Típico en la enfermedad es que los síntomas empeoran con el calor. Todos estos déficits pueden ocurrir relativamente pronto, en pocas horas o días, o se desarrollarse de manera insidiosa durante varios meses.

Los remedios homeopáticos

Causticum D12 (con entumecimiento, disfunción de la vejiga, los fenómenos de parálisis), Gelsemium sempervirens D12 (con mareos, visión doble), Phosphorus D12 (con discapacidad visual, parálisis de las extremidades), Plumbum metallicum D12 (con calambres en los músculos, temblor en los músculos), Zincum metallicum D12 (con debilidad en las articulaciones o extremidades).

Crisis

Si uno o más focos de inflamación aparecen con las correspondientes alteraciones fisiológicas y daños, se habla de una crisis. Esta generalmente se desarrolla en cuestión de horas o días, y desaparece después de un tiempo. Después de una crisis se puede producir un retorno a las funciones normales, o puede haber cicatrices por el tejido nervioso inflamado (esclerosis).

Síndrome de piernas inquietas

El "síndrome de piernas inquietas" (SPI) es una enfermedad del sistema nervioso. Se habla de "síndrome" cuando se presentan diferentes síntomas al mismo tiempo, que tienen una causa –conocida o presumida– común. Puede ocurrir de dos formas:

El síndrome de piernas inquietas idiopático: una enfermedad independiente, sin causa aparente, la forma hereditaria, se produce en personas jóvenes (hasta 30 años de edad).

Síndrome de piernas inquietas sintomático: una consecuencia de otra enfermedad, la causa es claramente visible, a menudo ocurre en las mujeres en el embarazo, pero también son afectados quienes tienen deficiencia de hierro o insuficiencia renal.

Los síntomas

La enfermedad se caracteriza por sensaciones dolorosas que son ataques (a menudo en los brazos) asociados con la inquietud de las piernas, especialmente en la noche o al estar acostado. También son típicos los trastornos de sensibilidad, con frecuencia se ve afectado el lado exterior de la pierna.

Si los pacientes se levantan y caminan, las molestias disminuyen. Debido al sueño alterado, los pacientes suelen estar cansados durante el día siguiente.

Los remedios homeopáticos

Cuprum metallicum D6 (espasmos musculares dolorosos), Hypericum perforatum D6 (lesión de los nervios, con dolores punzantes), Sulphur D12 (dolor y ardor en los pies).

Embarazo

Si los síntomas durante el embarazo aparecen, desaparecen luego por sí mismos.

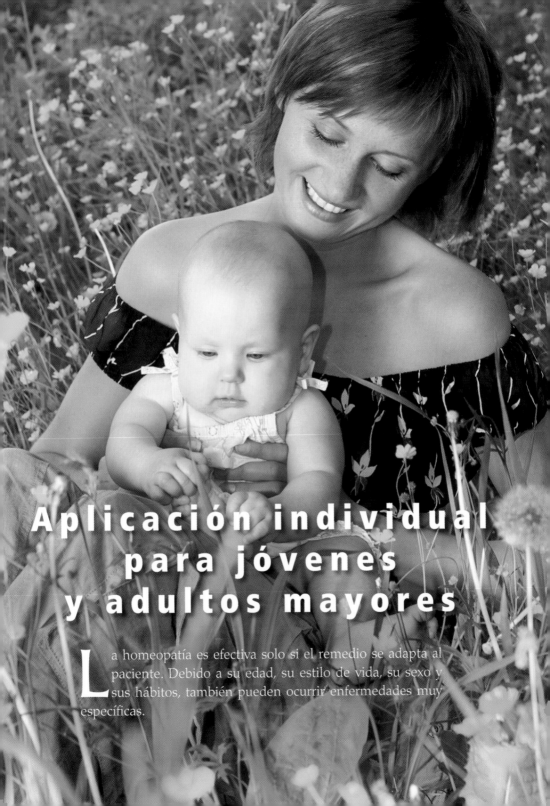

Aplicación individual para jóvenes y adultos mayores

La homeopatía es efectiva solo si el remedio se adapta al paciente. Debido a su edad, su estilo de vida, su sexo y sus hábitos, también pueden ocurrir enfermedades muy específicas.

Homeopatía para bebés

Cólicos

Los bebés sufren durante los primeros tres a cuatro meses de flatulencia que aparece a menudo asociada con dolor abdominal tipo cólico. Los bebés afectados gritan continuamente y no se calman al ser alzados, no dejan de moverse, no se alimentan, ni dejan que se les acerquen. A menudo el dolor empieza al beber o poco después. Para todos los involucrados, este momento es de mucho nerviosismo.

Los síntomas

Los gritos empiezan, por lo general, temprano en la noche, se extienden entre cinco y ocho horas, y terminan de repente. El grito es agudo y penetrante. Es imposible tranquilizar al bebé, que mueve las piernas alternadamente y aprieta las manos en forma de puños. Se congestiona su cara por el dolor y se torna de color rojo. El abdomen está tenso y distendido y se puede escuchar un gorgoteo.

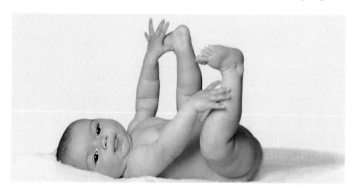

Causa

Hasta el momento, se desconoce la causa exacta de los ataques regulares de llanto en los bebés; pueden deberse a estrés, hambre, cansancio, irritación, dolor, enfermedad, indigestión y al pañal mojado. Además del temperamento oscilante del niño, interfieren en este estado de ánimo un ritmo de sueño y vigilia que no está normalizado y la reacción de los padres a los ataques de llanto del bebé.

Los remedios homeopáticos

Belladona D12 (dolor abdominal tipo cólico), Chamomilla D12 (para calmarlo), Carbo vegetabilitis D6 (agitación), Lycopodium D12 (abdomen inflamado y con gases).

Costra láctea

La costra láctea es una forma de neurodermatitis en el bebé, a partir de pocos meses de edad. El nombre proviene de la semejanza con el producto de la leche hervida.

Los síntomas

La erupción cutánea escamosa es típica de la costra láctea, de color amarillo, grasosa y brillante en la cabeza, el cuello, los codos, las rodillas y las mejillas. Hay comezón y áreas con puntos de secreción.

Los remedios homeopáticos

Arnica D6 (reduce la inflamación), Bryonia D6, Bórax D6 (con la piel escamosa y fuerte), Calcarea carbonica D12, Graphites D12 (con la piel mojada), Viola tricolor D6 (con picazón severa).

Pañalitis

La dermatitis del pañal es más conocida como "pañalitis" o "cola quemada, irritada".

Es relativamente común en los bebés y ocurre cuando el pañal mojado se queda demasiado tiempo en contacto con la piel sensible del bebé. En el pañal apretado se produce un espacio cálido y húmedo, que suaviza la piel y debilita su función protectora. Las bacterias y los hongos encuentran un clima favorable en el que se pue-

Causas

- Pocos cambios de pañales.
- Temperatura cálida y húmeda en el área del pañal.
- Fricción del pañal con las piezas de plástico.
- Cambio de nutrición.
- Diarrea.
- Jugos mal digeridos.
- Suavizantes de telas, residuos de detergente.
- Reacciones alérgicas a los alimentos o medicamentos.

Aire fresco

Deje que su bebé camine desnudo un rato durante el día. Esto ayuda a prevenir la dermatitis del pañal.

den reproducir, la orina y las heces penetrantes dan un paso más hacia la inflamación de la piel.

Los síntomas

En el área del pañal, la piel se torna de color rojo; si adicionalmente hay una infección por hongos surgen granos, pústulas y la piel puede agrietarse.

Los remedios homeopáticos

Chamomilla recutita D12 (dermatitis del pañal durante la dentición), Clematis erecta D6 (formación de ampollas en la piel), Graphites D6 (con la piel mojada).

Molestias de la dentición

Los primeros dientes aparecen aproximadamente entre el cuarto y el séptimo mes. Por lo general, la dentadura no causa muchos problemas. Mejor dele a su hijo algo duro para masticar –un anillo de dentición, un trozo de pan duro, manzana, apio o zanahoria.

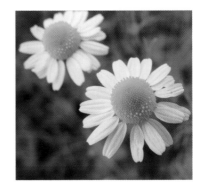

Los síntomas

Los puntos de erupción están inflamados, sensibles y a veces se hinchan. El flujo de saliva es más fuerte de lo normal. Los bebés lloran más, les gusta meterse el dedo en la boca y masticarlo. La colita puede estar lastimada, a menudo, las mejillas se sonrojan y los bebés beben y/o comen mal.

Los remedios homeopáticos

Chamomilla D30 glóbulos (se ponen dos cada hora en la cavidad bucal del bebé).

Jugo de fruta

Las madres lactantes deben evitar el consumo de jugo de naranja.

Homeopatía para niños y jóvenes

Sarampión

El sarampión es una enfermedad común causada por un virus y es altamente contagiosa. Casi todos los niños no vacunados sufren de sarampión en la edad adulta. La enfermedad se transmite por la infección de la gotita, el período de incubación es entre ocho y doce días. Durante todo el período de la enfermedad, desde el primer signo hasta la desaparición de la erupción, hay peligro de contagio. El sarampión deja inmunidad contra la recaída de por vida.

Los síntomas

En los primeros dos o tres días, los síntomas son similares a un resfriado: fiebre alta, secreción nasal, tos. La cara se hincha un poco, los ojos se ponen llorosos y muy rojos (conjuntivitis). El niño se torna fotofóbico. La fiebre desciende levemente; en las mejillas y en las membranas mucosas de la boca aparecen pequeñas manchas blanquecinas. En el tercer o cuarto día después de la aparición de la enfermedad, la fiebre sube de nuevo (por encima de 39 °C), y la típica erupción

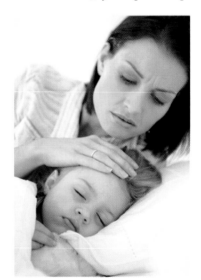

Declaración obligatoria

Debido a las posibles complicaciones y la obligación de informar debe ser siempre consultado un médico si se sospecha el brote de sarampión.

> **Medidas complementarias**
>
> Debido a que con el sarampión hay sensibilidad a la luz, es aconsejable oscurecer la habitación y ya que los ojos están irritados, el niño no debe ver televisión. El estricto reposo en cama es importante, especialmente en los primeros días.
>
> Para tratar la congestión nasal y la tos, debe mantener una temperatura ambiente fresca y humidificar el aire con regularidad. También suministre bastantes líquidos y ofrezca solo comida ligera.

aparece detrás de las orejas, en la cara, finalmente propagándose por todo el cuerpo. En primer lugar, las manchas son pequeñas, después son visibles y se tornan de color rojo brillante, multiplicándose rápidamente y se unen en grandes áreas; en la parte superior son color morado y rojizo en la parte inferior. Después de tres a cuatro días desaparecen la fiebre, la erupción cutánea, la tos y la secreción nasal.

Los remedios homeopáticos

Belladona D6 y Ferrum phosphoricum (con fiebre), pulsatilla D6 y Euphrasia D4 (con conjuntivitis, tos seca, congestión nasal), Spongia D3 (con tos), Sticta pulmonaria D3, Ammonium carbonicum D6, Bryonia D4,

Drosera D6, Hepar sulfuris D6, Rumex crispus D6.

Paperas

Las paperas (parotiditis epidémica) es una enfermedad viral altamente contagiosa que se transmite por infección de gotitas de persona a persona, ra-

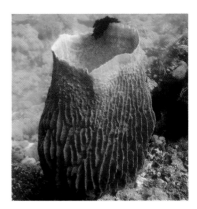

Complicaciones

El sarampión generalmente se da sin problemas, pero pueden ocurrir complicaciones como neumonía, otitis media o meningitis. Consulte a un médico en cada caso.

ramente por un portador sano o por objetos infectados. El período de incubación es generalmente de catorce a veintiocho días. El riesgo de infección sin embargo, existe desde una semana antes de que se de el brote de la enfermedad, y catorce días después de haber comenzado. La mayoría de los niños enferman en el segundo año de vida. Después de la enfermedad hay inmunidad de por vida.

Los síntomas

Las paperas comienzan con una inflamación unilateral dolorosa de las glándulas salivales y se encuentran delante, detrás de las orejas y en la barbilla. La apariencia cambia, al niño se le hinchan las mejillas, la glándula es dolorosa a la presión, también hay fiebre de leve a alta, pérdida del apetito, fatiga y leves dolores de cabeza. La garganta está seca porque las glándulas salivares ya no producen saliva. La masticación, la deglución, la apertura de la boca y los movimientos de la ca-

beza causan dolor. Después de unos pocos días, las glándulas salivares se hinchan del otro lado. Los síntomas desaparecen después de unos diez días. En casos raros, otras glándulas pueden verse afectadas, especialmente el páncreas, que se asocia con dolor abdominal severo. Como una complicación, en los chicos puede aparecer una inflamación de los testículos que en el peor de los casos puede provocar infertilidad, y en las chicas una inflamación de los ovarios. Los síntomas como dolor de cabeza, rigidez en el cuello y mareos pueden ser indicios de meningitis.

Los remedios homeopáticos

Jaborandi D6 (con sudoración y salivación), belladona D6 y Lycopodium D12 (con dolor de la glándula parótida derecha), Rhus toxicodendron D12 y Lachesis D12 (con dolor de la glándula parótida izquierda), Phytolacca D6 (dolor en ambos lados), pulsatilla D6 (si los niños no quieren beber).

Compresas

Ponga las típicas compresas caliente con pomadas de caléndula en las mejillas inflamadas, esto aliviará el dolor.

Rubéola

La rubéola es una enfermedad infecciosa inofensiva para los niños que es causada por el virus de la rubéola y es transmitida por gotitas. El período de incubación oscila entre dos a tres semanas. Existe el peligro de infección durante unos cinco días antes del comienzo de la erupción hasta siete días después de su desaparición. La enfermedad conduce a la inmunidad de por vida.

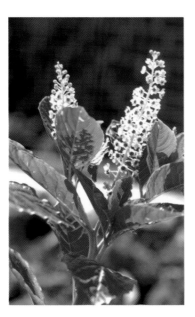

Los síntomas

De vez en cuando, antes de que brote la enfermedad hay un estado preliminar parecido a la gripa con resfriado, tos y dolores de cabeza. La erupción generalmente comienza detrás de las orejas y luego se extiende a la cara, cuello, torso, brazos y piernas. Se compone de una serie de manchas rojas, punti-formes que no se fusionan. Por lo general, desaparece en el mismo orden después de diez días, solo que entonces la rubéola ya no es contagiosa. Ya que la erupción es parecida al sarampión y la escarlatina, es recomendable confirmar el diagnóstico con un médico. Típico en la rubéola son además de la erupción, los ganglios linfáticos inflamados y dolorosos en ambos lados del cuello. Algunos niños tienen fiebre leve y dolor en las articulaciones y en ocasiones esta conduce a dolor de garganta. En su estado general los pacientes pequeños no se sienten particularmente afectados. Si el niño enfermo se siente incómodo, es necesario el reposo en cama todo el día. El aislamiento estricto no

Vacunación

La vacunación es la protección más segura contra la rubéola. Se lleva a cabo desde la edad de quince meses y se debe reforzar más tarde.

La rubéola durante el embarazo

La rubéola es muy peligrosa para las mujeres embarazadas, el riesgo es más grande en los tres primeros meses. El virus puede causar defectos graves en el bebé, como ceguera, sordera, defectos del corazón o retraso mental. El embarazo también puede terminar en un aborto involuntario o muerte fetal.

es necesario. Deben evitar sin embargo el contacto con las mujeres embarazadas (ver recuadro), los niños en etapa preescolar y de escuela, deben permanecer aislados durante siete a diez días. Como con todas las enfermedades infecciosas de la infancia puede producir, en casos raros, la meningitis.

Los remedios homeopáticos

Belladona D6 y Ferrum phosphoricum D6 (con fiebre), pulsatilla D6, Apis D6 (con dolor de garganta), Lachesis D12, Phytolacca D6, Baryta carbonica D6, Mercurius solubilis D12.

Escarlatina

La escarlatina es una enfermedad infecciosa aguda de atención obligatoria, que aparece especialmente en los niños, y contra la cual no existe ninguna vacuna. Todos los niños pueden enfermarse varias veces de escarlatina en estados febriles, ya que no se desarrolla inmunidad a ella, sobre todo cuando se trata con antibióticos (penicilina).

Los síntomas

El período de incubación –el tiempo entre la infección y la aparición de la enfermedad– dura de dos a siete días, después, generalmente, incrementan en el niño la fiebre alta y el dolor de garganta intenso, acompañado de malestar general. La garganta y la úvula se tornan muy rojos, las amígdalas están inflamadas, enrojecidas y a veces cubiertas por pus. En la lengua hay una capa gruesa de color blanquecino, los ganglios linfáticos

Fiebre

Los remedios homeopáticos ayudan a contrarrestar la fiebre alta, como el Aconitum y compresas adicionales, ayudan a contrarrestar la fiebre alta.

en el cuello pueden estar inflamados. En el primer día con frecuencia hay vómito y los niños se quejan de dolores de cabeza. Después de dos o tres días, la lengua se torna color frambuesa o como es llamada "lengua de fresa", y se cubre de pequeños puntos. En el segundo o tercer día después del inicio de la fiebre se desarrolla la erupción cutánea típica, tipo terciopelo, de la escarlatina. Se produce enrojecimiento de la piel de las axilas o la ingle y el pecho, este puede propagarse a todo el cuerpo en un día. Visto de cerca, se pueden notar los puntos finos e individuales de color rojo, que se sienten como piel de gallina. La cara se pone también de color rojo, solo el área alrededor de la boca sigue siendo pálida ("bigote de leche"). La erupción puede dar comezón o, a veces, no. Cerca de una a tres semanas después del comienzo de la enfermedad, la piel se pela en todo el cuerpo (descamación de la piel).

Los remedios homeopáticos

Aconitum D30 (con fiebre aguda, escalofríos), Apis D12 (con inflamación de las amígdalas), belladona D6-D12 (para mejorar el bienestar general), Hepar sulfuris D12 (con dolor de garganta fuerte), Lachesis 12 (con infección bacteriana), Mercurius solubilis D12 (depósitos purulentos de las amígdalas), Rhus toxicodendron y Sulphur D6 (con picor de la piel).

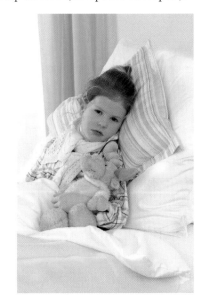

Enfermedades de la infancia

Aunque se trata de una enfermedad infantil típica, los adultos también pueden enfermarse de escarlatina.

Varicela

Como el nombre lo indica, el virus no se transmite solo por la infección de la gotita, sino también a través del aire. Esta infección viral altamente contagiosa (varicela) afecta por lo general, a niños y adultos.

El período de incubación es de doce a veintiún días. El riesgo de contagio es de uno o dos días antes del inicio de la erupción, hasta siete días después, cuando las costras se han caído. La enfermedad deja inmunidad por años. El agente causante de la varicela pertenece a los virus del herpes. Si se ha sufrido de la enfermedad, algunos virus permanecen latentes en el cuerpo. Si la protección inmune disminuye puede haber una recaída. Esta se manifiesta en adultos en forma de herpes (herpes zóster), que tiene la misma erupción que la varicela. La varicela es peligrosa para las mujeres embarazadas, cuando están a punto de dar a luz, el niño puede en el peor de los casos nacer con varicela.

Los síntomas

La enfermedad comienza en la etapa preliminar con los síntomas de un resfriado leve, con un poco de fiebre y dolor de cabeza. Uno o dos días más tarde empieza la erupción típica de la varicela: aparecen manchas muy pequeñas de color rojo que se transforman en unas pocas horas en ampollas llenas de agua. La erupción presenta una picazón severa, se propaga rápidamente por todo el cuerpo a través las articulaciones y la cara, las ampollas también afectan el cuero cabelludo, las membranas mucosas de la boca, los ojos, los oídos y los genitales. La varicela se presenta por ráfagas: las ampollas explotan y se vuelven una costra. En adultos, una o dos semanas después surge una nueva varicela. En el punto donde la piel tuvo ampollas se ve una mancha clara que, con los días, desaparece. Típico de la varicela es la yuxtaposición de las tres etapas – manchas, llagas, costras. Algunos niños tienen fiebre muy alta (hasta 40 °C). Si

Comezón

Contra la piquiña ayuda el uso de remedios homeopáticos como Apis o también polvo de Arnica de la farmacia.

se rascan las ampollas de la varicela, puede causarse una infección bacteriana con producción de pus y dejar cicatrices feas. En casos muy raros puede causar meningitis. Los síntomas iniciales son fiebre alta, dolor de cabeza severo, rigidez de nuca y vómitos.

Remedios homeopáticos

Apis D6 (con piquiña), Aconitum y belladona D6 (para la reducción de la fiebre), Antimonium crudum D6 (ayuda a la cicatrización), Mezereum

y Rhus toxicodendron (con dolor y picazón).

Fiebre de tres días

La llamada fiebre de tres días (exantema súbito) es una infección de virus relativamente común y contagiosa pero inofensiva, que está exenta de complicaciones. La enfermedad afecta principalmente a niños de entre seis meses y dos años. El período de incubación es de aproximadamente una a dos semanas. El riesgo de infección es de tres días antes del inicio

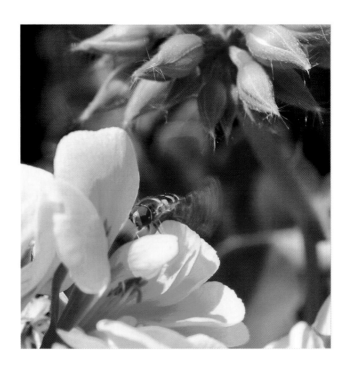

Diagnóstico

Un médico debería hacer un diagnóstico para evitar confusiones con la rubéola, escarlatina o sarampión. Él puede recetar supositorios que bajen el fiebre para evitar posibles convulsiones febriles. No es necesario otro tratamiento médico.

de la fiebre y hasta el estallido de la erupción. La enfermedad deja una inmunidad de por vida.

Los síntomas

La fiebre de tres días comienza con la aparición repentina de fiebre alta (40 a 41 °C) que dura tres o cuatro días. Desciende tan rápido como incrementa y desaparece a las pocas horas. A la vez aparece una erupción cutánea de manchas finas, de color rojo que se asemeja a la rubéola o el sarampión, esta cubre todo el cuerpo, menos los brazos y las piernas. Después de dos o tres días se va de nuevo, y la enfermedad se supera. Con la aparición de la erupción ya no existe el riesgo de in-

fección. El niño se ve afectado muy poco en su estado general a pesar de la fiebre alta. En raras ocasiones esto puede conducir a convulsiones febriles.

Los remedios homeopáticos

Aconitum napellus D6 (con fiebre alta), belladona D6 (como febrífugo, con cara roja), Chamomilla D6 (cuando una mejilla está pálida y la otra está de color rojo).

Tos crupal

La tos crupal se trata de una inflamación aguda de las membranas mucosas en la laringe y la tráquea. Especialmente los afectados son niños de edades comprendidas entre seis meses y cuatro años, rara vez niños mayores. La enfermedad se llama la pseudo crupal para diferenciarla de la "verdadera" crupal, es decir la difteria que aun hoy en día aparece.

Los síntomas

Los síntomas suelen comenzar durante la noche y de repente; duran-

Autoayuda

Haga que el niño se siente en posición vertical durante un ataque de tos –así puede respirar con más facilidad. A menudo, también es útil distraer a los pacientes jóvenes mientras los lleva en brazos y camina.

te el día solo aparecen unos pocos síntomas. En un ataque leve aparecen tos seca y ronquera. Si las vías respiratorias están más estrechas se escucha un silbido o un traqueteo cuando se respira, el cual aumenta notablemente con la emoción. Si las membranas mucosas están más inflamadas, se puede presentar dificultad para respirar que empeora al acostarse; el niño está inquieto y se asusta. La temperatura puede aumentar o disminuir (hasta 38,5 °C). En casos raros, la inflamación de la membrana mucosa llega a niveles amenazantes, y existe el peligro de asfixia.

Mantenga la calma

La medida más importante en la tos crupal es: tranquilidad, tranquilidad y otra vez ¡tranquilidad! Incluso si su hijo tose mucho y tiene dificultad para respirar, abrácelo y si es un paciente joven, cálmelo y acaríciclo, pero no le dé golpecitos en su espalda. Evite cualquier emoción, porque por lo general aumenta la dificultad.

Como resultado de la deficiencia de oxígeno se llega a la coloración típica azulada alrededor de los labios. La piel es gris pálido.

Los remedios homeopáticos

Spongia D12, Rumex D6 y Sambucus (saúco) D6 al mismo tiempo, Spongia D3 o Hepar sulfuris D4 (con una tos perruna, flema, ronquera), Aconitum D30 o D6 (en la primera etapa, con inquietud, y aparición nocturna), belladona D12 (con la aparición nocturna de los síntomas, con la cara roja), o Sambucus (saúco) D6, Apis D6, Iodum D4 (en la etapa posterior).

Acné, espinillas

El acné es un cambio de la piel enfermizo que está asociado con la formación de pústulas inflamatorias. Las afectadas principalmente son las glándulas sebáceas en las que el sebo (secreción) se acumula e inflama. El acné no es peligroso, pero puede dañar bastante el estado de ánimo del paciente porque aparece en áreas vi-

Dificultad para respirar

Con disnea persistente consulte necesariamente a un médico, ya que las complicaciones no pueden ser excluidas.

sibles del cuerpo. Esto afecta en especial la cara (frente, mejillas y la boca), el pecho y la espalda. Varios factores refuerzan el efecto: los cambios hormonales, el estrés, el tipo de piel y el cuidado de la misma.

Los síntomas

Los procesos se dan sobre la piel, en tres pasos: al comienzo surgen puntos negros, que se manifiestan como pequeñas elevaciones semiesféricas sobre la piel. El segundo paso se produce debido a la inflamación por las bacterias.

Luego vienen los granos, las ampollas llenas de pus o pústulas. Según la forma del curso y la constitución individual se forman incluso abscesos confluentes o carbunclos (véase la página 118 y ss.). En particular, esta expresión se da en la tercera etapa, después de la curación de la inflamación de las temidas cicatrices del acné. Las tres etapas se encuentran en toda persona afectada en las distintas regiones de la piel más o menos simultáneamente.

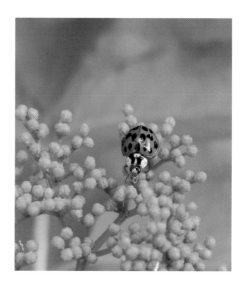

Los remedios homeopáticos

Lycopodium D6 (con pústulas de tipo forúnculo), Natrum muriaticum D6 (con acné, forúnculos), pulsatilla D4 (con pápulas y pústulas en la cara), sepia D4 (con pústulas supurantes grandes), Sulphur D6 (con tendencia a problemas de la piel), Hepar sulfuris D6 (con tendencia a pus de piel), Mercurius solubilis D6 (con diversas enfermedades de la piel, abscesos, forúnculos supurantes).

Alternativa

Con el acné, la homeopatía es una alternativa útil a la medicina convencional, y todo ello sin efectos secundarios.

Homeopatía para el hombre

Hidrocele

La hidrocele se refiere a una acumulación de líquido claro o transparente en el escroto. Esto ocurre sobre todo después de una lesión o inflamación de los testículos o el epidídimo y puede ser confundida por fuera con una hernia.

Los síntomas

En el hidrocele se engrosa el escroto y aparece tenso (tumor), también se

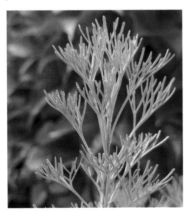

mantiene sin cambios durante la carga y la tos (a diferencia de la hernia). Por lo general, no hay dolor. Si la acumulación de líquido se puncionara, estaría claro –después de una lesión– e incluso con sangre.

Los remedios homeopáticos

Abrotanum D3, D6, Apis mellifica (con un dolor punzante en los testículos).

Hiperplasia o crecimiento prostático benigno

La próstata, que se encuentra justo debajo de la vejiga, rodea la uretra como un anillo. Durante un agrandamiento benigno de la próstata (hiperplasia prostática benigna, HPB), esta última se comprime de manera gradual y conduce a trastornos del flujo de orina.

Sensibilidad a la presión

Por lo general, no es dolorosa la ruptura de la bolsa de agua. En la etapa avanzada, puede haber sensación de presión en los testículos.

Los síntomas

La HPB se desarrolla sin dolor. Los primeros signos son un flujo de orina debilitado o interrumpido como también un retraso en el vaciado de la vejiga. Otros síntomas son goteo de orina, sedimento de orina con restos y micción frecuente, especialmente por la noche. En las fases avanzadas, no es posible eliminar toda la orina. Entonces quedan restos de esta en la vejiga (orina residual), lo cual es un caldo de cultivo ideal para los gérmenes. Estos últimos pueden ascender a través de los uréteres hacia los riñones y provocar inflamaciones graves. En el peor caso, puede causar insuficiencia renal. Por lo tanto, el agrandamiento de la próstata, normalmente inofensiva, puede tener consecuencias peligrosas para la vida.

Los remedios homeopáticos

Aurum metallicum D12 (con necesidad constante de orinar, y dolor), Baryta carbonica D12 (con problemas de erección y baja libido), Conium maculatum D6 (con frecuente dolor en la micción, insomnio y dolor durante la micción).

Inflamación de la próstata

Una inflamación de la próstata (prostatitis) puede ser aguda o crónica. Debe ser tratada necesariamente, ya que es un foco inflamatorio que puede infectar a otros órganos, con mayor frecuencia la vejiga, o también los riñones.

Los síntomas

Una inflamación aguda de la próstata suele ir acompañada de fiebre, escalofríos, necesitad de orinar, dolor durante la micción y problemas con la micción. Otros síntomas pueden incluir malestar, fatiga y dolor muscular. La próstata está inflamada y muy sensible al dolor. En la prostatitis crónica se presentan pocas molestias o hay descomposición rápida. Por lo tanto, a menudo se detecta después de un período de tiempo largo.

Ubicación

La próstata se encuentra en los seres humanos debajo de la vejiga.

Los remedios homeopáticos

Chimaphila umbellata D3 (con una infección adicional del tracto urinario, necesidad constante de orinar, y dolor), Graphites D6, Bryonia D6 (en una etapa posterior), Sulphur D6 y Clematis D3 (con una forma crónica), pulsatilla D6 con inflamación aguda), Pareira brava D6 (con dificultad de orinar), Populus tremuloides D12 (con retención urinaria, dolor y ardor al orinar), Sabal D3 (con dolor punzante, necesidad constante de orinar).

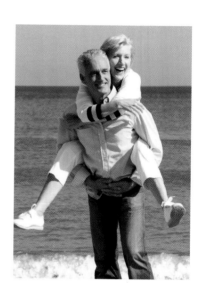

Homeopatía para la mujer

Dolor de las glándulas mamarias

Los dolores de las glándulas mamarias, son provocados por las fluctuaciones hormonales durante el ciclo menstrual. A menudo, esto lleva a una lesión benigna de la mama (mastitis). Los dolores de pecho que dependen del ciclo (mastalgia), sin embargo, pueden tener muchas causas diferentes que se encuentran fuera de la glándula mamaria. Estas incluyen la inflamación de la pared torácica, los cambios de la columna o las costillas, así como el dolor causado por problemas del corazón.

Los síntomas

Dependiendo del ciclo, el dolor de pecho se produce en el momento anterior a este. Hay una sensación de tensión, y se hinchan los pechos. Si aparece un dolor de pecho, puede ser en particular en el cuadrante superior externo de la mama y conducir a una formación de nudos. El dolor de pecho que depende del ciclo no aplica ni como enfermedad en sentido estricto, ni como un factor de riesgo para el cáncer de seno. El dolor de pecho que no depende del ciclo se manifiesta como dolor, ardor o senos pesados, por lo general en el cuadrante de abajo o en el interior del pecho. No se produce aquí una formación de nudos.

Los remedios homeopáticos

Calcarea fluorica D12 (con inflamación glandular), Conium maculatum D6 (con bultos glandulares, hinchazón, nudos duros en el pecho), Lac caninum D6 (con dolor de pecho durante el período), Phytolacca D6 (con nudos de pecho; "pecho pesado como plomo"), Silicea D6 (con dolor en el tejido conectivo).

Inflamación del ovario

La inflamación de los ovarios (enfermedad inflamatoria pélvica) forma parte de las enfermedades ginecológicas más comunes y afecta casi exclusivamente a mujeres en edad fértil, con mayor frecuencia entre los dieciseis y treinta y cinco años.

Los síntomas

En una fase aguda, causa un dolor abdominal repentino y severo. El abdomen se distiende considerablemente y la pared abdominal está tensa. La fiebre, las náuseas y los vómitos son otros signos de la enfermedad. En muchos casos, las mujeres afectadas tienen una secreción purulenta de la vagina, el útero está agrandado y es doloroso a la presión. Cuanto más larga sea la infección, más se unen los síntomas: los ovarios y las trompas de Falopio están hinchados y producen un dolor a la presión. Los movimientos en el cuello del útero también duelen. Pueden estar acompañados

Infecciones

En las infecciones ascendentes, los gérmenes entran al cuerpo a través de la vagina y tienen que superar el aparato reproductor interno y externo. Las situaciones que "favorecen" un acceso más fácil de los gérmenes, son por ejemplo, la menstruación, los partos y la inserción del dispositivo intrauterino. En una infección descendente los agentes patógenos se mueven de los órganos vecinos hacia los ovarios.

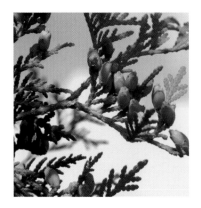

haya curado. Estas cicatrices afectan a las mujeres con dolor de espalda, especialmente después del coito. Esto puede resultar en estreñimiento, hinchazón, ciclos irregulares y dolor durante la menstruación. En esta fase, existe el riesgo de infertilidad permanente. La inflamación crónica de los ovarios puede ser por meses, años y a veces persiste por más tiempo.

Los remedios homeopáticos

Mercurius biiodatus D12 (con dolores en el abdomen), sepia D12 (con dolores en el abdomen antes de la menstruación), Thuja occidentalis D12 (con dolor en los ovarios).

Dolor menstrual

A muchas mujeres les pueden ocurrir diferentes molestias antes y durante la menstruación. Estas incluyen tres grandes síndromes: síndrome premenstrual (SPM, ver cuadro de información), la dismenorrea (menstruación dolorosa) y sangrado irregular.

de fiebre alta; la inflamación se da de forma continua o en ráfagas, o está ausente. Pueden causar retención urinaria, aumento del sangrado, hacerlo irregular y provocar síntomas generales como náuseas, vómitos y diarrea. A veces esta inflamación aguda pasa a una etapa crónica, si después de la fase aguda persisten las molestias o se producen después de un tiempo muy corto, si esa inflamación ovárica se vuelve crónica, de un lado después de un tratamiento sin éxito, pasa al otro lado o si hay cambios cicatriciales después de que la inflamación se

El riesgo de infección

Los factores que influyen el riesgo de una infección son el comportamiento sexual y la higiene personal. Cualquiera que utilice preservativos puede prevenir esta enfermedad, hasta cierto punto.

Los síntomas

Entre las molestias del SPM están los cambios de humor, hinchazones dolorosas, tensiones en el pecho, pezones sensibles, molestias en el abdomen, sensación de pesadez, sofocos, trastornos cardiovasculares, inflamación de las manos, pies y cara, dolores de cabeza, migrañas, depresión, nerviosismo, aumento de la sed y el hambre, indigestión y fluctuaciones del peso debido a la retención de líquidos. Además, se pueden presentar trastornos mentales (ansiedad, inestabilidad mental con tendencia agresiva o depresión), letargo, fatiga e insomnio. Con la dismenorrea existe una sensación general de enfermedad con síntomas tales como fatiga, disminución del rendimiento, dolor de espalda, náuseas, vómitos, dolores de cabeza, migrañas, pérdida de apetito, diarrea, estreñimiento y palpitaciones del corazón. Además, esta lleva a dolor abdominal tipo cólico, asociado con una sensación de presión en el abdomen que se aumenta a dolor tipo cólico y eventualmente a dolor en la región lumbar. Además de los síntomas físicos también pueden ocurrir cambios psicológicos, tales como un deterioro de la autoestima, depresión e irritación nerviosa. El peso del cuerpo aumenta ligeramente debido a la retención de líquidos. Los síntomas en irregularidades en el sangrado, van desde el sangrado frecuente, o rara vez de sangrado demasiado ligero, demasiado pesado, un sangrado muy corto o muy largo.

El síndrome premenstrual

El día anterior al inicio del período es particularmente difícil para algunas mujeres. Las afectadas sufren, en este momento, de síntomas físicos y psicológicos de diversa índole y gravedad. El síndrome premenstrual es a menudo exacerbado por las expectativas negativas hacia la menstruación.

La dismenorrea

Los síntomas de dismenorrea suelen comenzar varios días antes del período y son por lo general más fuertes en el primer y segundo día de la menstruación.

Los remedios homeopáticos

Agnus castus D6 (tensión en los senos con falta de hemorragia), belladona D6 (con temporada fuerte, adelanto), Bovista D6 (con metrorragia), Calcarea carbonica D12 (con sangrado abundante), Caulophyllum thalictroides D6 (con hemorragia dolorosa, retraso), Chamomilla D12 (con irritabilidad, nerviosismo antes del período), China D6 (con el sangrado prolongado y doloroso), Cimicifuga racemosa D6 (con cambios de humor, dolor de tipo cólico antes del período) Cyclamen europaeum D6 (para la depresión, la migraña), Graphites D12 (en caso de retraso del sangrado), Hamamelis virginiana D6 (con un dolor profundo en el abdomen), Kalium carbonicum D12 (con debilidad general, dolor de espalda), Magnesium carbonicum D12 (con irritabilidad, fatiga), Natrum muriaticum D12 (en caso de retraso, bajo flujo sanguíneo), Ustilago maydis D6 (con trastornos hormonales).

Síntomas de la menopausia

Se le llama menopausia a la fase de la vida de la mujer que se da desde el final de la juventud hasta la muerte. En este momento tienen lugar una gran variedad de procesos biológicos de envejecimiento; va disminuyendo la función de los ovarios hasta que termina completamente, tendrá lugar la última menstruación, la menopausia, y la producción de las hormonas se reduce. Muchos de los llamados síntomas de la menopausia son el resultado de estos cambios hormonales importantes.

Los síntomas

Los síntomas de la menopausia son muy diferentes en intensidad y frecuencia. Los signos característicos incluyen cambios en el ciclo, el sangrado no se produce con la misma frecuencia y puede ser débil, incluso puede ocurrir sangrado y manchado antes y después de la menstruación.

Ginecólogo

Si observa transtornos en su ciclo, debe visitar al ginecólogo, solo así podrá descartar una enfermedad grave.

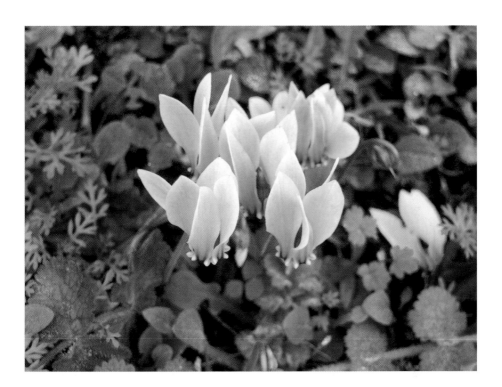

Los ciclos se hacen más cortos o más largos, así también son posibles la falta de períodos. Por lo general también son típicos los sofocos que duran unos minutos y se asocian a menudo con palpitaciones, después hay sudoración y los síntomas son mas leves. Estos sofocos pueden ocurrir hasta veinte veces al día por causa es una termorregulación deficiente. Otros síntomas son mareos, dolor de cabeza (a menudo tipo migraña) y taquicardia. A los síntomas psicológicos se suman la depresión, irritabilidad, agresividad, insomnio, cambios de humor y agotamiento nervioso.

Transición del cuerpo

La menopausia se trata de un proceso de transición natural del cuerpo y no de una enfermedad.

Los remedios homeopáticos
Cimicifuga racemosa D6 (con la depresión), Lachesis D12 (con calores fuertes), Natrum muriaticum D12 (con sequedad vaginal), Pulsatilla pratensis D12 (con cambios de humor), Sanguinaria canadensis D12 (con sofocos, dolores de cabeza), Sepia D12 (con prolapso uterino, migrañas, oleadas de calor, frío).

Homeopatía para el embarazo, el parto y para las madres jóvenes

La deficiencia de hierro
Es muy importante asegurarse de que el embarazo no conduzca a una deficiencia de hierro. El hierro se requiere para el pigmento rojo de las células rojas de la sangre, que son las que llevan el oxígeno. Una deficiencia de hemoglobina se llama anemia.

Los síntomas
La anemia se manifiesta por la palidez, fatiga, falta de rendimiento y la susceptibilidad a las infecciones.

Los remedios homeopáticos
Ferrum metallicum D6 (con fatiga y disminución del rendimiento).

Dolor del parto
Cualquier mujer experimenta el dolor del parto en diferentes grados. Además de numerosas posibilidades modernas para el tratamiento del dolor también se usan técnicas de relajación y masaje, acupuntura o la homeopatía para disminuir los dolores en la labor de parto.

Prevención

Consuma hierro, este se encuentra en la carne de músculo rojo y yemas de huevo, también los vegetarianos pueden proteger su suministro de hierro, gran parte de este está presente en el mijo o verduras como la remolacha.

Los síntomas

Las contracciones se distinguen por la forma en que se producen, por los diferentes momentos y la intensidad del dolor.

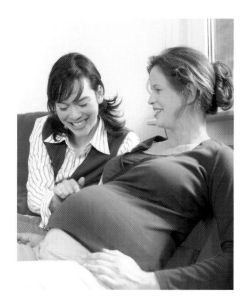

- **Contracciones preparto:** Contracciones irregulares del útero, todavía no tan fuertes.
- **Contracciones de la primera fase:** Contracciones cada vez más fuertes, más regulares y prolongadas.
- **Contracciones del parto:** Contracciones fuertes que empujan al bebé a través de la vagina.
- **Contracciones posparto:** Contracciones rítmicas después del nacimiento.

Los remedios homeopáticos

Aconitum D6 (con dolores insoportables, con temores acerca del estado del bebé), belladona D6 (con contracciones muy fuertes, cara roja, sudoración), Caulophyllum D6 (con rotura de membranas, contracciones cortas y rápidas), Chamomilla D6 (con dolores insoportables, irritabilidad, agresividad, histeria), Coffea D6 (con dolor insoportable, sensación de desmayo, con dolores en la ruptura de membranas), Kalium carbonicum D6 (con contracciones fuertes, dolor de espalda), Nux vomica D6 (con náuseas enormes, irritabilidad, estrés), pulsatilla D6 (con tendencia al llanto, falta de contracciones uterinas —es conveniente caminar—, con estado de ánimo cambiante y con incomodidades posturales).

Intensidad

Toda mujer con dolores de parto siente el dolor en diversos grados. Eso depende enteramente de la sensibilidad personal al dolor.

Los síntomas típicos del embarazo

Los síntomas típicos del embarazo no son enfermedades, sino efectos secundarios, más o menos desagradables, del embarazo. Estos incluyen:

- Dolor de las glándulas mamarias (ver página 246 y siguientes).
- Náuseas y vómitos (ver página 86).
- Venas varicosas.
- Ardor de estómago.
- Diarrea y estreñimiento (véase la página 100 y siguientes).
- Hemorroides (vea la página 104 y siguientes).
- Calambres en las piernas.
- Trastornos del sueño (ver página 143 / 157).

También pueden salir estrías en el embarazo. Por desgracia, esto casi no se puede aliviar con ayuda homeopática.

Várices

Uno de los síntomas más comunes del embarazo son sin duda las venas varicosas, esto ocurre muy temprano en el embarazo. Resultan afectadas no solo son las piernas, sino también el ano o la vagina. Los síntomas pueden ocurrir por primera vez durante el embarazo o si las venas varicosas ya existentes, empeoran en este período. Promueven la formación de estas los largos períodos de pie o la falta de ejercicio. Las molestias iniciales son piernas "cansadas", pesadas, hinchadas, una sensación de tirantez y dolor punzante. Como remedios homeopáticos son adecuados Aesculus hippocastanum D6 (con piernas cansadas), Calcarea fluorica D6 (con pesadez en las extremidades), Sabdariffa D6 (con torniquete) y Silicea D12 (con dolor en el tejido conectivo).

Consulta

No tome medicamentos durante el embarazo sin consultar antes a su médico o a su homeópata.

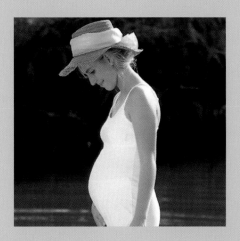

Acidez

La acidez estomacal es lo más común en el embarazo. Porque incluso en el embarazo temprano, debido a la influencia hormonal, el esfínter del cardias se relaja, por lo que los jugos ácidos del estómago se devuelven hacia el esófago. En la segunda mitad del embarazo el útero en crecimiento presiona el estómago hacia arriba por lo que el flujo retrógrado del contenido gástrico se devuelve hacia el esófago. Los signos característicos son una sensación de presión con dolor de estómago, pérdida del apetito y náuseas.

Calambres en las piernas

Los calambres en las piernas pueden darse especialmente en la segunda mitad del embarazo.

Esto sucede por lo general en la noche (EIM) al estirar las piernas, a veces los síntomas son tan severos que las mujeres embarazadas deben levantarse y caminar. Las causas son los problemas circulatorios o la falta de magnesio, calcio y vitamina B. Si el dolor es severo puede tomar acetato de cobre Cuprum aceticum D6.

Molesto

Aunque la acidez es un efecto secundario que causa molestias en el embarazo, no es un signo de alarma.

Mastitis

Una mastitis infecciosa es causada por la invasión de gérmenes que pasan de la boca, la garganta o de la nariz del bebé, a través de los pezones lastimados por el conducto lácteo. Una mastitis no infecciosa puede ser causada por un problema con la lactancia, si por ejemplo el conducto de leche está

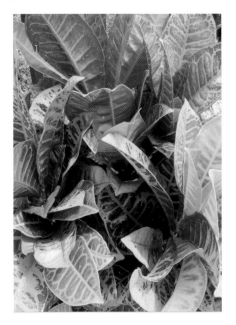

bloqueado o el bebé no toma correctamente. Cuando el pecho no se vacía se puede llegar a una enfermedad.

Los síntomas

El pecho afectado está muy rojo, caliente e inflamado, algunas áreas están duras. Existe una sensación de gripa con escalofríos, fatiga y temperatura elevada. En la mayoría de los casos, solo uno de los pechos se ve afectado por la inflamación.

Los remedios homeopáticos

Belladona D6 (con dolor de pecho severo), Bryonia cretica D6 (con infección, áreas endurecidas en el pecho, hinchazón, dolor punzante), Croton D4-D6 (con endurecimiento, dolor que se irradia hacia la espalda), Hepar sulfuris D6 (con nudos duros en el pecho, dolor intenso, secreción sanguinolenta del seno), Phytolacca D12 (con fiebre, dolor, hinchazón), Phellandrium aquaticum D3 (con fiebre, nudos dolorosos, dolor al lactar).

Pechos congestionados con leche

Si usted detecta congestión de pecho debe medir la temperatura. Si tiene una temperatura elevada, es una mastitis.

Homeopatía para mayores de cincuenta años

Osteoporosis

Incluso en la mayoría de personas desde los treinta y cinco años, los huesos pierden sustancias; en las personas sanas, sin embargo, mantener la tasa de degradación y formación de huesos está equilibrada. Por el contrario, en las personas afectadas por la osteoporosis este equilibrio se altera, se produce de nuevo sustancia de osificación o la pérdida de masa ósea es demasiado fuerte. Esto lleva a que los huesos se hagan frágiles y pierdan la estabilidad. A menudo el resultado son las fracturas, principalmente de la columna, cuello femoral y las muñecas. En etapas avanzadas, los huesos son tan porosos y débiles que incluso los accidentes menores o las situaciones cotidianas pueden conducir a fracturas óseas. La mayoría de las fracturas son "silenciosas", es decir, las víctimas no las notan. Solo se pueden establecer las consecuencias a largo plazo: hay dolor constante, una agilidad restringida, inactividad física como también una gran reducción de la resistencia mecánica. Todo eso tiene consecuencias fatales para la circulación y la función respiratoria. Los enfermos corren el riesgo de quedar discapacitados en una etapa temprana, además, existe un temor constante de nuevas fracturas.

Los síntomas

Los síntomas iniciales son dolor agudo de huesos. Como un signo externo aparecen deformaciones y fracturas. Principalmente los afectados son la columna, el antebrazo y el cuello femoral. Ya que los músculos tratan de compensar la falta de apoyo de la columna vertebral, esto puede conducir a una mala postura, tensión muscular

Factores de riesgo

Los factores de riesgo para la osteoporosis son una alimentación incorrecta, falta de ejercicio, nicotina, alcohol, falta vitamina D como también falta de calcio.

y dolor en el pecho y la espalda baja. También es común el "fenómeno del abeto", es decir, se forman arrugas características en la espalda con la forma de las ramas caídas de un abeto.

Los remedios homeopáticos

Calcarea fluorica D12 (con dolor de espalda y en el tejido conectivo), Calcarea phosphorica D12 (con dolor en los huesos y en las articulaciones, con fracturas), Hekla lava D6 (con dolor en la región del cóccix), Silicea D12 (con dolor de espalda severo), Strontium carbonicum D12 (con dolores profundos de los huesos y las articulaciones).

La enfermedad de Alzheimer

La demencia de Alzheimer (Alzheimer) es la forma más común entre las enfermedades de demencia (representa un 60% de los casos). El término genérico "demencia" se refiere a los cuadros clínicos asociados con la pérdida de funciones mentales como

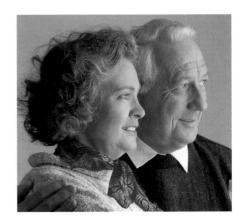

el pensamiento, la memoria, la orientación y vinculación de los contenidos de pensamiento. El resultado es que no se pueden realizar las actividades de la vida cotidiana de forma independiente. En esta enfermedad determinadas zonas de células nerviosas del cerebro se funden, y se altera el neurotransmisor glutamato. Este proceso ocurre durante muchos años de manera gradual.

Los síntomas

Los problemas de memoria pueden ser muy diversos en la demencia de

Causa

La causa real de la demencia de Alzheimer es desconocida. En algunos casos se pudieron observar cambios genéticos, que conducen a una mayor acumulación de proteínas.

Alzheimer. Esta afecta principalmente a las regiones de memoria, motivación y la emoción. La enfermedad es evidente, por lo tanto, inicialmente por el olvido, pérdida de memoria y problemas leves con el lenguaje y la orientación espacial en un ambiente familiar (disfunción cognitiva). A menudo, la víctima también pierde la noción del tiempo. Típico es el olvido de los acontecimientos del pasado reciente. En el curso de la enfermedad, la memoria a largo plazo se ve más y más afectada, también se pierden los viejos recuerdos, incluso ya no se reconocen los parientes y amigos. A menudo, también cambia el comportamiento; típicos son, por ejemplo, los cambios de humor, ansiedad, desconfianza y la ira.

Los remedios homeopáticos

Baryta carbonica D12 (cuando las personas lloran y están asustadas, con debilidad en la actividad intelectual), Hyoscyamus niger D12 (con agitación, gran inquietud y la necesidad de moverse), Plumbum metallicum D12 (con ansiedad, confusión), Stramonium D12 (con confusión, agresividad).

Enfermedad de Parkinson

En la enfermedad de Parkinson se ve afectada la coordinación motora. El detonante de la destrucción de las células nerviosas aún se desconoce. Puede ser por herencia, metabolitos endógenos o toxinas ambientales.

Los síntomas

El Parkinson se caracteriza por un temblor muscular, que comienza a menudo en una mano. En un principio, este ocurre solo en estado de reposo (temblor en reposo). También hay rigidez muscular (generalmente en un lado del cuerpo y en las articulaciones) y una restricción de movimiento, es decir la lentitud de movimiento (por ejemplo, al caminar y girar). Los gestos y las expresiones faciales se hacen menores. El rostro es como una máscara inexpresiva, los párpados se

Las células del cerebro

La enfermedad de Parkinson conduce a una pérdida progresiva de ciertas células en el cerebro.

cierran muy lentamente, a menudo se producen trastornos del habla. Las palabras se dicen indistintamente o se articulan con dificultad, el lenguaje es suave, monótono y entrecortado. Incrementa la tensión muscular y hay trastornos del equilibrio. Además de estos trastornos del movimiento, muchos pacientes sufren también de otros deterioros, especialmente depresión, disminución del rendimiento intelectual, como también, en las últimas etapas, estado de confusión. Además, pueden ocurrir los llamados síntomas vegetativos, como los trastornos de la regulación de la presión arterial y el deterioro de la función sexual y la micción.

Los remedios homeopáticos

Agaricus D12 (con trastornos de la coordinación, sensación de hormigueo en las articulaciones o extremidades), Alúmina D12 (con calambres y debilidad), Conium maculatum D12 (con temblores en las extremidades, parálisis), Tarantula hispanica D12 (con musculatura tensionada, sensación de hormigueo en la piel).

Homeopatía para los atletas

Distensión muscular, desgarre de fibras musculares

Una distensión muscular se presenta cuando el músculo ha sido trabajado más allá de su nivel fisiológico normal, o también cuando está sujeto a una expansión súbita y abrupta. Las fibras musculares primero empiezan a romperse, sobre todo, los músculos y los tendones de la pierna y en su interior se ven afectados debido a que están expuestos a cargas elevadas (por ejemplo, una carrera de velocidad). Las situaciones más comunes de lesiones son por frenar o por una aceleración rápida (fútbol, carrera de

Desgarres

Lesiones del tejido muscular, generalmente de las fibras y vasos sanguíneos.

260

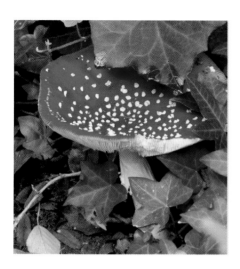

Los remedios homeopáticos
Arnica D12 (con dolor muscular, hinchazón), caléndula D12 (para apoyar la curación), Rhus toxicodendron D12 (con rigidez muscular), Cuprum metallicum D6 (con calambres en la pantorrilla), Magnesia carbonica D6 (con calambres en las piernas, paroxísticas).

Esguinces, luxaciones, roturas de ligamentos

Los esguinces, distensiones y luxaciones se producen cuando se excede el rango natural de movimiento de una articulación es decir: cuando hay un exceso en la fuerza de estiramiento. La mayoría son lesiones deportivas. Los esguinces son lesiones en las articulaciones cerradas, causados por la rotación. A causa de un movimiento violento partes de la articulación (cavidad glenoidea y el cóndilo) se empujan brevemente contra la otra, porque el sistema de cápsula del ligamento se estira demasiado. Después de tal incidente, en posición normal, estas se restauran debido a la elasticidad de las partes individuales.

velocidad), como también por una combinación entre frenar y acelerar. También son peligros los movimientos de giro y los golpes (béisbol).

Los síntomas
En la distensión muscular se producen dolores espasmódicos, que se hacen más dolorosos cuando responden a la presión y la tensión.

La fuerza muscular se reduce, hay desgarre de fibras musculares y aparece de repente un dolor severo. La función del músculo está restringida.

Importante: Visite al medico

Cuando se sospecha de una distensión muscular o desgarre muscular se debe consultar a un medico.

Fractura de una articulación

En casos severos también se puede dar una fractura de la articulación, es decir que en fracturas de los huesos haya participación de las articulaciones. Dado que no se puede hacer ninguna distinción, sin las imágenes de rayos X, entre esguinces, luxaciones y roturas de ligamentos, siempre debe ser considerado en cualquier diagnóstico, una fractura de la articulación.

En esguinces o distensiones graves se puede dar una relajación de los ligamentos o un desgaste de estos, produciendo sangrados en la articulación, que dan como resultado inflamación, dolores y alteraciones de movimiento. Si se rompen los ligamentos de la cápsula de la articulación, en el estiramiento excesivo (rotura de ligamentos) o el cartílago salta de su posición natural, se habla de subluxación (dislocación). En esta las partes de una

articulación pierden por completo el contacto unas con otras. El sistema de cápsula del ligamento se ha desgarrado por el movimiento violento o se extienden en exceso por lo que las partes de la articulación no vuelven a su posición normal. La diferencia entre un esguince y una luxación es que el movimiento en la articulación lesionada es casi imposible. El herido mantiene una postura que con el menor cambio produce un gran dolor.

Los síntomas

Los síntomas de las torceduras son dolor, hinchazón, restricción de movimiento y, posiblemente, un hematoma. Característico de un esguince es el dolor, hinchazón en la articulación afectada, una deformidad, lo que hace casi imposible el movimiento, y una actitud coercitiva de la parte lesionada del cuerpo. Con una rotura de ligamentos, el dolor suele aparecer de inmediato y es fuerte, hay también una significativa inflamación. Los músculos afectados

Función

Los ligamentos son muy importantes para la función del movimiento en conjunto. Estos proporcionan estabilidad y son responsables de la ejecución del movimiento.

son débiles y hay una restricción de movimiento incluso hasta incapacidad total para moverse. El área afectada es muy sensible a la presión. Es posible que haya un moretón.

Remedios homeopáticos

Arnica D12 (con hinchazón, dolor, heridas, golpes), Rhus toxicodendron D12 (con luxación), Ledum D12.

La rotura y distensión de un tendón

Las roturas de los tendones forman parte de las lesiones de tendón más comunes en el deporte. Especialmente los afectados son el tendón de Aquiles y la articulación de la rodilla.

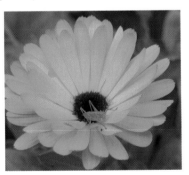

Existe un mayor riesgo, sobre todo, en los deportes de pelota y deportes de raqueta como el tenis, squash, bádminton, fútbol y balonmano. Normalmente, los tendones son muy resistentes al entrenar, pero se pueden romper o derribar con el desgaste. El desgarro puede ser total o parcial; por lo general se produce como resultado del desgaste, a menudo, incluso antes de los treinta años.

Los síntomas

Típico de un tendón desgarrado es un "estallido" y dolores repentinos en el área del talón, estos desaparecen, sin embargo, de forma rápida y aparecen de nuevo después con un nuevo esfuerzo, pero a veces incluso más intensos. Duele al caminar y las piernas y pies se hinchan. A menudo esto conduce a un "inicio de dolor" que mejora después del calentamiento, sin embargo, durante un esfuerzo se torna severo. A veces se siente una inflamación local del tendón. Se reduce la fuerza del músculo de la pantorrilla.

¡Atención!

No intente masajear la articulación.

Esto ayuda a evitarlos
- Entrenamiento regular.
- Entrenamiento de calentamiento adecuado con estiramientos antes del ejercicio.
- Hacer deporte leve, "suave", después de una pausa larga o al retornar a trabajar en el deporte después de un largo descanso.
- Usar vendajes elásticos en los tendones especialmente en las áreas del cuerpo en peligro (pies, rodillas, brazos, manos, dedos).

Los remedios homeopáticos

Arnica D12 (con dolor, para promover el proceso de curación), Rhus toxicodendron D12 (con dolor), Ruta D12 (si el dolor persiste), caléndula D12 (para promover el proceso de cicatrización), Anacardium D12 (con síntomas persistentes).

Homeopatía para los viajeros

Malestares durante el viaje

Muchas personas tienen problemas en los viajes. Algunos no toleran volar, otros no toleran viajar en coche y otros en crucero. Esto responde a estos movimientos inusuales con síntomas que se conocen bajo el término mareo (náuseas). En la mayoría de los casos, los síntomas desaparecen después de dos o tres días.

Los síntomas

Las características típicas son fatiga, dolores de cabeza, pérdida de apetito, letargo, náuseas y vómitos. En los

Autoayuda

Las personas afectadas deberían mirar siempre en dirección del camino en un viaje, nunca hacia atrás.

casos particularmente graves, puede aparecer falta de coordinación, un sentimiento subjetivo muy malo, una intolerancia a la comida y el miedo a morir. El malestar de viaje puede durar más de dos días. Para las personas vulnerables, tales como los enfermos cardíacos, esta enfermedad puede ser incluso fatal.

Los remedios homeopáticos

Cocculus D12 (con náuseas, vómitos, mareos), Tabacum D6 (con palidez, sudor frío, temblor), Petroleum D6 (con mareos, náuseas), Hyoscyamus D6 (con agitación, inquietud ansiosa).

Quemaduras de sol

La quemadura solar es una reacción inflamatoria de la piel causada por una exposición demasiado larga a la radiación UV y la luz del sol intensa. Estas son quemaduras de primer a segundo grado (véase la página 307 y ss.). ¡Cada quemadura de sol aumenta el riesgo de desarrollar cáncer de piel!

Los síntomas

Las quemaduras de sol se manifiestan por el enrojecimiento de las áreas de piel afectadas y dolores locales. Cuando aparecen ampollas y áreas rojas lastimadas se trata de una quemadura de segundo grado.

Los remedios homeopáticos

Cantharis D12 (con ardor, dolor punzante, ampollas en la piel), belladona D12 (con cabeza enrojecida, piel roja, ardiente y sensible al tacto).

Fiebre, convulsiones febriles

La fiebre es siempre un signo de que el cuerpo se ocupa con la enfermedad. Por la temperatura aumentada, el metabolismo se acelera, evitando que los patógenos se multipliquen. ¡Así que no tome medicamentos de inmediato!

Qué tan alta puede ser una temperatura, no se puede generalizar (a excepción de los bebés). Las temperaturas hasta 37,5 °C son consideradas

Protéjase adecuadamente

¡No salga bajo el sol sin un sombrero o una camiseta y empiece a tomar el sol con cuidado! Los protectores solares con alto factor de protección solar son de gran ayuda.

¿Qué debe estar presente en el botiquín de viaje?

Contenido

- Aconitum
- Apis
- Arnica
- Arsenicum album
- Belladona
- Cina
- Ledum
- Nux vomica
- Phosphorus
- Pulsatilla
- Staphisagria
- Adicional: tintura de caléndula.

Aplicación

Aconitum

- Para inflamaciones por calor, enrojecimiento e hinchazón.
- Para la fiebre sin sudor, para la ansiedad e inquietud.
- Para el dolor de cabeza palpitante, cara enrojecida al estar acostado, la cara pálida al ponerse de pie.
- Para las molestias por el miedo, shock (por ejemplo, ser testigo de un accidente).

Apis

- Para picaduras de abejas y avispas.
- Para hinachzones agudas (incluso en la cara).
- Para dolor agudo con inflamación de la garganta, con obstrucción de la respiración (por ejemplo, después de picaduras de insectos en la boca o shock alérgico).

Arnica

- Para lesiones fuertes, tales como esguinces, contusiones, distensiones, hiperextensión.
- Para los moretones después de una lesión contundente.

Los países tropicales

Mejor discuta con su homeópata, antes de viajar a países tropicales, sobre el contenido de su botiquín de primeros auxilios.

- Para las molestias después de un golpe, empujones, caídas, también en la cabeza (contusión cerebral).
- Para el dolor después de sobre esfuerzo físico.

Arsenicum album
- Para problemas estomacales e intestinales después de comer alimentos contaminados, especialmente carne, salchichas, pescado.
- Para gastroenteritis con fiebre, diarrea de olor fétido y acuosa.
- Con mucha debilidad, frío general y ansias de calor.
- Con poca sed.
- Para las condiciones que amenazan la vida después de una intoxicación de todo tipo.

Belladona
- Para dolor repentino, por lo general acompañado con fiebre alta, sudoración, dilatación de las pupilas, cara roja o pálida y cabeza caliente con extremidades frías.

Cina
- Para las molestias causados por los gusanos.

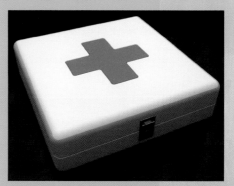

- Para el dolor típico en la región umbilical con el recrudecimiento al tacto y la presión.
- Para el hambre voraz o pérdida del apetito.
- Para el mal humor, en casos extremos, la cara pálida, ojeras oscuras, palidez azulada alrededor de la nariz y la boca.
- Para mejillas de color rojo y pálidas.

Ledum
- Para las picaduras de insectos, especialmente picaduras de mosquitos, también para picaduras infectadas.
- Para las picaduras de garrapatas.
- Para las mordeduras de animales.
- Para las lesiones de cualquier tipo, incluso con objetos afilados.

Botiquín

No deberían faltar en el botiquín belladona y Aconitum.

- Para las heridas infectadas.
- Para la Profilaxis antitetánica (también Arnica).

Nux vomica

- Para la indigestión general con estreñimiento.
- Para las molestias después de comer en exceso acompañadas de irritabilidad e impaciencia.
- Para la desintoxicación general del cuerpo.
- Para síntomas generales de resfriado incipiente, la gripa, la influenza.
- Para vómitos fuertes después de trastornos gastrointestinales.

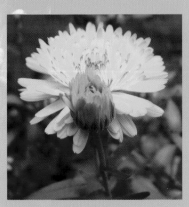

Viajes de deporte

Phosphorus

- Para hemorragias internas y externas (especialmente hemorragia abundante por heridas pequeñas, hemorragia nasal imparable).

Pulsatilla

- Para secreciones nasales amarillentas, verdosas, durante los resfriados o bronquitis.
- Para congestión nasal.
- Para la sinusitis.
- Para la conjuntivitis purulenta con ardor en los ojos, por lo general después de un resfriado.
- Para sangrados de la vejiga durante una inflamación y una infección.
- Para pacientes con llanto característico: leve, moderado, abundante.

Staphisagria

- Para el desgarro de tejidos, cortados.
- Para los dolores después de este tipo de lesiones.
- Para molestias después frustración, preocupación, ira, peleas.
- Extrema sensibilidad.

Si usted hace mucho deporte en las vacaciones, puede obtener información sobre remedios homeopáticos, a partir de la página 260, que debería incluir adicionalmente en el botiquín de viaje.

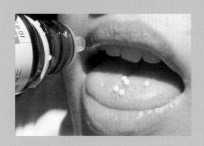

Tintura de caléndula

- Escoriaciones, rasguños, cortes, heridas supurantes o heridas no sangrantes.
- Efecto: limpieza de la herida, alivia el dolor, previene o trata infecciones de heridas, ayuda a la curación sin cicatrización.

Dosis

Remedio contra la fiebre Aconitum y belladona

- 2 glóbulos en 100 ml de agua
- (1/2 taza).
- Cada 15 a 30 minutos.
- Tome un sorbo o una cucharada.
- Si adicionalmente hay una fiebre muy alta aplique compresas frías.

Otros remedios

- 2 glóbulos en un sorbo de agua
- (si es necesario, en la lengua).
- Repita solo si persisten los síntomas o vuelven tras una mejoría inicial.
- No tome más si hay mejoría rápida o si hay un agravamiento.
- Se repiten con frecuencia en los síntomas agudos o graves.
- Repita el procedimiento a la luz de síntomas raros o de larga duración.
- Aumente de vez en cuando la dosis en la medida de lo posible.

Tintura de caléndula

- 10 a 20 gotas de tintura en un vaso pequeño de agua pura.
- Tome un pedazo de gasa, empápelo con la solución, exprima levemente hasta que deje de gotear y ponga como compresa sobre la herida (si es necesario varias veces).
- Agite la botella un poco antes de usar.
- Tome para las heridas grandes 3 gotas adicionales de caléndula mezcladas con un sorbo de agua.

La terapia individual

Discuta con su farmaceuta o su homeópata la dosis exacta y la administración antes de viajar. El tratamiento siempre debe ser adaptado al paciente.

como normales, desde 37.9 °C medias y a partir de 38 °C como fiebre. La fiebre que se eleva por encima de 40.5 °C exige una evaluación médica.

Síntomas

Se caracteriza por escalofríos, piel pálida y fría, en una etapa posterior caliente, los ojos vidriosos, posiblemente con convulsiones febriles, pulso rápido, náuseas y vómitos, dolor de cabeza y dolor abdominal.

Los remedios homeopáticos

Aconitum D6 (con fiebre, fatiga, fiebre con molestias gastrointestinales), belladona D6 (con la cabeza caliente y roja, sudoración), Nux vomica (con fiebre, resfriado, con síntomas gastrointestinales), Chamomilla D2-D4 (en los niños, con la cara enrojecida, inquietud), Ferrum phosphoricum D6 (con gripa, infecciones agudas, fiebre no muy alta, pero sostenida), Gelsemium D6 (con fiebre persistente, escalofríos, somnolencia, dolor en las articulaciones), Mercurius D6,

Rhus toxicodendron D6, Chininum sulfuricum D6, Iodum D6 (con fiebre inflamatoria, con dolor de cuerpo, escalofríos, sudoración y cansancio), Bryonia D6 (con fiebre reumática, irritabilidad y dolor), Chamomilla D6 (para la inquietud, temblores), Nux vomica D6 (con fiebre y trastornos gastrointestinales, fatiga , dolor de cabeza, insomnio, escalofríos, sudoración).

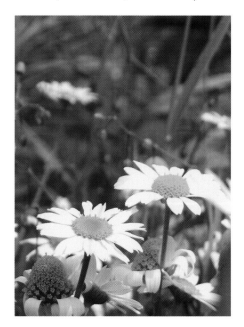

Compresas

El remedio de primera elección son las compresas frías. Tenga en cuenta, sin embargo, que las piernas se deben sentir calientes cuando quieren aplicar este remedio casero. Suspenda si el enfermo tiembla con el frío.

270

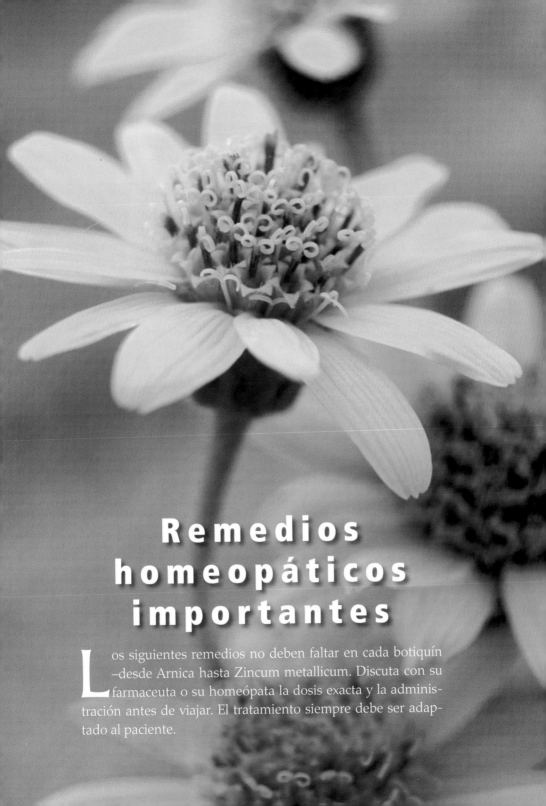

Remedios homeopáticos importantes

Los siguientes remedios no deben faltar en cada botiquín –desde Arnica hasta Zincum metallicum. Discuta con su farmaceuta o su homeópata la dosis exacta y la administración antes de viajar. El tratamiento siempre debe ser adaptado al paciente.

Arnica montana
Tabaco de la montaña

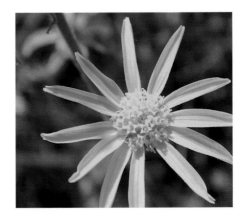

Origen y efecto: Para la preparación de la tintura se utiliza la raíz. El medicamento tiene un efecto antiinflamatorio, analgésico y promueve la curación de heridas; se considera como el principal medio para curar las lesiones cerradas y musculares.

El tipo Arnica se caracteriza por una constitución física musculosa, cabeza roja y caliente. Contrario a su apariencia robusta, responde con mucha sensibilidad al dolor.

Síntomas: Fatiga, magulladuras, hemorragia (sangrado por la nariz, sangrado con tos, capilares de los ojos rotos), dolor reumático, agujetas, secreciones del cuerpo malolientes, tinnitus, sordera, dolores de cabeza, migraña, conmoción cerebral, mareos después de una lesión en la cabeza, lesiones en los ojos, ronquera, tos convulsiva seca y dolorosa, calambre en la espalda, tos ferina, punzadas en el tórax, dolor cardíaco repentino, espasmos en la espalda, erupción cutánea simétrica, piel de coloración azul y rojo, pérdida del apetito, eructos y regurgitación, diarrea, flatulencia, heces involuntarias durante el sueño, poca retención urinaria después del esfuerzo físico o accidentes, permanente goteo después de dar a luz, sangrado uterino después de tener relaciones sexuales, sensibilidad alta con hemorragia uterina después del coito, aborto involuntario después de shock, menstruación precoz o excesiva.

Aplicaciones: Acné, angina de pecho, artritis, pérdida del conocimiento, forúnculos, dolor muscular, contusión, ataque de apoplejía, torceduras, esguinces.

Modalidades: Mejoramiento cuando está acostado con la cabeza más baja sobre algo suave y a través de la aplicación de compresas frías, baños fríos o beber agua fría. Empeoramiento con la menor presión, con movimiento, esfuerzo excesivo, vibraciones, calor, humedad, por la tarde, por la noche.

Belladona

Atropa belladonna

Origen y efecto: El remedio homeopático se contiene de toda la planta incluyendo la raíz. Es eficaz rápida y ayuda especialmente en una enfermedad aguda con aparición súbita, pero a veces se usa también para el dolor crónico.

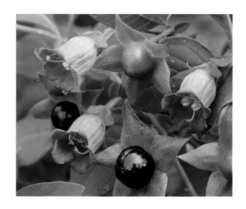

El tipo belladona tiene la idea de ser muy alegre, pero a la menor cosita se irrita.

Síntomas: Impaciencia, autoagresión, miedo, delirios, cabeza roja, congestión de sangre en la cabeza, mareos, dolor de cabeza agudo, golpes extremos en la cabeza, ojos adoloridos, con ardor, pupilas grandes y brillantes, garganta irritada, caliente, de rojo oscuro brillante, problemas al tragar, lengua de fresa, arterias visibles que palpitan, dolor al hablar, tos seca, espasmódica, piel caliente, húmeda, enrojecida, forúnculos en la primavera, sequedad de las mucosas, sed excesiva o ausencia de sed, deseos de agua fría, estómago sensible, insomnio, crujir de dientes, calambres y espasmos nocturnos.

Aplicaciones: Presión arterial alta, convulsión febril, cólico por cálculo biliar, tos ferina, dolor de cabeza, neumonía, amigdalitis, trastornos menstruales, migraña, sinusitis, inflamación de la retina (aguda), cólico renal, infección del oído, *pseudocrup*, dolor de garganta, escarlatina, ictus, quemaduras de sol, insolación.

Modalidades: Mejoramiento con el calor, reposo, presión, en una habitación caliente, en la posición decúbito prono; empeoramiento con calor, sequías, vientos fríos, frío húmedo, movimiento, ruido, luz, olor, tacto, por la tarde sobre las 15 horas y en la noche, al agacharse, recostarse, la cabeza se les enfría, con cortes de cabello, con el sol.

Chamomilla
Chamaemelum nobile

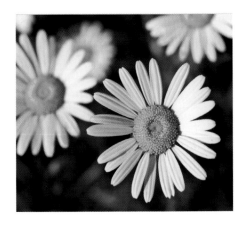

Origen y efecto: El remedio homeopático se prepara de la planta fresca que se recoge en estado de florecimiento. Es un remedio para el dolor e inflamación de primera clase que se usa principalmente en pediatría, para síntomas dolorosos en el embarazo, como también durante el parto y la menstruación.

El tipo Chamomilla es muy vulnerable, resentido, se ofende fácilmente y no puede perdonar. No quiere tener a nadie alrededor. El paciente no se conforma con nada. Es rudo, arrogante, colérico, no responde y reacciona con color rojo en la cara.

Los síntomas: Irritabilidad, nerviosismo con inquietud, mal humor, rabietas violentas, impaciencia con el dolor, mal humor, desesperación con el dolor, trastornos convulsivos, miedos, sudor caliente, pegajoso en la frente y el cuero cabelludo; cara roja, ardorosa y caliente, asma, tos seca y pesada, rinitis en niños durante la dentición, sarampión, malestares estomacales, sensación de mucha sed, diarrea, dolor uterino, dolor con contracciones espásticas.

Aplicaciones: Calambres abdominales, parto, dolores de cabeza, calambres, otitis media, reuma, menstruación dolorosa, dentición.

Modalidades: Mejoramiento con compresas frías, bebidas y alimentos fríos, si es niño llevándolo a caminar, con dieta, con clima templado. Empeoramiento con el calor, salas con exceso de calefacción, una cama caliente, bebidas y alimentos calientes, las aplicaciones de calor, vientos fríos, la rabia, la ira, esfuerzo mental, contacto, menstruación, café, durante la dentición, las tardes, las noches (21 a 22 horas) o por la mañana (9 horas), en una habitación demasiado caliente.

Dulcamara
Solanum dulcamara

Origen y efecto: La tintura se hace de los brotes jóvenes con las hojas y las flores. Desde tiempos inmemorables, la dulcamara se utiliza para el reumatismo y diversas molestias de la piel, los bronquios, los intestinos y la vejiga.

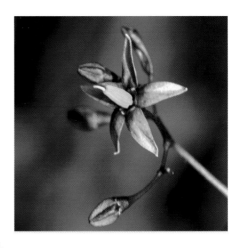

El tipo dulcamara es muy impaciente, argumentativo y autoritario, dominante, de carácter fuerte, obstinado y muy centrado en sí mismo. No sabe lo que quiere y tiene miedo del futuro y del bienestar de sus familiares.

Los síntomas: Ansiedad, dolores de cabeza en la frente con clima frío y lluvia, inflamación conjuntival con secreción amarillenta, hemorragias nasales, erupciones de la piel en la cara, deficiencia al hablar, lengua paralizada, secreción nasal, congestión nasal en tiempo de lluvia, asma con tos floja, tos seca y ronca, espasmódica, fría, con dolor de garganta, ronquera, disnea, diarrea con heces verdosas, mocosas, y a veces sangrientas, sienten dolor alrededor del ombligo, dolor abdominal, en caso de lluvia infección de la vejiga causada por un resfriado o al cambiar de caliente a frío la persona debe orinar, erupciones en la piel, verrugas planas, dolor en las articulaciones y la espalda, sensación de magulladuras o perforaciones en el cuerpo; manos y pies fríos.

Aplicación: Asma, cistitis, bronquitis, resfriados, gripa, fiebre del heno, dolor de cabeza, sinusitis, inflamaciones, dolor nervioso (neuralgia), artritis, dolor de espalda, verrugas.

Modalidades: Mejoramiento con calor externo, tiempo seco, ejercicio empeoramiento con húmedad, frío, corrientes de aire, subenfriamiento (si se suda), sentado sobre las piedras frías, al bañarse o de pie en agua fría, en la noche.

Ferrum
Ferrum metallicum

Origen y efecto: El hierro es un símbolo de resistencia, rigidez y fuerza; para deformarlo debe ser calentado, por lo que debe ser expuesto a una fuerza más poderosa.

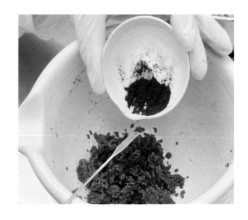

Estas características se reflejan también en las personalidades del tipo Ferrum que necesitan este remedio en el caso de las molestias.

Síntomas: Cambios de humor, irritabilidad, terquedad, deseo de soledad, conflictos morales, temores, por ejemplo ante una multitud de personas, un desastre y la crítica; hipersensibilidad, con cara pálida, hinchada, enrojecimiento súbito de la cara con el más mínimo dolor o durante la excitación emocional o el esfuerzo, la cabeza fría con alternancia súbita de oleadas de sangre, dolor de cabeza palpitante y punzante, mareos comparables con el vértigo en un puente por un movimiento rápido o al mirar hacia abajo, hemorragias nasales, palpitaciones del corazón con pulso rápido, ronquera, tos seca, expectoración con sangre, dispepsia, acidez estomacal; calambres estomacales, vómitos inmediatamente después de comer y sin náuseas, aversión a la carne, intolerancia a los huevos, eructos en la noche, distensión abdominal, diarrea sin dolor, especialmente durante la noche; vejiga irritable, articulaciones demasiado suaves, menstruación muy profusa y demasiado larga, inflamación y rigidez, inquietud, sueños de guerra y combates.

Aplicación: Anemia, hemorragia, fatiga, dolores de cabeza, problemas estomacales, dolores musculares, palpitaciones nerviosas, reumatismo, resfriados.

Modalidades: Mejoramiento durante la marcha lenta en el verano, a través del trabajo, empeoramiento después de la medianoche, con el esfuerzo, al comer, sudoración, en invierno, cuando hace frío, con las emociones (ira).

Graphites
Grafito

Origen y efecto: A pesar del nombre no contiene como componente grafito, sino se compone de carbono cristalino con trozos de hierro, cal, sílice y manganeso. Se encuentra como recurso natural en las rocas ígneas en los Estados Unidos, Canadá, México y Sri Lanka.

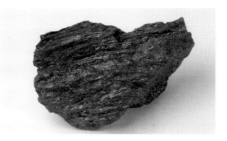

El tipo grafito es en su apariencia modesto y sobrio, pero amable y servicial. Es tranquilo, tímido e introvertido.

Los síntomas: Depresión, introversión, aversión al trabajo, distracción, olvido, cambios de humor, irritabilidad, ansiedad, dolor de cabeza acompañado de entumecimiento y sensación de vacío, seborrea del cuero cabelludo, párpados hinchados, dolor en los ojos frente a la luz del sol, ojos irritados en la mañana, tinnitus, pérdida de la audición, inflamación seca del canal auditivo externo, estreñimiento, hinchazón, quemazón y calambres en el estómago, náuseas por la mañana durante la menstruación, menstruación retrasada, escasa y corta; poco deseo sexual o aversión al sexo, entumecimiento de los brazos, manos, pies o dedos de los pies asociados con convulsiones; las manos calientes frente a las emociones, con los pies calientes en ocasiones helados, a veces con sensación de quemadura, es frecuente que se les duerman las manos, viscosidad en la piel como las secreciones detrás de las orejas y los párpados; herpes, grietas en los órganos sexuales, grietas en las comisuras de los labios, los pezones, los dedos de las manos y los pies, y el ano; erupciones secas, ampollas en las palmas de las manos y las plantas de los pies e insomnio.

Aplicación: Abscesos, conjuntivitis, laceraciones de los párpados, heridas purulentas, eccema, fisuras, pérdida de la audición, hemorroides, dolores de cabeza, fotofobia, otitis media, enfermedades de las uñas, enrojecimiento de los ojos.

Modalidades: Mejoramiento con el ejercicio al aire libre, llorar y comer; empeoramiento durante y después de bajones de temperatura ambiente, con corrientes de aire, refrigeración, duchas, calor en la cama en invierno.

Hepar sulfuris

Flor de azufre y calcio de ostra

Origen y efecto: El agente se prepara por calentamiento del suelo de conchas de nácar, de ostras y las flores de azufre. La sustancia, que tiene un efecto germicida, se utilizó en tiempos pasados en compresas para tratar forúnculos, acné, prurito y reumatismo.

El tipo Hepar sulfuris es una persona perezosa. Están seriamente inclinados a las discusiones y ríen raramente.

Los síntomas: Irritabilidad extrema, constantes quejas acerca de la presión para llevar a cabo las tareas, desequilibrio, insatisfacción, pensamientos suicidas, miedo, por ejemplo, de las abejas, el dentista y los accidentes; delirios, dolor de cabeza unilateral, mareos, sinusitis, dolores punzantes en el cuello, que se irradian a los oídos; amigdalitis supurante recurrente, dolor de muelas por alimentos fríos, mal aliento, sequedad, tos seca, ronquera, recaídas, resfriado común, les suenan los pulmones con un esputo suelto y abundante, ardor de estómago, diarrea ácida, heridas de curación lenta, acné, erupciones, úlceras, paroniquia, sensibilidad al frío, piel agrietada.

Aplicación: Absceso, asma, bronquitis conjuntivitis, abscesos, amígdalas purulentas, eccema, forúnculos, dolor de cabeza, otitis media, sinusitis, urticaria, pseudocrupal, dolor de garganta.

Modalidades: Mejoramiento con el calor, la humedad, el clima húmedo; empeoramiento con el tacto, presión, corrientes de aire frío, el tiempo seco, por dejar al descubierto una parte del cuerpo, en la noche y la mañana.

Ignatia
Ignatia amara

Origen y efecto: La tintura homeopática se obtiene de las semillas secas trituradas. Los fondos serán utilizados con más frecuencia en mujeres que en hombres y niños.

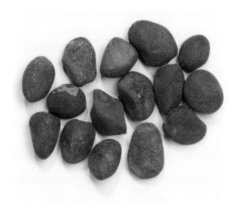

El tipo Ignatia es un alma romántica que construye castillos en el aire. Es muy nervioso, demasiado sensible, variable y tiene talento artístico.

Los síntomas: Depresión, aversión a la consolación, tendencia a la histeria, al miedo, dolores de cabeza periódicos, con líneas en zigzag delante de los ojos, sudoración solo en la cara, zumbido en los oídos, rechinar de dientes, dolor de garganta, sensación de nudos en la garganta, tos nerviosa, cosquillas, sabor amargo o agrio en la boca, constantes bostezos, debilidad, sensación de vacío en la boca del estómago, que no se alivia con la alimentación, dolores de estómago, indigestión, flatulencia, estreñimiento, después diarrea, dolor, exceso de vello corporal en las mujeres, insomnio, sueños de ahogamiento, de sed y de agua en general.

Aplicación: La pena, la tristeza, el amor no correspondido, los celos o similares, tos dolor de cabeza.

Modalidades: Mejoramiento con el calor, la presión, el cambio en la actitud, la micción, deglución; empeoramiento con dolor, la desilusión, los impactos, la emoción, la nicotina, el alcohol, los dulces, el frío, corrientes de aire, el tacto, la comodidad, pensar en el dolor, el movimiento, el ruido en la mañana.

Origen

Este arbusto que contiene estricnina es de las Filipinas. Fue nombrada en honor al fundador de los jesuitas, Ignacio de Loyola.

Kalium carbonicum

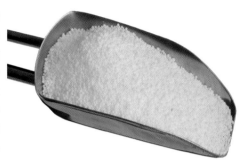

Origen y efecto: El polvo blanco se encuentra en la naturaleza y no existe en forma pura, sino que se extrae de minerales que contienen sal, componente del mundo de las plantas. La sustancia se recupera de las cenizas creadas por la quema de madera y las plantas en macetas llenas, se escurre, y se evapora.

El tipo Kalium carbonicum, es muy sencillo, preciso y disciplinado. A menudo, eligen la profesión de funcionarios públicos, contadores, etc. Ellos piensan en estructuras rígidas, tienen principios rígidos, solo conocen el blanco o el negro, sí o no, correcto o incorrecto, bueno o malo. Son mezquinos, inflexibles, dogmáticos y conservadores.

Síntomas: Irritabilidad, malestar, conflictos, impaciencia, ansiedad, hinchazón entre las cejas y con los párpados superiores inflamados; los párpados por la mañana están pegados, los ojos lagrimean y arden, dolor de cabeza, punzadas en los oídos, transpiración sobre su labio superior, tos seca, dolor punzante en el pecho y la espalda, náuseas y vómitos; flatulencia, ardor de estómago y calambres, cólicos abdominales, que se irradian a la espalda, diarrea y estreñimiento alternantes, dolor de espalda severo durante el período de la menstruación, con y sin retrasos, con extremidades dolorosas cuando está acostado boca abajo durmiendo

Aplicación: Artritis, anemia, ictericia, dolor de garganta, hemorroides, tos ferina, enfermedad del hígado, sinusitis, dolor de espalda, insomnio.

Modalidades: Mejoramiento con el calor, caminando, con comidas calientes, durante el día; empeoramiento con la posición horizontal, dolor al tumbarse de costado, cuando hay cambios de clima, frío, corrientes de aire, con las bebidas frías, el tacto, después del coito, con la pérdida de líquidos (sudor, vómitos), entre dos y cuatro de la mañana.

Lachesis
Serpiente cascabel muda

Origen y efecto: La Lachesis es el
más preciado veneno de serpiente
de la homeopatía; viene de América
del Sur. Se utiliza el veneno que se
libera fresco tomándolo de un solo
trago.

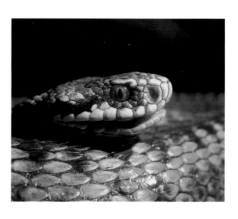

El tipo Lachesis es apasionado y
ama la vida, busca el entretenimien-
to, necesita emoción y mucho sexo.
Tiene una apariencia tremendamente
atractiva, le gusta estar en el centro de
atención y quiere aparentar. Disfruta de hablar mucho. Sabe bien cómo mani-
pular y subyugar a la gente. Es muy posesivo con su pareja. Es inquieto, siempre tiene prisa y es tenso. Si está enojado, puede ser excepcionalmente bravo,
discute, es sarcásticos e insensible; es hiriente. Tiene una comprensión, pensamiento y forma de actuar rápida.

Los síntomas: Ansiedad, delirio, cefalea, vértigo con náuseas; purulencia de
amígdalas (izquierda), dolor de garganta, dificultad para tragar, sensación de
una bola de masa en la garganta, enfermedades del corazón, sentimiento de
asfixia durante el sueño, molestias en el pecho, sofocos, calambres estomacales,
vómitos, diarrea con sangre y viscosa, sangrado intestinal, insomnio.

Aplicación: Alcoholismo, angina de pecho, asma, envenenamiento de la sangre, hemorroides, sofocos, los síntomas de la menopausia, amigdalitis, estados
maníaco-depresivos, paranoia, dolores menstruales, trastornos de sueño.

Modalidades: Mejoramiento con fruta fresca y fría, comida, secreciones (lágrimas, sudor, frío, sangre, heces), el movimiento; empeoramiento con el calor,
sexualidad tranquila, represión, usar ropa apretada en espacios reducidos, no
poder conciliar el sueño, despertarse por la mañana, antes de la aparición o por
la ausencia de menstruación, la menopausia, con el vino, la cerveza y el tabaco.

Mercurius solubilis
Mezcla de mercurio

Origen y efecto: El mercurio ya se usó en el siglo XVI con el médico, alquimista y filósofo Paracelsus, que le dio el nombre de mercurio, basado en Mercurio el mensajero romano de los dioses. Este último era tan ágil y escurridizo como el metal líquido. Hahnemann presentó el agente que hizo de óxido de mercurio negro, a la homeopatía.

Así como son las propiedades del metal, también es el del tipo mercurius "mercurial": inquieto, ineficaz y lleno de pensamientos y sentimientos tormentosos. Exteriormente parece silencioso, tímido e introvertido. Habla rápidamente, comete fallos y tartamudea. Tiene lentitud mental e incapacidad para concentrarse. No tolera la oposición y puede ser muy temperamental.

Síntomas: Insatisfacción, mal genio, irritabilidad, cambios de humor, ansiedad, pérdida de memoria, mareos después de un dolor de cabeza, amígdalas muy inflamadas, tendencia a la supuración, ojos inflamados con dolor punzante, cuando miran el fuego lagrimean en exceso, lengua grande y flácida con capa blanca, salivación excesiva , sabor metálico en la boca, mal aliento, encías hinchadas, esponjosa, ronquera; punzadas al toser y respirar profundo, tos seca, ardor, sobre todo en la posición lateral derecha, inflamación de las glándulas, ardor de estómago, mucha sed y coloración verdosa en la piel; diarrea viscosa, sanguinolenta con cólicos, fatiga extrema, picazón con el calor de la cama, erupción húmeda detrás de la rodillas, tendencia general a la sudoración, temblores, debilidad, dolor en las articulaciones con hinchazón; lagrimeo y sensación de piernas frías, inquietud, sudor pegajoso en la noche en las piernas, trastornos del sueño.

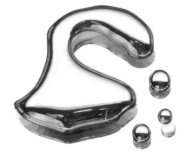

Aplicación: El acné, artritis, conjuntivitis, cistitis, inflamación glandular, inflamación del intestino, resfriados, fiebre del heno, cáncer, amigdalitis, otitis media, enfermedad de Parkinson, sinusitis, enfermedad periodontal, faringitis, reumatismo, resfriados, dolor de dientes.

Modalidades: Mejoramiento con el descanso, bebidas frías, leche, temperaturas moderadas, acostarse sobre el lado izquierdo. Empeoramiento con las temperaturas extremas, enfriamiento, calor de la cama, cuartos calientes, acostarse del lado derecho; el esfuerzo y el ejercicio, el aire frío, tiempo húmedo y lluvioso, los cambios de clima, sudoración, luz, luna llena, el estar solos.

Nux vomica
Nuez

Origen y efecto: El poderoso árbol nogal ofrece uno de los remedios homeopáticos más populares. La tintura se hace de las semillas secas, que contienen estricnina y por lo tanto son altamente tóxicas.

Las características de las personas Nux vomica se muestran en la ambición y la adicción al trabajo. Son muy orientados a objetivos y quieren mostrar alto rendimiento; de forma permanente están sobrecargados y revisan las cosas con frecuencia. Cambian su vida entera solo para el éxito profesional y el crecimiento de sus bienes materiales. Son obsesivos con sus aspiraciones y tienen un pensamiento competitivo, pendenciero y egoísta. La paciencia no es su virtud.

Síntomas: Irritabilidad, hipersensibilidad a la luz, al sonido, al ruido; celos, inclinación a la violencia, miedo, dolor en la parte posterior de la cabeza hasta el cuello, asociado con náuseas y vómitos; párpados pegados por la mañana, espasmos y contracciones en la cara. Son sensibles al frío en los dientes; nariz seca, picazón en la nariz, congestión nasal en habitaciones calientes, tendencia a sangrando de nariz, tos seca y fuerte; presión abdominal, llenura después de comer, hambre con náuseas, ardor de estómago, regurgitación de alimentos, moco, bilis y sangre; ataques de calambres en el estómago, gastritis; ardor de estómago, cólicos, estreñimiento, diarrea, hígado sensible y agrandado, úlcera duo-

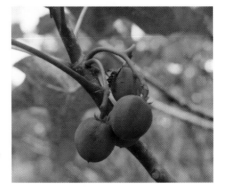

denal, vejiga irritada con una necesidad constante de orinar; sangrado menstrual largo y prematuro, disminución de la libido, disfunción eréctil, dolor de espalda nocturno, rigidez, calambres musculares paroxísticos, insomnio.

Aplicación: Asma, enfermedad inflamatoria intestinal, hemorroides, impotencia, cólicos, calambres dolorosos, problemas del hígado, úlceras de estómago, indigestión, migrañas, abuso de alcohol, nicotina, drogas, vejiga irritable, dolor de espalda, insomnio, resfriados, irritabilidad sexual, problemas digestivos, estreñimiento.

Modalidades: Mejoran con el calor, con el sueño, la tranquilidad, el clima húmedo, las bebidas y alimentos calientes, después de la defecación, la rabia, por la noche; empeoran por viento frío, el frío seco, las corrientes de aire, cambio del tiempo de caliente a seco frío, el alcohol, la presión de la ropa ajustada, el estrés, exceso de ejercicio mental, el movimiento, el tacto, irritación de los sentidos (luz, ruido, olores, música), las comidas frías, después de las comidas

Pulsatilla

Origen y efecto: El término "cencerro" para esta hermosa flor de primavera se refiere a la forma de la flor: con el viento, se mece de un lado al otro como una campana. La tintura se hace de la planta que se colecta durante la temporada de floración.

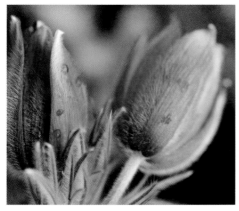

Las personas tipo pulsatilla tienen un carácter suave, tímido; su estado de ánimo es muy cambiante. Son más complacientes, pero a veces tercos.

Síntomas: Gran necesidad de armonía, ansiedad, miedo morboso al sexo opuesto, melancolía, depresión, indecisión, inseguridad, timidez, celos; palpitaciones, dolor de cabeza, mareos con visión borrosa, dolor de oído por la noche, ojos de color rojo, secos y ardientes, una gran cantidad de flujo de lágrimas, ojeras negras, visión borrosa, úlceras en los párpados, pérdida del olfato, secreción nasal, ronquera, tos ferina, tos seca, gruesa y fuerte con secreciones de color amarillento, y esputo sanguinolento, sabor amargo, rancio en la boca, la lengua cubierta de amarillo o blanco, la boca seca, pero con ausencia de sed, sensación de llenura estomacal, ardor de estómago, náuseas después de las comidas abundantes, moco y vómitos de bilis, calambres estomacales, diarrea acuosa, mocosa, diarrea y estreñimiento alternantes; frecuentes inflamaciones del estómago, eructos, problemas con la vesícula biliar, problemas de hígado, necesidad frecuente de orinar, micción involuntaria durante la noche, deseo sexual fuerte, dolor de ovarios, menstruación retrasada y escasa, ausente o adelantada y abundante, con calambres antes y durante el flujo; con escalofríos y gran inquietud. Los testículos están hinchados, hipersensibles; espasmos durante la lactancia, sensación de sequedad e inflamación en las articulaciones, estasis venosa, venas azules, edema severo en extremidades, insomnio, sudoración nocturna.

Aplicación: La anemia en las mujeres y los niños, asma, trastornos oculares, orinarse en la cama, depresión, conjuntivitis, resfriados, los efectos de la humectación (especialmente de los pies), infecciones del tracto urinario, menopausia, infecciones del oído medio, paperas, insomnio, rinitis.

Modalidades: Mejoran con el aire fresco, ejercicio al aire libre, por el enfriamiento, compresas frías, acostarse sobre el lado adolorido, frecuentes cambios de posición, llanto; empeoran con el calor, el sol fuerte, habitaciones calientes, camas calientes, baños calientes, ropa de lana, comida grasosa, estar mucho tiempo de pie, los pies mojados en la tarde y la noche, antes de la menstruación.

Toxicidad

La pulsatilla es una planta venenosa de la familia de los ranúnculos. Está catalogada entre las reservas naturales.

Rhus toxicodendron

Zumaque venenoso

Origen y efecto: El arbusto contiene un jugo lechoso venenoso, de color blanco amarillento, que cambia a color negro con el aire. A través del contacto con el jugo, se provocan graves reacciones inflamatorias de la piel. La tintura se hace con las hojas frescas.

El tipo Rhus es muy inquieto y siente compulsión por moverse. No puede expresar sus sentimientos y es tenso emocionalmente. Es supersticioso, excitable frente a la oposición, tiene ideas fijas y con frecuencia llora sin motivo.

Los síntomas: Comportamiento ritual, irritabilidad, inquietud, necesidad compulsiva de moverse, dolor de cabeza, el vacío y la pesadez de la cabeza, dolor detrás de los ojos, sensibilidad a la luz, lágrimas ardientes, miedos, los párpados y la conjuntiva hinchados, inflamación de los ganglios linfáticos, constante bostezo, formación de grietas en la articulación de la mandíbula al bostezar; ronquera por la mañana (resultado de hablar), tos seca, lengua sucia seca y oscura, sensación de frío en el estómago después de bebidas frías, diarrea, dolor al orinar, ampollas en la piel, picazón en la piel; líquenes que supuran; rompimiento de las articulaciones, rigidez, trastornos del sueño.

Aplicación: Artritis, asma, infecciones oculares, infecciones de la vejiga, eccema, inflamación de la laringe, la gripa, el herpes, la ciática, la enfermedad de Parkinson, urticaria, reumatismo, dolor de espalda, cervical, codo de tenista, esguinces, distensiones, comportamiento compulsivo.

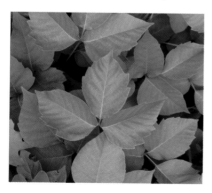

Modalidades: Mejoran con el movimiento constante, cambios de posición, el calor, baños calientes, clima seco, y cálido, con arroparse con mantas, acostarse sobre algo duro, con extender las articulaciones, con masajes, empeoran con el frío, tiempo húmedo, niebla, otoño, lluvia, corrientes de aire, baño en agua fría, descubrirse, desnudarse, el bostezo, sobrecarga, la tranquilidad antes de una tormenta.

Sulphur
Azufre

Origen y efectos: El azufre es uno de los medicamentos homeopáticos más conocidos. Es de origen volcánico y se obtiene mediante la fundición de minerales. En el cuerpo humano, el azufre se encuentra en la piel, pelo y uñas, y afecta nuestra apariencia. Se absorbe a través de los alimentos, especialmente carne, queso, huevos, legumbres, coles y nueces. El remedio homeopático se hace mediante la pulverización de azufre, que tiene el poder para llevar todo lo patológico del interior sacándolo hacia la piel.

Las personas tipo azufre tienen una apariencia sucia y desordenada. Sin embargo, son muy inteligentes, especulativas, teóricas y buenas investigadoras. Las ocupaciones más comunes son: científicos, inventores, pensadores y filósofos. Por lo general, viven como ermitaños jubilados. Están dispersos, con exceso de trabajo, cansados, perdidos en sus pensamientos y son arrogantes.

Síntomas: El egoísmo, la arrogancia, la soberbia, la justicia propia, el miedo, el delirio, calor constante hasta con vértigo, dolor de cabeza, ardor por vértigo, enrojecimiento de la cara, sudoración, ardor y sensación de calor con los ojos enrojecidos, los párpados rojos, secreción nasal crónica, tos, asfixia; opresión en el pecho, halitosis severa, sensación de vacío en el estómago con reflujo en la mañana, ardor y acidez, sensación de pesadez en el estómago, diarrea por la mañana, estreñimiento crónico, con ardor y picazón en el ano, antojos nocturnos, quemazón en los pies fríos, calientes o helados, reumatismo crónico, piel seca y escamosa, picazón, calor en la cama por la noche, trastornos del sueño.

Aplicación: Alergia, asma, depresión, eccema, fisuras, fístulas anales, hemorroides, gripa, erupciones en la piel, herpes, migrañas, psoriasis y heridas.

Modalidades: Mejoran por el clima seco y cálido, el aire fresco, ejercicio, ropa relajada, desnudarse, acostado en el lado derecho, las secreciones (por ejemplo, después

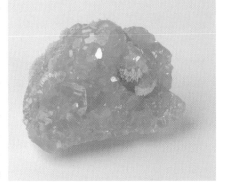

de sudar); empeoran por el calor, cama caliente, el clima caluroso y húmedo, el sol, los cambios de clima, ropa cálida, ducharse, el baño, estar de pie, el hambre, acostarse sobre el lado izquierdo, la leche, el azúcar, en la primavera, cuando el clima se calienta, muy temprano en el día.

Veratrum album
El eléboro blanco

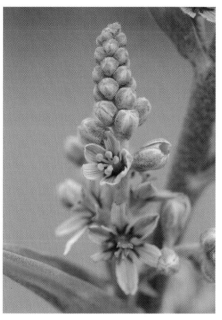

Origen y efecto: El remedio homeopático se obtiene del rizoma fresco de eléboro blanco tóxico.

Las personas tipo Veratrum son hiperactivas. Repiten permanentemente actividades sin sentido, como el corte de papel. Son alegres y habladores, melancólicos y meditabundos, silenciosos, pero también pueden ser frenéticos hasta la locura. Les gusta mostrar su riqueza, el éxito profesional y el estatus social, pero aún no están satisfechos y tiene la sensación de que merecen algo mejor. Los niños son hiperactivos y desobedientes.

Los síntomas: Ansiedad, psicosis, sudor frío a punto de desmayarse, dolor de cabeza, palidez azulada en la cara, tos convulsiva, flema como sonajeros, lengua ardiente, salivación, sed de agua fría, fuertes calambres de estómago, eructos, hipo, retorcijones, diarrea, gran

Habitante de los Alpes

El eléboro blanco es nativo de los Alpes y los Pirineos, y pertenece a la familia de las liliáceas. Es muy venenoso.

debilidad, vómitos, náuseas e incluso con una gran cantidad de desmayos, calambres, dolor en las articulaciones.

Aplicación: Asma, convulsiones, colapso, malestar estomacal, cefalea, psicosis, dolor menstrual, el reumatismo, trastornos de la conducta.

Modalidades: Mejoran con el descanso, el calor, caminar, comer, la leche, la carne, con una posición horizontal; empeoran con el menor movimiento, el esfuerzo, el tiempo frío y húmedo, en primavera u otoño, durante y después de beber, durante la menstruación, durante la defecación, después de diarrea, con el miedo.

Zincum metallicum
Zinc

Origen y efecto: El oligoelemento zinc desempeña un papel importante en el cuerpo humano: incrementa el sistema inmunológico, tiene propiedades antialérgicas y promueve la curación de heridas. Además, refuerza el cabello y las uñas. El metal se obtiene por un proceso de fusión. El remedio homeopático se hace por la mezcla de zinc pulverizado con el azúcar de la leche.

Las personas tipo Zincum metallicum suelen ser nerviosos e irritables, están bajo una tensión constante, siempre están de prisa, nerviosas y sufren convulsiones. Tiemblan con la ira y se molestan por cosas sin importancia. Sucesivamente, a este tipo pertenecen los idealistas, fogosos, con grandes ideas y gran elocuencia. Sin embargo, con el dolor se quejan y gritan.

Los síntomas: sentimientos de culpa, paranoia y deseo de escapar; miedo a la enfermedad (hipocondría), de ir la cárcel (por delitos imaginarios), de los ladrones y la oscuridad, el olvido, confusión, torpeza mental; la depresión con apatía, necesidad de descanso, pensamientos de suicidio, delirios; dolor sordo o adormecimiento persistente en la parte posterior de la cabeza, una gran presión y sensibilidad sobre la nariz, mareos, sensibilidad a la luz y al ruido, visión borrosa (ver la visión brumosa, círculos y puntos), opacidad corneal, sabor metálico o dulce en la boca, malestar espástico

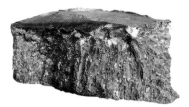

respiratorio con una sensación de constricción en el pecho; tos después de consumir dulces, estornudos, retención urinaria por la emoción y la ira, incontinencia por calambres, tos y estornudos; menstruación excesiva, abundante, irregular, con dolor de ovarios, calambres, genitales sensibles, constante sensación de inquietud en las piernas y las manos (la gente tiene que mover las piernas constante e involuntariamente), ardor a lo largo de la columna vertebral, espasmos musculares y calambres, manos y pies fríos, náuseas, sed, temblores y debilidad por hambre en la mañana, trastornos del sueño.

Aplicación: El asma, la conjuntivitis, la demencia, la irritación de las meninges y la inflamación, la histeria, la incontinencia, migraña, enfermedad de Parkinson, nerviosismo, síndrome de piernas inquietas, dolor de espalda bajo.

Modalidades: Mejoran con el calor, menstruación, el ejercicio, flujo, sudoración, comienzo de la erupción, el descanso; empeoran por acción del vino y otros estimulantes, al tacto, con el sonido, el frío, el esfuerzo mental, la soledad, el miedo, permanecer sentado, por la supresión de secreciones, el hambre después de comer.

Producción

El remedio homeopático se prepara del zinc metálico.

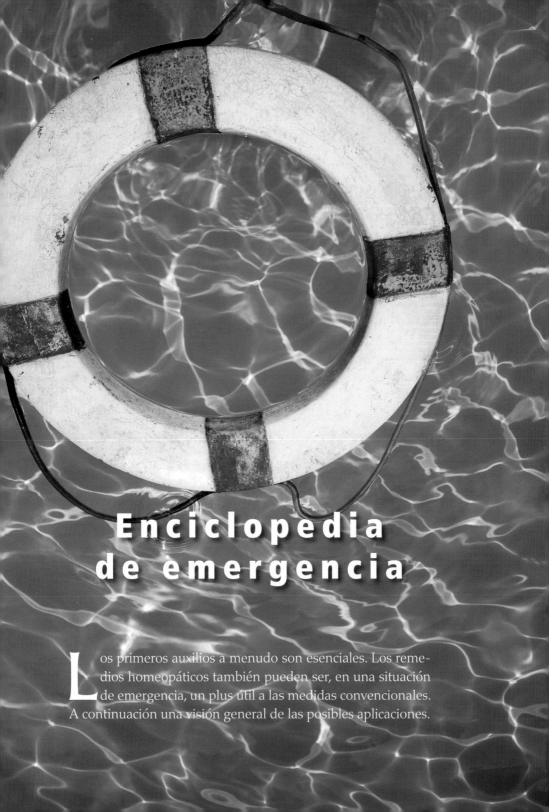

Enciclopedia de emergencia

Los primeros auxilios a menudo son esenciales. Los remedios homeopáticos también pueden ser, en una situación de emergencia, un plus útil a las medidas convencionales. A continuación una visión general de las posibles aplicaciones.

Agotamiento por calor

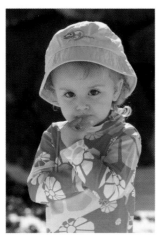

General: Se produce cuando el cuerpo sufre debido al esfuerzo físico severo por altas temperaturas y hay una pérdida de líquidos. Puede ser mortal.
Síntomas: piel enrojecida y cubierta de sudor, mareos, sed, náuseas, trastornos circulatorios al cambiar de posición (especialmente al ponerse de pie), en una fase avanzada: piel pálida y frío con sudor, escalofríos, pulso rápido y débil (signos de shock), debilidad severa.
Primeros auxilios: La posición de shock y la protección contra la pérdida de temperatura son útiles.

Los remedios homeopáticos: belladona, Ferrum metallicum (con intolerancia al calor), Gelsemium (con intolerancia al calor extremo, con sentimientos de parálisis debido al calor), Natrum carbonicum (con dolores de cabeza a causa del calor y debilidad física en el sol).

Alergias

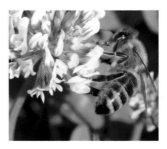

General: Muchos irritantes y contaminantes son también una fuente de alergias. Si el sistema inmunológico del cuerpo es alterado, el organismo responde al contacto repetido con un alérgeno específico, con diversos síntomas exagerados de la enfermedad.

Las enfermedades alérgicas más comunes, además de la alergia a los alimentos y medicamentos, son en-

Alérgenos

Bajo la impureza de un alérgeno, se desencadenan las alergias.

292

fermedades de la piel (eccema, urticaria, fitofotodermatitis), fiebre del heno y asma. Cada alimento y medicamento pueden provocar alergias en un principio, algunos más que otros. Estos incluyen los productos de la leche de vaca, nueces, pescado, setas, chocolate, ciertas frutas y verduras, así como conservantes y colorantes alimentarios.

Síntomas: Enrojecimiento de la piel, erupción cutánea, hinchazón de las membranas mucosas de los ojos, la boca y la garganta, tos alérgica o resfriado, posiblemente dolor de estómago, flatulencia, vómitos, diarrea, como también cólicos y fiebre.

Primeros auxilios: Frente a una alergia alimentaria es importante planificar el menú con mucho cuidado. En una alergia a medicamentos, el alérgeno se debe eliminar inmediatamente.

Puesto que las reacciones alérgicas pueden ser evidentes después de horas o días, es difícil a veces encontrar las causas.

Los remedios homeopáticos: Natrum carbonicum (con alergia alimentaria), dulcamara (con erupción cutánea), Calcarea sulphurica (con las reacciones de la piel, picazón), Apis mellifica (con inflamación alérgica), Veratrum album (debilidad circulatoria por la alergia).

Cuerpo extraño en el oído

General: En este caso, los niños se ven más afectados.

Síntomas: Pérdida de la audición.

Primeros auxilios: Sacuda la cabeza fuertemente varias veces, saque el cuerpo extraño del conducto auditivo externo. Los objetos atorados, sin embargo, no deberían ser retirados. Consulte a un médico otorrino.

Los remedios homeopáticos: Aconitum (contra el dolor y la inflamación), Hypericum (si el dolor persiste), Chamomilla (contra el dolor).

Cuerpo extraño en el ojo

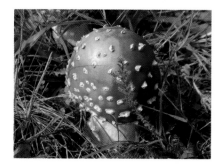

General: En la mayoría de los casos se trata de insectos, polvo, hollín, suciedad, astillas de vidrio, metal, plástico y madera.

293

Síntomas: Enrojecimiento del ojo, ojos llorosos, párpados cerrados, reflejo relacionado, conjuntivitis, posible trastorno de visión, dolor ardiente. Primeros auxilios: En caso de un cuerpo extraño bajo el párpado inferior, ayude mirando hacia arriba levantando el parpado y moviendo suavemente en dirección a la nariz el cuerpo extraño, con la punta de un pañuelo humedecido. En el caso de un cuerpo extraño bajo el párpado superior, usted debe mirar con ambos ojos hacia abajo, tirar el párpado superior hacia adelante y hacia abajo sobre el párpado inferior, a continuación, suelte el parpado superior y abra los ojos para que el cuerpo se "sacuda" de la fila de pestañas del párpado inferior.
Remedios homeopáticos: Aconitum, Sulphur (con ardor, picazón), Hyperi-

cum (si el dolor persiste), gotas para el ojo, Euphrasia.

Cuerpo extraño en la nariz

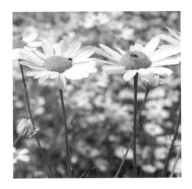

General: Los niños pequeños a menudo se introducen, mientras juegan monedas, guisantes, partes de juegos, perlas u otros objetos pequeños en las fosas nasales.

Requiere visita al médico

Si las indicaciones sugeridas no tienen éxito, usted debe consultar a un oftalmólogo, del mismo modo, si un cuerpo extraño está adherido en la córnea. Las astillas de hierro son particularmente peligrosas pues representan un riesgo de deficiencia visual permanente. En este caso, ponga una venda en ambos ojos con tranquilidad y vaya directamente al médico. En los intentos de eliminar el cuerpo extraño en sí mismo, siempre hay el peligro de que estos penetren aún más profundo en el globo ocular y causen trastornos visuales graves.

Síntomas: Voz nasal, respiración por la boca, posiblemente haya inflamación de la mucosa nasal, lesión en la mucosa nasal y sangrado de la nariz.

Primeros auxilios: Calme a su hijo; convénzalo de soplar con fuerza y al mismo tiempo tapar la fosa nasal no afectada.

Busque al médico al no aparecer el cuerpo extraño. No retire el cuerpo extraño, sin embargo, en ningún caso ni siquiera con instrumentos (por ejemplo, con pinzas); hay un gran riesgo de lesiones adicionales.

Los remedios homeopáticos: Arnica (con inflamación, hinchazón), Muriaticum acidum (para la circulación), Chamomilla (nariz con dolor).

Disnea

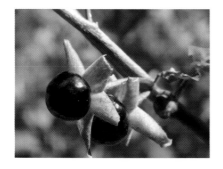

Una obstrucción para respirar se produce por el estrechamiento de las vías respiratorias y los bronquios, por inflamación de la mucosa, la formación de moco viscoso o un espasmo de los músculos bronquiales. Esto hace que el aire se respire con dificultad. Las causas son por lo general una infección inofensiva de las vías respiratorias superiores, un resfriado o un dolor de garganta.

Síntomas: Ataques agudos paroxismales, coloración azul en la cara por falta de oxígeno, asfixia, exhalación jadeante.

Primeros auxilios: Tranquilice a la persona afectada. Cuanto más ansiosa se ponga, tanto más grande será la dificultad en la respiración. Abra la ventana y póngalo sentado en frente. Apoye al paciente con los brazos contra una pared e inclínelo. A menudo toman esta postura también de forma espontánea, ya que facilita la respiración. Dé a beber muchos líquidos y busque la asesoría de un médico.

Los remedios homeopáticos: Crataegus (con los sentimientos de ansiedad y leves dolores alrededor del corazón), Iberis amara (con la opresión al respirar, dificultad para respirar), belladona (con dolor opresivo durante la respiración), Apis mellifica (alergia como un detonante), Aconitum napellus (después de un estado alterado).

Envenenamiento por hongos (setas)

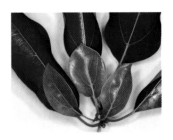

General: Por un conocimiento inadecuado de hongos por parte de un recolector se puede llegar a una intoxicación. De forma preventiva, ayuda que nunca cocine platos con hongos.

Síntomas: Enrojecimiento de la cara, salivación, convulsiones, estados de intoxicación, confusión, excitación, después de un cierto tiempo de latencia: dolor abdominal, vómitos severos, diarrea.

Primeros auxilios: En toda intoxicación por setas es esencial ver a un médico. Para la identificación de la seta venenosa guarde los restos del hongo. Todas las personas que coman estos hongos deben ser revisadas, incluso si no han ocurrido síntomas.

Los remedios homeopáticos: Natrum carbonicum y Arsenicum album.

Estado de colapso

General: El estado de colapso o desmayo, puede ocurrir por una posición de pie prolongada, el aire sofocante y húmedo, la baja presión, infecciones virales, dolor severo o ver sangre.

El desmayo se expresa con una breve pérdida de conocimiento. La sangre de repente se acumula en los vasos sanguíneos de las piernas, y provoca una disminución del flujo sanguíneo al cerebro, llevando al estado de colapso.

Los síntomas: Náuseas, mareos, visión en negro.

Primeros auxilios: Deje a la persona inconsciente acostada en el suelo y póngala en posición, con las piernas elevadas, afloje la ropa ajustada y el cinturón y póngale un paño frío en la frente. Si la persona sigue inconsciente, llame a un médico.

Los remedios homeopáticos: Carbo vegetabilitis (con sudor frío en las extremidades, fatiga), Veratrum album

Las bacterias en conservas

Las bacterias del botulismo sobreviven solo cuando no hay oxígeno (por ejemplo, en conserva). Tenga cuidado con las latas deformadas por fuera.

(pérdida breve de la conciencia), Camphora (en caso de colapso inminente).

Golpe de calor

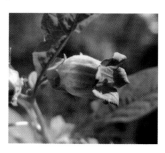

General: El golpe de calor es el resultado de una acumulación de calor, cuando la expulsión del mismo cesa en un clima caluroso y húmedo. Si el cuerpo está expuesto al calor extremo, suda, si el líquido perdido no se reemplaza, se genera una reducción en el volumen sanguíneo y la piel pierde su capacidad de sudar. La diferencia entre el agotamiento y el golpe de calor, está solo en el término de la producción de sudoración. Están particularmente en riesgo los alcohólicos y los ancianos. El golpe de calor es siempre peligroso, llame al médico.

Síntomas: Cara hinchada y enrojecida, fiebre alta, piel caliente y seca, náuseas y vómitos, sensación de vértigo, somnolencia, desorientación, convulsiones, problemas del habla (además de la acumulación de calor que se desprende de una inflamación del cerebro), posible pérdida del conocimiento, trastornos respiratorios, riesgo de vómitos y la inhalación del líquido.

Primeros auxilios: Traslade a la víctima a la sombra, afloje la ropa y dele de beber agua salada. Ponga la cabeza levantada, con pérdida del conocimiento ayuda la posición de lado. Compruebe la función respiratoria y circulatoria. Enfríe la cabeza y el pecho con un paño húmedo y abanique aire. ¡Debe evitar el esfuerzo físico. Llame a emergencias!

Los remedios homeopáticos: Belladona.

Hemorragias nasales

General: En la nariz se encuentra una malla fina de capilares debajo de la membrana mucosa. La hemorragia nasal se presenta generalmente por

Visita al médico

Si sufre con frecuencia de hemorragias, debe consultar al médico.

lesión mecánica de uno de estos vasos sanguíneos. En raras ocasiones ocurre espontáneamente. Esta emergencia no es una amenaza para la vida, a menos de que haya evidencia de una enfermedad de coagulación de la sangre. Solo en raras ocasiones hay pérdidas graves de sangre. Las posibles causas son: hurgarse la nariz, sonarse con demasiada fuerza, golpearse la nariz durante un juego, lesión de la membrana mucosa por cuerpo extraño, frío en el resfriado o alergias, mucosa nasal seca o presencia de sustancias químicas irritantes en la membrana mucosa, presión arterial alta.

Síntomas: Hemorragia de la nariz leve a moderada, sangrado excesivo, posible lesión de los vasos sanguíneos más grandes.

Primeros auxilios: La sangre debe ser capaz de fluir hacia fuera a través de las fosas nasales, siéntese con la parte superior del cuerpo inclinada hacia delante, levante e incline la cabeza hacia delante (no se acueste). La sangre no se debe tragar, ya que puede provocar vómito. Apoye la cabeza en una mano y exhale por la boca. Presione las dos fosas nasales durante cinco a diez minutos, pero no tapone la nariz, por ejemplo con algodón. Como apoyo de la hemostasia se puede poner una compresa fría o hielo en la nariz o en el cuello, porque los vasos sanguíneos se contraen con el estímulo frío e inmediatamente se detendrá de forma natural un sangrado leve. Se debe evitar sonarse la nariz por lo menos durante doce horas, de lo contrario podría lastimar la piel herida.

Con sangrados más abundantes de la nariz existe riesgo de shock por una considerable pérdida de sangre. Traslade a los heridos en posición de lado. Llame a emergencias.

Los remedios homeopáticos: Arnica (en heridas de la mucosa nasal), Ferrum metallicum (con hemorragia), Ferrum phosphoricum (con sangre de color rojo brillante), ipecacuana (con náuseas adicionales), Lachesis (con dolor de cuello), Phosphorus (en niños), Antimonium, Sulfuratum (durante el lavado).

Hipotermia

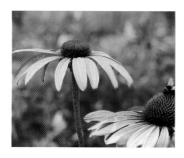

General: El congelamiento se refiere a un daño del tejido local causado por la exposición al frío. Se afectan todas las partes del cuerpo, como los dedos de los pies, los dedos de las manos, la nariz, el mentón y las orejas. Como la hipotermia significa el enfriamiento de todo el cuerpo, donde la temperatura ha caído por debajo de 35 °C, puede ser mortal, porque los órganos vitales funcionan más lentamente y al final fallan por completo. Las causas pueden ser ropa inapropiada, (la humedad promueve la refrigeración) demasiado ajustada o mojada. La distinción entre el congelamiento y la hipotermia local, es difícil porque las transiciones son claras. Puede servir como guía que las partes del cuerpo refrigeradas o congeladas levemente duelen mucho, mientras que por congelamiento grave permanecen sin dolor también ante el calor.

Síntomas: Primero hay áreas de piel rojas, luego azul-rojizo, finalmente la piel se ve blanca pálida, con sensación de frío, temblores, hormigueo (en la etapa preliminar), hay un uso restringido de las articulaciones, inflamación, formación de ampollas, dolor severo.

Primeros auxilios: Lleve la persona lesionada a una habitación caliente y caliéntela poco a poco. Quítele la ropa mojada o apretada, y los zapatos. El centro del cuerpo se debe mantener caliente envolviéndolo en mantas y suministrando bebidas calientes muy azucaradas. Las partes afectadas deben mantenerse libres de presión y se pueden calentar por ejemplo con un baño caliente. El afectado no debe moverse (posición de reposo); hay una prohibición estricta de alcohol y tabaco.

Los remedios homeopáticos: Arsenicum album (con escalofríos), Agaricus (con sensación de ardor en la piel como agujas, dolor, picazón de la piel afectada), Secale (con hormigueo y entumecimiento), China (para la regulación de la circulación de la sangre).

Inconciencia

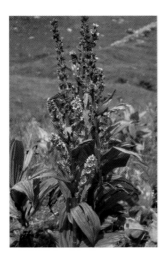

General: Cuando alguien está inconsciente, se trata siempre de una situación de emergencia –existe peligro agudo de muerte, ya que, en principio, se debe evitar un trastorno de la respiración. Un desmayo es un corto período de inconciencia, causado por la repentina falta de oxígeno en el cerebro (de pie por mucho tiempo, por la humedad, etc.), acompañado de mareos, náuseas y visión en negro. Las causas pueden incluir traumas en la cabeza, la falta de oxígeno en el cerebro (desmayo), un trastorno metabólico, la intoxicación (el sueño y las drogas), convulsiones (epilepsia, convulsiones febriles), un derrame cerebral, un accidente eléctrico, hipotermia o calor.

Síntomas: No reacciona a estímulos externos (visuales, auditivos, dolor), los músculos están flácidos, la piel pálida, faltan reflejos tales como tos y la deglución (peligro de asfixia).

Primeros auxilios: Coloque al paciente en posición de lado inmediatamente por seguridad, sobre todo si ha vomitado o sangra por la boca y la nariz. Hay un riesgo de aspiración (inhalación) de sangre, moco, vómito, parte de dentadura u otras partículas. La persona lesionada puede ahogarse. Si

> **Posición de lado, por seguridad**
> Gire al afectado de lado y ponga su brazo por debajo del cuerpo, de manera que el antebrazo esté paralelo al tronco. La parte superior del brazo debe apoyar la cabeza que está hacia la caja torácica. Gire la cara hacia la tierra, para que el paciente pueda realizar una respiración de nuevo por sí mismo. Doble la pierna desde la cadera y la rodilla, el muslo debe estar extendido.

no empieza a respirar por su cuenta, comience de inmediato la respiración boca a boca. Llame una ambulancia.

Excepción: A la menor sospecha de una lesión de columna, debe dejar quieta a la persona afectada, acostada hasta la llegada del médico. En un desmayo, pueden levantar las piernas para un mejor flujo sanguíneo al cerebro.

Los remedios homeopáticos: Veratrum album (con sudor frío en la cara, palidez, debilidad, convulsiones), Camphora (con escalofríos), Carbo vegetabilitis (con deseo de aire fresco), Ignatia (con gran emotividad).

Insolación

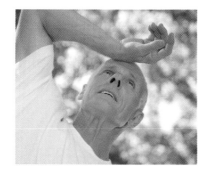

General: La insolación es causada por la radiación solar directa sobre la cabeza y cuello cuando estos están sin protección. Esto conduce a un aumento de la temperatura corporal y a la irritación de las meninges y el cerebro. Los bebés y hombres calvos, son particularmente vulnerables. El uso de un protector solar adecuado previene la insolación. Esta también se puede combinar con un golpe de calor.

Síntomas: Cabeza roja y caliente, piel de cuerpo fría y pálida, ojos vidriosos, náuseas, vómitos, agitación, desorientación, sensación de vértigo, temperaturas altas, dolor de cabeza, rigidez del cuello, posible estado de inconciencia.

Primeros auxilios: Lleve a la persona afectada a la sombra y ábrale la ropa. Recuéstela con la cabeza levantada y enfríele el cuello y la frente. Abaníquele aire. Si está inconsciente, usted debe comprobar la respiración y el pulso. Es útil en este caso la posición de recuperación. Llame a una ambulancia.

Los remedios homeopáticos: Belladona (con la cara roja dolor de cabeza, disminución de la conciencia), Camphora (con dolor de cabeza palpitante mareos,), Glonoinum (con la cara enrojecida, los ojos vidriosos, vómitos, constricción de las vías respiratorias), Natrum carbonicum (en los casos más leves), Lachesis (con mareos, fatiga).

Insuficiencia circulatoria/shock

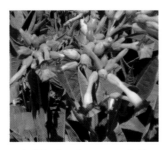

General: El shock es un fallo agudo de circulación. Un trastorno circulatorio se produce principalmente por una gran pérdida de líquidos y sangre, tales como lesiones, quemaduras o diarrea severa. También puede existir una reacción alérgica tan fuerte que lleve a un shock. El factor crucial es que el suministro de sangre se reduce extremadamente en los órganos vitales y produce un suministro insuficiente de oxígeno. Esto conduce desde una debilidad en circulación hasta la falla total del circuito. En el caso de los accidentes un estado de shock puede ocurrir debido al dolor severo y una situación de estrés mental. Esta es siempre una emergencia médica.

Síntomas: Pulso rápido y débil, respiración irregular, rápida y profunda, piel pálida, de color gris, sobre todo en los labios, lóbulos de las orejas y el lecho de la uña, piel húmeda y fría, es-calofríos, cabeza sudorosa, confusión, inquietud, estado mental alterado, ansiedad, temblores.

Primeros auxilios: Mantenga su cuerpo superior horizontal y mantenga las piernas de tres a cuatro minutos hacia arriba (no se aplica para las lesiones en la pelvis y fracturas en las piernas, o lesiones en la cabeza). Coloque al paciente en la llamada posición de shock: coloque una manta enrollada o una almohada debajo de la pantorrilla. La cabeza debe estar hacia abajo respecto al cuerpo (excepto si hay falta de aire). Verifique el pulso y la respiración y llame a una ambulancia.

Los remedios homeopáticos: Ignatia (para el shock emocional), Veratrum album (con mareos, palidez, sudor frío en la frente), Carbo vegetabilitis, Tabacum (solo pulso rápido, luego lento, con sensación de frío).

Intoxicación alimentaria

General: Ciertos alimentos como el pescado, carne, embutidos, leche y mayonesa son buenos medios de cultivo para las bacterias y otros microorganismos. Estos crean toxinas que no se destruyen, incluso después de la cocción prolongada. Los síntomas se producen después de un período de latencia (tiempo entre la ingestión de alimentos y la aparición de los síntomas de la intoxicación) de aproximadamente tres horas.

Síntomas: Diarrea masiva y vómitos. En casos graves: shock debido a la pérdida de líquidos, por serio envenenamiento por comida (botulismo) después de un período de latencia de aproximadamente un día: trastornos de la visión, problemas para tragar, respirar (¡la muerte por parálisis respiratoria!), mareos, salivación, sequedad en la boca.

Primeros auxilios: Llame a una ambulancia.

Los remedios homeopáticos: Arsenicum album (con dolor abdominal, náuseas, vómitos), Nux vomica (con trastornos de indigestión).

Lesiones en la cabeza

General: La causa de la lesión en la cabeza suele ser un movimiento violento, un accidente o un golpe con algo contundente. Se distingue entre una lesión cerebral traumática cerrada y una abierta. En una contusión cerebral la violencia fue tan fuerte que el cerebro como resultado se golpeó con los huesos del cráneo.

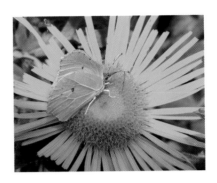

Síntomas: Pérdida breve de la conciencia, baches de memoria, náuseas, vómito, dolor de cabeza, mareos, pulso lento y respiración irregular (signos de aumento de la presión intracraneal y hemorragia en el cerebro), enfermedad respiratoria (concusión), inconciencia prolongada, insuficiencia respiratoria, convulsiones, parálisis (contusión cerebral).

Primeros auxilios: El afectado no debe moverse (posición de reposo). En caso de desmayo o náuseas fuertes, es útil ponerlos en posición lateral. Si hay claridad de conciencia, el paciente debe ponerse con la parte superior del cuerpo elevada. Consulte con su médico.

Los remedios homeopáticos: Arnica (contra el shock, dolor e hinchazón), Hypericum perforatum (con náuseas y mareos), Chamomilla (para calmar al paciente).

303

Lesiones por mordedura

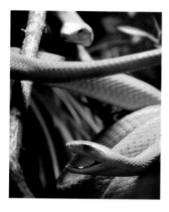

General: Las heridas causadas por mordeduras, en particular, tienen más riesgo de infección porque en los dientes hay muchos gérmenes que pueden penetrar profundamente en la herida. La infección por rabia es de particular importancia aquí. Los virus que se encuentran en la saliva de los animales se transmiten principalmente a través de las mordeduras pero también por el lamido o rascado. Una forma especial de heridas por mordedura son las mordeduras de serpientes, aunque se producen en raras ocasiones. La herida de la mordedura es visible en forma de dos pequeñas punciones adyacentes, del tamaño de una cabeza de alfiler. Por lo general, la herida se encuentra en el pie o el tobillo. La mordedura de una víbora no es mortal para los adultos sanos, pero puede ser mortal en los niños, personas con enfermedades cardiovasculares o personas débiles.

Los síntomas: Inflamación del sitio de la mordedura, enrojecimiento de la piel a su alrededor, un dolor fuerte y punzante; más tarde: dolores de cabeza, vómitos, náuseas, mareos, sudoración, dificultad para respirar, trastornos cardíacos y circulatorios, shock.

Primeros auxilios: En caso de mordedura de serpiente no se debe mover el afectado (mantener posición de reposo). Coloque un nudo en la parte superior del brazo o el muslo (torniquete). El pulso debe seguir siendo palpable. El veneno no puede llegar a los órganos pues el efecto podría ser mortal. No quite este nudo antes de llegar al médico y compruebe el pulso y la respiración. Con mordeduras de animales con sospecha de rabia usted debería limpiar la herida con jabón

Actuar de forma correcta

No chupe las mordeduras de serpientes.

(los agentes de la rabia son sensibles al jabón). Use guantes de seguridad, mientras actúa. A continuación, vende la herida con un apósito estéril y compruebe la vacuna contra el tétanos (certificado de vacunación). Vaya al médico en ambos casos.

Los remedios homeopáticos: Ledum (para la hemostasia), Apis mellifica (con inflamación alrededor de la herida de la mordedura), Cedrón y Echinacea (mordedura de serpiente), Lachesis (con coloración azul-rojo en el área de la mordedura).

Mordedura de garrapata

General: Particularmente están en riesgo aquellas personas que por profesión o en su tiempo libre realizan actividades al aire libre. Aquí, las garrapatas están en la hierba o los arbustos –no caen de los árboles, como a menudo se afirma. Pican la piel, generalmente en el cuello, pero también en partes del cuerpo descubiertas

como brazos o piernas. La picadura de la garrapata en sí misma no es peligrosa, pero con la saliva de los agentes patógenos de los animales pueden ser transmitidas enfermedades peligrosas como la enfermedad de Lyme y una forma específica de la meningitis o la encefalitis por garrapata (FSME).

Síntomas: Es fácil ver que la garrapata ha mordido.

Primeros auxilios: Una garrapata pegada se debe quitar de inmediato (preferiblemente por un médico). La garrapata no debe ser aplastada porque si hay un germen patógeno puede ser presionado a la piel.

Observe el área de la piel en las próximas tres semanas para detectar signos de enrojecimiento o inflamación.

Los remedios homeopáticos: Tintura de caléndula (contra infección del sitio de la picadura), Ledum (contra la propagación de la infección), TBE-Nosode (fiebre), nosode de Lyme (con enrojecimiento circular alrededor del sitio de la mordedura).

Tenga cuidado con las garrapatas

Las garrapatas se encuentran sobre todo en prados húmedos, en la maleza, los bordes de la carretera, en los arbustos o hierbas. Use zapatos, así como ropa larga y un sombrero.

Picaduras de insectos

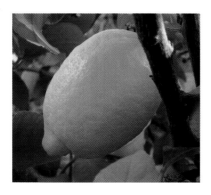

General: Por lo general, la sola picadura de una abeja o una avispa es inofensiva. Para muchas picaduras simultáneas (por ejemplo de avispas) o si existe una reacción de hipersensibilidad (alergia) a ciertos insecticidas, se puede llegar a complicaciones serias y desarrollar un shock de intoxicación fatal. Las abejas pican una sola vez, las avispas y avispones varias veces. Se trata de una emergencia cuando hay una picadura en la boca y la garganta (véase más adelante).

Síntomas: enrojecimiento e hinchazón de la piel alrededor del sitio de la picadura, piquiña, náuseas transitorias, vómitos, mareos; es posible que haya erupción.

Primeros auxilios: Quite el aguijón con unas pinzas o limpie hacia los lados con la uña. Evite romper el aguijón. El dolor puede ser aliviado por el enfriamiento de la zona de la picadura con agua fría, hielo, compresas, arcilla, ácido acético, zumo de limón o gel insecticida comercial. O simplemente puede poner una cebolla cortada en el área afectada.

Los remedios homeopáticos: Apis mellifica (para aliviar la picazón y la inflamación), Ledum (con enrojecimiento de la zona de la inyección), Aconitum (con reacción alérgica).

Picadura de insecto en la boca y la garganta

General: A causa de las picaduras de abejas o avispas dentro de la boca o la garganta, las membranas mucosas de las vías respiratorias, así como la lengua pueden inflamarse considerablemente. La velocidad y fuerza de la inflamación dependen de la sensibilidad de la persona y del tipo de insecto. Los niños son particularmente vulnerables durante el verano cuando beben jugo dulce o comen un pastel al aire libre. Deles, por lo tanto, cuando beben al aire libre siempre un pitillo y no deje que coman, si es posible, los dulces entre la naturaleza.

Los síntomas: Inflamación de la mucosa bucal y la lengua, cara hinchada, dificultad para respirar y, en el peor de los casos, paro respiratorio o colapso circulatorio.

Primeros auxilios: Llame inmediatamente a una ambulancia. Mientras esta llega puede dejar enfriar la zona afectada con compresas frías en el cuello y hacerle de inmediato y sin interrupción, chupar cubitos de hielo. Cuando se presente un paro respiratorio, es esencial practicar primeros auxilios de reanimación cardiopulmonar. Quienes sufren de alergias deben llevar siempre un botiquín de emergencia.

Los remedios homeopáticos: Belladona, Lachesis.

Quemaduras y raspaduras

General: Las quemaduras son daños de la piel causados por el calor (fuego, una estufa caliente o el sol). Se habla de quemaduras si la causa de la lesión, es por líquido caliente. Es crítica cuando el daño ocurre durante combustión y según el tamaño del área lesionada, la temperatura aplicada y la duración de la exposición.

En este caso las amenazas son por complicaciones, en particular por una gran pérdida de líquido de los vasos sanguíneos en el tejido (¡peligro de shock!) y también existe un riesgo de infección de la piel quemada.

Síntomas: Enrojecimiento de la piel, dolor en las áreas afectadas (quemaduras de primer grado), enrojecimiento de la piel con formación de ampollas (quemadura de segundo grado), áreas de la piel blanquecinas y manchas grises, a veces también tejido muerto de color marrón y negro, a menudo doloroso al tacto (quemadura tercer grado).

Primeros auxilios: El agua fría es la primera y más inmediata medida a tomar para las quemaduras, y evitar una extensión de la herida. Para aliviar el dolor se debe poner agua fría en la zona afectada durante al menos quince minutos (de 10 a 20 °C). Para proteger contra la infección ponga un vendaje estéril o compresas. Hay vendajes especiales para quemaduras (si es necesario: toallas de lino frescas). Nunca utilice pomadas, polvos, acei-

Quemaduras ligeras

Las quemaduras de primer grado a menudo son producidas por el sol. Las de segundo grado, por ejemplo, al tocar una plancha de horno caliente

tes, mantequilla, harina, alcohol o desinfectante y no reviente las ampollas. Evite, con quemaduras extensas, el enfriamiento del cuerpo y de a beber sorbos de líquido (excepto en la pérdida de la conciencia o shock). Si se reconocen signos de shock, usted debe controlar el estado de conciencia, la respiración y el pulso del paciente. Con quemaduras de tercer grado vaya de inmediato al médico.

Los remedios homeopáticos: Tintura Urtica urens, tintura Cantharis (para compresas con quemaduras de primer grado), Echinacea (contra el dolor con quemaduras de segundo grado), Arsenicum album (para el dolor), Causticum (ampollas).

Tratamiento de las heridas

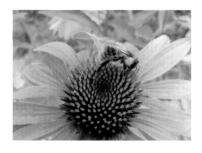

General: En una herida causada por fuerzas externas tales como calor, frío, sustancias corrosivas o fuerza mecánica, dependiendo de qué tan profunda sea, pueden verse comprometidos vasos sanguíneos, nervios, músculos o huesos. Cada herida debe considerarse como potencialmente infectada, ya que la contaminación puede penetrar a través del tacto o de los gérmenes.

Hay un riesgo de supuración local, envenenamiento de la sangre y también del tétanos.

Síntomas: Hay sangrado más bien pequeño, muy doloroso, muy húmedo, la contaminación de la herida es frecuente (rasguños), los bordes de la herida son suaves. Si hay sangrado abundante, a menudo es porque las heridas son profundas y llegan al hueso, además pueden estar abiertas (abrasiones) o con bordes suaves en la herida. A menudo las heridas profundas, tienen un sangrado severo, por la profundidad hay un riesgo alto de infección (heridas de arma blanca); si los bordes de las heridas son irregulares, a menudo están asociadas a contusiones, sobre todo en sitios del cuerpo donde el hueso está justo debajo de la piel, con alto riesgo de infección, tienen también hematomas alrededor. Las heridas irregulares, por lo general sucias, presentan un alto riesgo de infección (moretones), a menudo solo de la piel. Con quemaduras los bordes son irregulares, la herida es desigual, son comunes las lesiones en los nervios, vasos sanguíneos u órganos, la pérdida de sangre es elevada (heridas por arma de fuego); si los bordes de la herida son borrosos, la herida está manchada, y hay sensación suave y la piel parece intacta, entonces hay riesgo de exposición a sustancias tóxicas o de sustancias corrosivas, la mayoría son extensas, con dolor intenso, enrojecimiento, hinchazón, ampollas, tejidos carbonizados, con peligros de shock y de infección.

Primeros auxilios: Mantenga todas las heridas como las ha encontrado; a excepción de quemaduras y abrasión, lávelas. No aplique polvos, pomadas, sprays o desinfectantes, como primera medida, sino cúbralas inmediatamente para librarlas de gérmenes (apósito). Si la persona lesionada esta acostada, no debe moverla. Además, no debe quitar cuerpos extraños de la herida. Asegúrese de ir al médico y asegúrese de que el paciente esté vacunado contra el tétanos.

Los remedios homeopáticos: Arnica y el Hypericum (contra el dolor), la caléndula (para la hemostasia), belladona (con dolor palpitante en las heridas), Hepar sulfuris (con pus), Lachesis (con gangrena), Cepa (con pequeñas ampollas).

Ropa en llamas

Si se prende fuego a la ropa, intente apagarla de inmediato y quítela del cuerpo de la víctima.

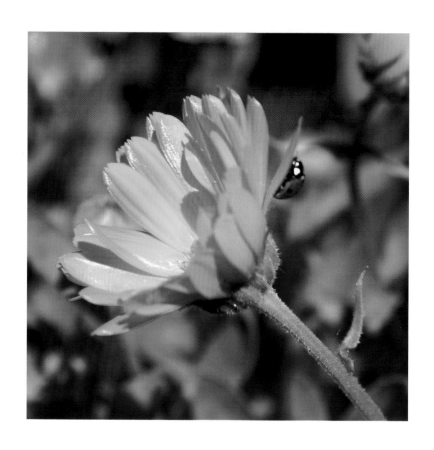

Glosario

Constitución: Disposición de reacción, que es endógena de un organismo, a diferentes estímulos e influencias a las que está expuesto en su entorno, y las características heredadas. La constitución incluye la totalidad de las disposiciones físicas, mentales y espirituales.

Empeoramiento/reacción inicial: Puede ocurrir después de la administración de un medicamento homeopático. Es una ganancia a corto plazo de los síntomas existentes. Si se produce una primera reacción no es una reacción adversa a un medicamento, sino el testimonio de que funciona como un recurso apropiado. Después de interrumpir o ajustar el remedio homeopático se emite una respuesta inicial de nuevo rápidamente. El término empeoramiento no es del todo exacto, ya que no es un empeoramiento de la enfermedad en su sentido propio, sino la respuesta de un cuerpo a la medicina homeopática.

Homeopatía clásica: La homeopatía clásica se basa en los siguientes principios: pruebas de medicamentos en personas sanas como método para obtener información sobre los remedios homeopáticos, la potenciación como proceso para la producción de medicamentos homeopáticos, la individualización de cada caso de enfermedad, el mismo principio como la base para la prescripción de un medicamento homeopático de administración de fármacos de varios fondos individuales.

Glóbulos: Los glóbulos son producidos del azúcar. Los glóbulos homeopáticos están disponibles en diferentes tamaños.

Imagen de medicamentos: Descripción de todos los síntomas que pueden causar un remedio homeopático en el organismo humano. Los medicamentos individuales se prueban en personas sanas (prueba del medicamento).

Indicación: Cuadro clínico, después de que el remedio homeopático adecuado se selecciona.

Indicios probados: Si se prescribe un remedio para las llamadas indicaciones establecidas, esto significa que el terapeuta está seguro de que la elección del remedio es correcta, ya que el mismo remedio homeopático ha sido eficaz en el pasado precisamente en estas indicaciones.

Materia médica: Recopilación y colección de síntomas que pertenecen a medicamentos homeopáticos. Un sinónimo del término materia médica, es el término "teoría de medicamentos". La primera homeopatía de materia medica fue *Materia médica pura* de Hahnemann.

Nosode: Son los medicamentos homeopáticos fabricados a partir de agentes patógenos o sus productos. La materia prima pueden ser sustancias endógenas (tejido), secreciones (pus), agentes patógenos u otros alergenos.

Organon: El *Organon de la medicina* de Samuel Hahnemann aparecía en la primera edición en 1810, como *Organon de curación racional*. Este es el primer manual completo de la homeopatía clásica y describe en forma de párrafos, las ideas y conclusiones de Samuel Hahnemann. Todos los homeópatas clásicos se orientan todavía en sus directrices.

Potencia: La potencia de la homeopatía se refiere a la etapa de producción de un remedio homeopático. Dependiendo del tipo de potenciación hay diferentes potencias C, D, LM o Q.

Potencia alta: Se habla de potencias altas cuando en un medicamento potenciado matemáticamente no puede ser contenida ninguna molécula más de la sustancia original.

Potencias C: Las potencias centesimales son los medicamentos homeopáticos, que son producidos mediante un proceso en particular que el fundador de la homeopatía, Samuel Hahnemann, inventó. Aquí, una sustancia de partida se diluyó 1:100.

Potencias D: Se le llama potencia decimal a los medicamentos homeopáticos que se diluyen 1:10 con agua pura o alcohol y luego se golpean 10 veces contra la palma de la mano.

Potencias LM: La relación de dilución es 1:50 000 en este remedio.

Potencias Q: Abreviatura de quinquaginta milesimal potenciación, un término que se refiere principalmente a la relación de dilución. A menudo se equipara erróneamente con potencias LM.

Principio de similitud: "Similia similibus curantur" – "Lo similar debe ser curado por lo similar". Una enfermedad se cura con un medicamento que puede causar a los pacientes sanos síntomas similares. Este es el principio de la homeopatía tradicional y también se conoce como principio de similitud.

Remedio complejo: Mezclas ya preparadas de varios remedios homeopáticos individuales que no se ajustan a las enseñanzas de la homeopatía clásica de Hahnemann. Por lo general se prescriben de acuerdo al pensamiento clínico, por los síntomas y no reflejan el principio de similitud.

Remedio de constitución: Es el remedio homeopático que resulta de la consideración del estado general mental, emocional y físico de una persona durante la enfermedad. Si un remedio homeopático es muy similar a las características congénitas físicas y mentales adquiridas, a patrones de respuesta y a las características del paciente, entonces se llama un recurso constitucional.

Remedio individual: Remedios que se potencian de una única sustancia y se sintonizan a la condición general del paciente.

Remedio siguiente: Remedio que se selecciona para el fármaco administrado previamente.

Represión o supresión: Se suprime un síntoma, sin que la enfermedad real, que está detrás, se cure. De acuerdo con el punto de vista homeopático necesariamente debe encontrarse otro medio para la expresión de la enfermedad.

Símil: Es un remedio homeopático similar a los síntomas de la enfermedad del paciente.

Síntomas: Los síntomas que son particularmente característicos de un medicamento.

Tintura: Solución en la que se incluye la sustancia de partida de una medicina homeopática y lo que no se ha potenciado.

Registro de molestias

Registro de medicamentos

Créditos fotográficos

Damos las gracias a todos los proveedores de imágenes, que nos han proporcionado amablemente las imágenes e ilustraciones.

aboutpixel.de: 106, Arnim Schindler 66, pfirsichmelba 78, Walter Christ 136, Mayflower 292, Evgeni T. 295, shelter_from_pain 304

djd/deutsche Journalisten dienste: djd/Bepanthen 41., 47 u.; djd/Prontima Pharm GmbH 26; djd/Ochsner Wärmepumpen 27 u.; djd/RatGeberZentrale 34, 47 o., 153; djd/Dolormin 55, 238; djd/Ogilvy 56 o.; djd/Optima 62; djd/Livocab direkt 66; djd/proDente e.V. 74, 83; djd/ Merz Consumer Care 82, 233; djd/antwerpes & partner ag (Bayer Vital) 84, 88; djd/Cesra Arzneimittel GmbH 8c Co. KG 93; Berufsverband Deutscher Präventologen 96; Allianz Private 97; djd/BOConcept 107; djd/Orgon Körperpflege GmbH 111; djd/Dr. Beckmann GmbH 112; djd/Evomed 121; djd/OeKolp 122, 246; djd/Karstadt-Quelle Versicherungen 128; djd/frei 132; djd/Gynokadin 140; djd/Arcon International 149; djd/Sutter Medizintechnik 151; djd/Intermed Verlagsgesellschaft mbH 154, 214; djd/Ursapharrm 158; djd/ResMed 163; djd/LaserTravel 167; djd/Tinnitronics 172; djd/Staad. Fachingen 189; djd/Homviora Arzneimittel Dr. Hagedorn 194; djd/Proüna Pharmazeutische GmbH 196; djd/santen 204; djd/Informationsbüro Deutsche Molke 206; djd/ Protina 211; djd/NuvaRing 215; djd/panthermedia 218; djd/Aspirin 227; djd/Holsten Pharma 230; djd/3K Agentur für Kommunikation 253; djd/Verband Deutscher Rentenversicherungsträger 258; djd/Woerwag Pharma 307

Fotolia.com: losif Szasz-Fabian 7 r., 91, 159; Marion Neuhauß 19, 164, 272; Xenial972 20, 100; Jesse Barrow 40; Gina Sanders 53; Pshenichka 95; nsphotography 106; Alison Bowden 115; Stefan Lenz 119; Monika Adamczyk 126, SyB 127; unpict 157; Joanna Wnuk 166, 177; sil 168; Ioflo 73 178; schweitzer-degen 180; Liv Friis-Iarsen 186; evgenyb 208; markus spiske 223; Kurhan 229; Emilia Stasiak 270; AGphotographer 281; Oleg Artaev 280; Wolfgang Berroth 284

Freundlicher Versand für Diabetiker: 224, 225

Fotolia: Botiquín 267.

Alex Bramwell-Fotolia.com. Salvavidas 291.

Klosterfrau Gesundheitsdienst: 28, 30, 32, 35, 54, 69, 71, 72, 80, 86, 98, 102, 105, 110, 131, 132, 144, 174, 176, 191, 192, 207, 217, 220, 222, 236, 248, 274, 296, 300, 302

Launer, Annette, pflanzenliebe.de: 38

Mauritus images: 14, 16, 18, 23, 24, 25, 52, 163, 271, 277, 275, 276, 279, 282, 286, 287

Photocase.de: emma 79, 103, Martin Pieruschek 125, A. P. 142

Picture Alliance: picture-alliance/Hippocampus Bild-archiv 11, 288; picture-alliance/dpa 12, 283; picture-alliance/ OKAPIA KG, Germany 273

pixelio.de: Cornelie Kublun 7 r. o., 130; Angelika Lutz 7 r. u., 243; C. H. Bürger 8, 146; Julietta Hoffmann 27 o.; Kim Weinand 29; Astrid Kettling 37; Marit Peters 42; Stephanie Hofschlaeger 43; Peter Röhl 45; Jasmin Baier 48; marika 49; Sigrid Roßmann/Frankfurt 50, 183; Maja Dumat 51; Ilse Dunkel 56 u.; Kerstin Gummelt 58; Robert Emmerich 59; Maria Lanznaster 60; Manfredo 63; Thomas Max Müller 64; Udo Mörsch 67; Kurt Bouda 68; Birgit Hassel 75; Martina Bublitz 76; Helga Gross 79

Kunststart.net/Romana Schaile 81; Helga Schmadel 87; Paul-Georg Meister 90; Michael Jurman 99; Marco Kröner 109; Karin Jahne 112; Friedrich Frühling 126; Peter Behrens 120; Kurt F. Domnik 135, 213; Patricia 139; bbroianigo/pixelio 148; Sabine Fischer 150; Ernst Rose 155; U. Herbert 170; Michael Jurmann 175; irisch 184; Marco Barnebeck (Telemarco) 185, 299; Thomas Werner 198; Wolfgang Langer 294; marita 201, 202; knipseline 209, 294; Birgit Lieske 232; thomas@faessel-gambach.de 234; Sylwia Schreck 240; Harald-KU 244; rol8ger 251; Gunda Schünemann 261; Kenneth Brockmann 263; Kerstin Schwebel 268; Dr. Leonara Schwarz 269; Jürgen Vieweg 297; StefE8870; Jutta Nowack 303; Jürgen Weingarten 308; Ulla Trampert 310

Stock.xchng: Claudia Meyer 13, tinpalace 57, Elvis Santana 256

Unipath: 255

WALA Heilmittel GmbH: 124 www.myhyphen.com: 292